住まいとカビと病原性

—カビはどの程度危険か—

千葉大学名誉教授
宮治　誠

千葉大学名誉教授
西村和子
共著

住まいと
カビと
病原性

―カビはどの程度危険か―

宮治　誠
西村和子［著］

八坂書房

はじめに

私たちの住んでいる日本列島は周囲を海に囲まれ、そのため気候は温暖で生物にとってまさにパラダイスといえる環境にあります。特にカビにとっては、またとない生息地で、私たちの周囲を見渡すといたるところにカビが生えているのを目にします。

カビは昔から酒、ビール、ワイン、味噌、醤油などの発酵食品の生産になくてはならない微生物として人類に貢献してきました。特に日本人はカビとの付き合い方をよく知っていて、さまざまな発酵食品を開発し、利用してきたのです。日本人は他の国の人々に比べ、カビに親しみを感じている国民であるといえるでしょう。しかし最近、カビのもつ悪い面が指摘され始めてきました。

戦後、日本が急速に発展し、医療が充実してくるにつれ、それまで致命的な病気の原因となっていた細菌、ウィルス、寄生虫感染は劇的に抑え込まれました。その一方で、今まであまり問題とされてこなかったカビによる病気が増加し、医学領域で深刻な問題となってきたのです。

また日本が豊かになり、その住まいも整ってくるにつれ、住居内（特にマンション）でのカビの発生が問題となってきました。さらに事務所、工場、倉庫、工業製品のカビ汚染は、産業的にも無視できぬ状況になってきています。そのため、いかにカビが生えないようにするか、また汚染したカビをいかに除去するかが重要な課題となり、種々の方法が開発され、試みられています。

現在まで「住まいのカビ」に関する本は少ないとはいえ出版されています。しかし生活環境内に見出されるカビが人の健康にどのような障害を与えるか、カビのもつ危険性について判りやすく書かれた本はありません。

著者らは長年にわたり、真菌症（カビによって起こる感染症）の原因となるカビの研究を続けてきました。通常、医者はいかにカビの感染を防ぐか、感染した場合、どうしたらカビを駆除することができるか、と常に患者側に立って研究しています。しかし私は水虫の患者さんを治療するとき、もがき苦しんで死んでいくカビに哀れを感じ、悪役であるカビの立場に立って研究するようになりました。そのような立場に立ったとき、私の頭に浮かんだのは、カビはどのような環境を好んでいるのだろうか、すなわちカビの生態でした。世界中には、現在約９万７千種以上のカビが知られていますが、このうち、人に感染を起こすカビはどのくらいいるのか（カビの立場からすれば防御機構が発達している人には感染したくないのです）が興味の対象となりました。特にわれわれの生活環境（住居内）に見出されるカビの病原性はどの程度なのか、気になります。

この本は人に病気を起こす可能性のあるカビ、特に今までほとんど記載されていない「住環境におけるカビの病原性（危険性)」に焦点をあてています。

この本を通して少しでもカビを知り、読者が快適な生活環境を整える一助となれば著者らにとって望外の喜びです。

平成２１年７月吉日

著者

目　次

I. カビとはいったい何なのだ！

カビは何のためにこの地球上に存在しているのでしょうか。カビは他の生物が不要になった有機物（炭水化物やタンパク質など動植物を構成している成分、もちろん死体や排泄物、朽木や落ち葉などを含む）を無機物にまで分解し、ふたたび生物が利用できるようにする役目を担っています。普段、私たちは気楽にカビと呼んでいますが、これは俗名で、専門的には「真菌（菌類）fungus」といい、３つのグループの微生物（酵母、糸状菌、キノコ）からなっています。

1. 酵母 yeast とは

「酵母」はさまざまな形をした単細胞生物で、直径２～４μm[1)]のものが多く見られます（図**I**－1）。身近な例としてはパン酵母、ワイン酵母があります。またクリプトコックス・ネオフォルマンス *Cryptococcus neoformans*（脳を好んで侵す）のように細胞壁周囲を多糖体物質（莢膜）で被われている酵母もあります。増殖は通常出芽により娘細胞を産出しますが、一部の菌種では細菌のように分裂によって増殖します。酵母のなかのあるものは出芽した娘細胞が長く伸び、菌糸様に見えることがあり、これを仮性菌糸（偽菌糸）pseudohypha と呼んでいます（後述の日和見感染の原因菌となるカンジダ属 *Candida* に多く見られます）。

注：1）１μmは１０００分の１mm

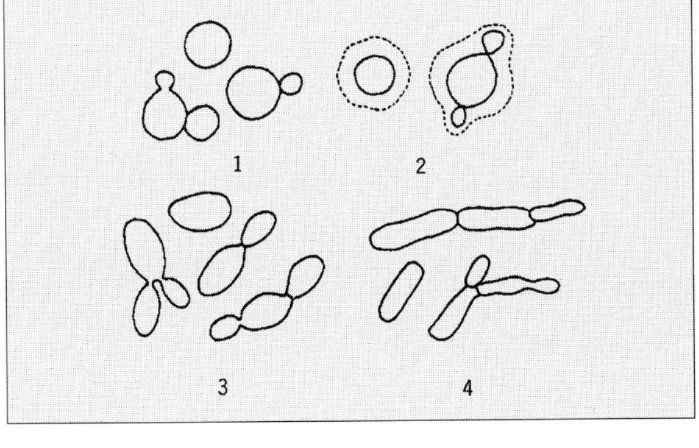

図**I**－1　酵母のさまざまな形態

1．球形の酵母。カンジダ *Candida*、サッカロミセス *Saccharomyces* などに見られる。多極性出芽により増殖する。
2．莢膜をもつ酵母。クリプトコックス・ネオフォルマンス *Cryptococcus neoformans* に見られる。
3．亜球形、楕円形の酵母。カンジダなどに見られる。
4．ソーセージ形、円筒形の酵母。カンジダなどに見られる。

2．糸状菌 filamentous fungus とは

「糸状菌」は菌糸が網目状あるいは織物状に発育し、さまざまな色調の集落を形成します。日常ではお餅、パン、ミカンなどの果物にさまざまな色調の集落を形成しているのが観察されます。私たちはこの糸状菌を通常「カビ」と呼んでいるのです。すなわち普段何気なく使っている「カビ」という言葉は「糸状菌」を指しているといえます。

普通、菌糸の幅は１～１０μｍです。菌糸は仮性菌糸と対比させるため真性菌糸 true hypha と呼ばれています（図Ⅰ－2）。また菌糸には隔壁を有する菌群（有隔菌糸 septate hypha）と、隔壁が見出されない菌群（無隔菌糸 aseptate hypha）があり、後者には接合菌類 zygomycetes（灰白色の綿飴に似た発育をする菌種が多い）が含まれます。最近では接合菌が感染症の原因菌として分離される例が増加しています。これら接合菌は細胞内に多数の核を有すため多核菌糸 coenocytic hypha とも呼ばれています。

一方、有核菌糸は隔壁に挟まれた細胞が１つの細胞であり、１つあるいは数個の核を有します。しかし各細胞は独立しているのではなく、隔壁の中心部には小孔があり、隣り合っている細胞どうしはこの小孔を通して交流があります。

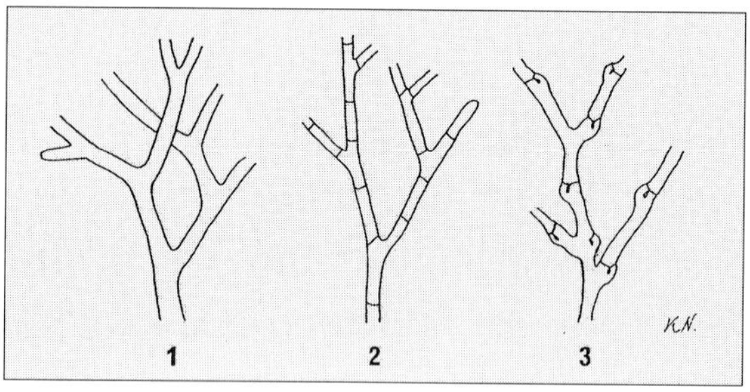

図Ⅰ－2　各種菌糸の模式図
1．無核菌糸。接合菌に見られる。
2．有核菌糸。不完全菌、子嚢菌に、また担子菌（キノコ）の一次菌糸に見られる。
3．かすがい連結が見られる菌糸。担子菌の二次菌糸に見られる。

3．キノコとは

真菌のなかの担子菌 Badisiomyceta、Basidiomycetes というグループでは、菌糸の状態からマッシュルームやシイタケのような形のいわゆる「キノコ」を発達させて、そこで胞子をつくり、繁殖するものがあります。このなかまを通常「キノコ」と呼んでいます。

キノコ（担子菌）は土壌中では縦横に発育した菌糸の状態で生息していて、環境が整うと、ある日突如として菌糸が束となってニューと地表に突き出てきます。このエネルギーの集中がいかなるメカニズムで起こるのか、たいへん興味あるテーマです。

また担子菌はなぜ数日間で傘をつけ成熟していくのでしょうか。それは人間ばかりではなく、あらゆる生物（動物、昆虫、原虫、細菌まで）が「キノコ」を好むため、彼らに食べられないうちに胞子をつくって、風により散布する必要があるからともいわれています。

キノコの菌糸の隔壁も特徴があり、小孔を取り巻く隔壁 septum が肥厚して樽形孔隔壁 dolipore septum を形成し、その周囲を膜性器官が被い、「かっこ体 parenthosome or septal pore cap」と呼ばれる特殊構造

を形成します（図Ⅰ－3）。さらに二次菌糸（雌雄の核が共存している菌糸）では隔壁で仕切られた2つの細胞間にちょうど木造建築に用いられる「かすがい」のような形態、「かすがい連結 clamp connection」が認められます（写真Ⅰ－1）。

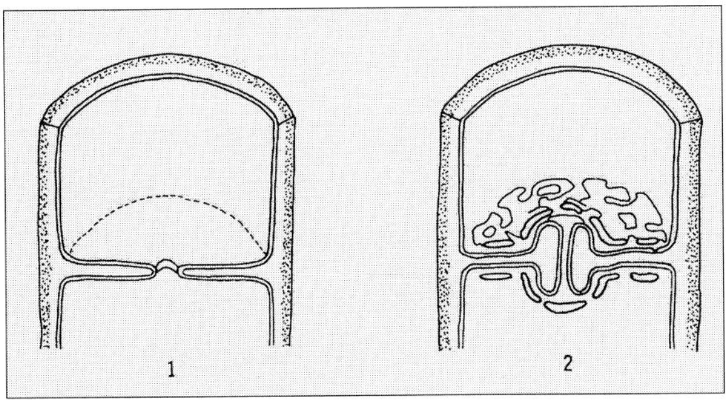

図Ⅰ-3　隔壁の構造。縦断面をやや上から見た模式図
1．中心に小孔のある単純な隔壁。普通の有核菌糸に見られる。
2．樽形隔壁。中心孔を囲む部分が肥厚し、それを被うようにかっこ体が発達している。

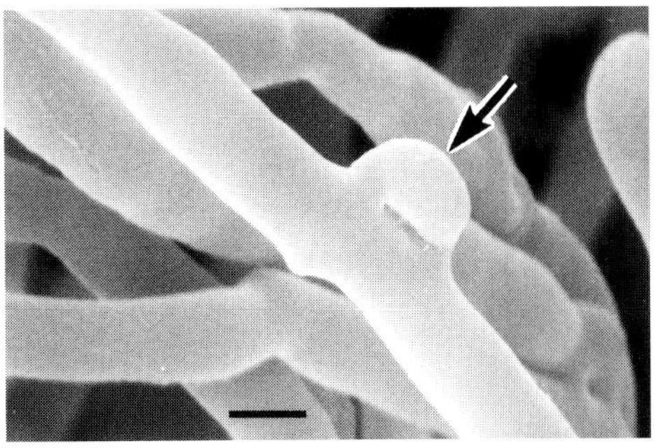

写真Ⅰ－1　クリプトコックス・ネオフォルマンス *Cryptococcus neoformans* の二次菌糸に見られる「かすがい連結」（矢印。バーは1 μ m。走査型電子顕微鏡写真）

4．菌糸の成長

菌糸の発育点は先端部にあり、枝分かれしながら成長していきます。これら菌糸の集合体を菌糸体 mycelium と呼んでいます。菌糸体はそのはたらきによって栄養菌糸 vegetative hypha と生殖菌糸 reproductive hypha（気生菌糸 aerial hypha）に分けられ、前者は培地または寄生体に侵入、発育して栄養分を吸収し（植物の根のはたらきにあたります）、後者は空中に発育し、分生子 conidium、conidiospore（胞子、植物の種（たね）に相当すると理解すればよいでしょう）を産生します。またある種の糸状菌は培養条件により、あるいは感染組織内で酵母形に変換します。この現象は「二形性（成）dimorphism」と呼ばれ、病原性と深く関係しているのです。

注：先にも述べましたように、カビという言葉は俗称であり、一般には真菌の同意語として使用されていますが、学術的には「糸状菌」をいいます。しかし、カビという言葉は判りやすいので以後この本では「カビ」という言葉は「真菌」と同意語で使用し、必要に応じて酵母、糸状菌と記載していきます。

5．カビは掃除屋

カビ（真菌）は「有機物を分解する」という役割を担っていますから、自然界でも住まいのなかでも、偶然出会った有機物を分解していきます。主婦の方々がよく「壁にカビが生えて困る」、「押し入れがカビだらけでいや！」と愚痴をこぼされているのを耳にしますが、カビにすれば、ただ自分に課せられた役割を忠実に実行しているだけだともいえるのです。

繰り返しになりますが、世界中には現在約９万７千種以上のカビが知られていて、住まいのいたるところにもさまざまなカビが見られます。そして私たちが快適に暮らせる２５℃から３０℃くらいが多くの真菌にとっても快適な生活環境なのです。そしてまた、地球上には高温多湿な環境、極度に乾燥した環境、南極のような氷点下の環境、冷蔵庫のなかのように５℃前後の場所もあり、このような極端な条件の場所でもその環境に適応した、あるいは耐性をもつカビが生息し、せっせと有機物を分解しているのです。以前、高松塚古墳（奈良県明日香村）から見つかった「飛鳥美人」と呼ばれる一群の壁画に黒カビが生えてしまい、大きな問題となりました。文化庁が公表しているこの壁画の保存管理の経緯を調べてみると、１９７２年の発掘後、しばらくしてからカビの発生が記録されるようになり、保存はカビとの闘いでもあったことがわかります。この古墳では10℃に温度調節がなされていたということですが、低温に生える耐冷カビ（黒カビが多い）への対策に手落ちがあったのではないでしょうか。

空中には常にさまざまなカビの胞子（分生子）が舞っていて、これらの胞子はたまたま分解できる物質（有機物）の上に落下したとき、菌糸を伸ばし発育していきます。

ところで黒潮（日本海流）と親潮（千島海流）に囲まれている日本列島は、年間を通じて湿度が高く温暖で、生物にとってたいへん棲みやすいところであると先に書きました。そのためか日本列島には実に多くのカビが生息しているのです。また自然が優しいせいなのか、この列島に棲む生物は皆その性格は比較的穏和だといえます。カビも同様で日本列島に棲みついているカビは外国のカビと比較して獰猛（どうもう）なものはいないのです。一方、湿度が低く気候条件の比較的厳しいヨーロッパやアメリカなどでは、カビの種類は日本に比べ少ないのですが、凶暴なカビが生息しています。またなぜか、カビの生息に適している熱帯、亜熱帯地域では日本と異なり、強い毒素を産生するカビが多いのです。後で述べますが、新大陸に生息しているコクシジオイデス・イミチス *Coccidioides immitis* は微生物のなかでも最も危険性（感染性）の高い菌としてランクされていますが、日本には生息しておらず、また強い発癌性毒素であるアフラトキシン aflatoxin を産生する強毒菌も日本の沖縄を除く地域では見出されていません。

６．カビは下等な生物か

カビの細胞構造は人間のそれとよく似ています。カビは細胞質内に二重の膜（核膜）に包まれた核が観察され、核内には遺伝情報をつかさどるＤＮＡ（デオキシリボ核酸）の鎖が二重らせんを形づくって存在します（**写真Ｉ－２**）。このような構造の細胞をもつ生物を「真核生物 eukaryote（eucaryote）」と呼んでいます。一方同じ微生物でも細菌などでは核膜に包まれた核をもたずＤＮＡは細胞質内に浮遊しており、このような生物は「原核生物 prokaryote（procaryote）」と呼ばれています。真核生物と原核生物とは、進化の点ではっきり区別されており、真核生物であるカビは下等な生物ではなく、人と同じ高等な生物なのです。つまり、この構造の違いと機能の違いは、ヨーロッパや中国の城壁で囲まれた、より安全な都市を思い浮かべればよく理解できます。細菌のように裸のまま無防備に細胞内を漂っている核は外的刺激に弱く、一方カビのＤＮＡは城壁（核膜）でがっちりと囲まれているため、外的刺激に対して強い、つまり防御力が格段に進歩しているのです。また核がひとまとまりなっているため、雌雄の細胞が出会うとき、一方の核がそっくり、対となる細胞に移動していけるのも有利な点です。

さらにカビは細胞内小器官（ミトコンドリアや小胞体）を有している点でも動植物と共通しています。

ミトコンドリアは生活に必要なエネルギーをつくるはたらきをし、小胞体はタンパク質などの合成にかかわっている器官です。このように真菌の細胞は人間を含めた動植物の細胞とよく似ています。しかし、似ているとはいっても動植物の細胞とのあいだには大きな違いがあります。まず動物の細胞と比べると、細胞壁をもつという点で動物とは大きく異なります（動物の細胞は細胞膜で包まれています）。一方、植物の細胞には細胞壁がありますが、その構成成分が違っています。カビの細胞は中性多糖類であるキチンとグルカンからなる厚い細胞壁をもっていて、植物細胞にもやはり厚い細胞壁がありますが、これは中性多糖類でもセルロースやリグリンから成っています。また植物細胞には葉緑素を含む顆粒があり、光合成によって水と炭酸ガスから炭水化物を合成しています。しかし真菌は葉緑素をもたず、自ら栄養をつくり出すことができないため有機物を栄養源としているのです。

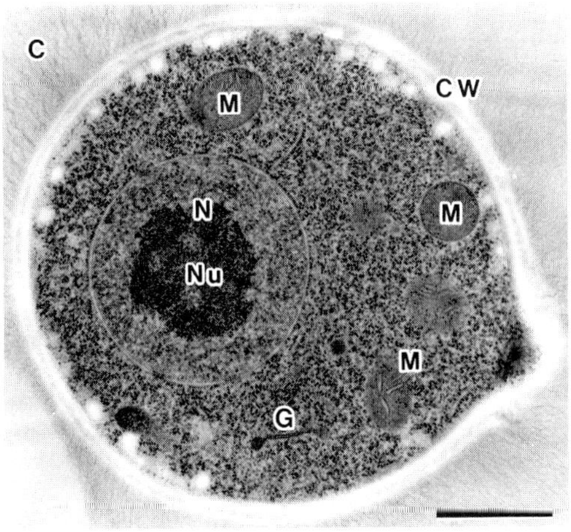

写真Ⅰ－２ クリプトコックス・ネオフォルマンス *Cryptococcus neoformans* の電子顕微鏡写真　C：莢膜、CW：細胞壁、G：ゴルジ装置、M：ミトコンドリア、N：核、Nu：核小体、バーは１μm（提供：千葉大学真菌医学研究センター山口正視博士）

７．有性生殖 sexual reproduction と無性生殖 asexual reproduction

カビには有性生殖と無性生殖の二通りの生殖法が備わっています。無性生殖は菌を構成する個々の細胞が芽を出したり（出芽 budding、これがおもな生殖法）（**図Ⅰ－４**）、細胞分裂 cell division によって次の世代を生み出したりします。実際カビの場合には有性生殖より無性生殖の方が頻繁に行なわれています。出芽や細胞分裂によって生じる子孫のタネのことを分生子 conidium あるいは胞子 spore と呼んでいますが、菌によっては直接分生子を生じるのではなく、胞子嚢 sporangium という袋の中で細胞分裂によって無性胞子をつくるものもあります。袋の中にできるこのタイプの胞子は分生子と区別するため、特

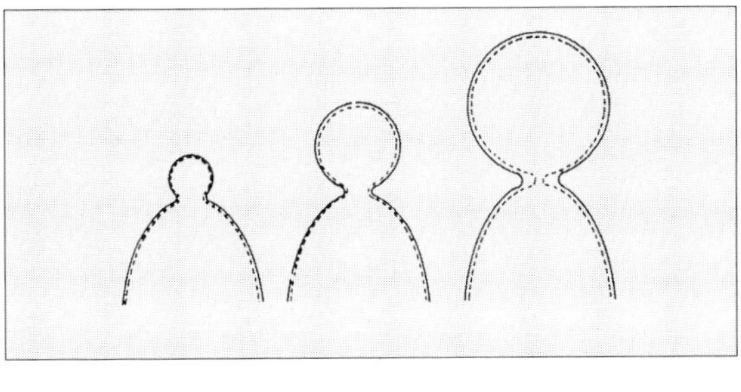

図Ⅰ－４ 出芽型分生子（全出芽型）
左から右へと分生子は成熟していく。

に胞子嚢胞子 sporangiospore と呼ばれています（写真I－3）。

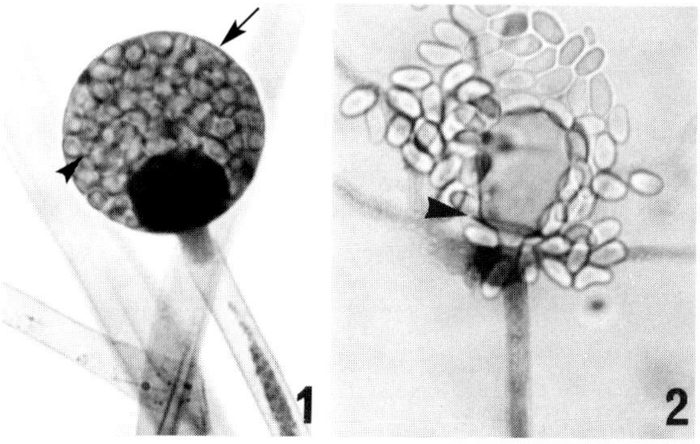

写真I－3　胞子嚢と胞子嚢胞子
1．ムーコル・ヒエマーリス *Mucor hiemalis* の胞子嚢（矢印）と胞子嚢胞子（矢頭）　x400
2．ムーコル・ヒエマーリスの柱軸とカラー（矢頭）　x400

カビの性には菌の種類により雌雄異体性（ヘテロタリック heterothallic、人間と同じくメスとオスがある）と雌雄同体性（ホモタリック homothallic、菌体内にメスの細胞とオスの細胞が存在している）があります。真菌は有性生殖の違いによって分類され、以下に示す５つのグループに分けられています。有性生殖の違いによって分ける理由は、発育形態は環境の変化によって変わりますが、遺伝的機序による有性生殖は外部の要因によって左右されないからです。

1）有性生殖

有性生殖とは、ごく簡略にいえば、相異なる性をもつカビ（例：メスとオス）による合体により子孫をつくり出す方法です。有性生殖の方法およびその結果産生される有性胞子により、カビは５門に分類されています。ただし地衣類（苔）をカビに含めると６門になります。

有性胞子

i. ツボカビ門 Division Chytridiomycota

鞭毛をもった相異なる性（ここではわかりやすくするためメス、オスと表現します）の遊走子が、おもに魚類やカエルなどに感染し、感染巣で雌雄が合体、子孫（遊走子）を産生していきます。これら遊走子がまた水中に放出され、次の宿主に感染していきます（図I－5）。おもに魚病の原因菌で、現在話題になっているカエルに感染するツボカビは本門に属します。なお以前ヒトとイルカの病原菌として記載されていたリノスポリジウム・ゼーベリィ *Rhinosporidium seeberi* は、現在原虫類に移されていま

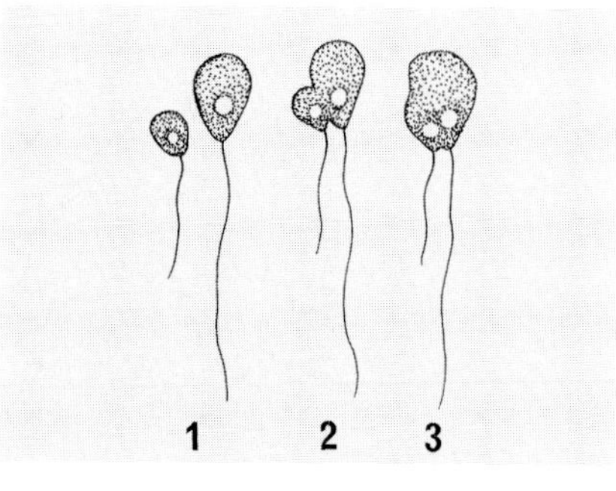

図I－5　鞭毛菌類に特徴的な雌雄の動配偶子　大きい方がメスの動配偶子。番号の順に合体し、有性生殖を開始する。

す。

ii. 接合菌門 Division Zygomycota

菌糸は太い無隔菌糸で、有性生殖は雌雄の菌糸から形成された前配偶子嚢 progametangium の接合により配偶子嚢 gametangium が形成され、嚢の内部で接合胞子 zygospore を形成します（図**I** - 6)。無性生殖では胞子嚢柄 sporangiophore の一部、多くの場合は先端部が膨らんで袋状になり、その内部で多数の胞子嚢胞子を産生します。

病原菌種としてはムーコル（ケカビ）目に属するリゾップス・オリザエ *Rhizopus oryzae*、リゾップス・ミクロスポルス・バライエティ・リゾポジフォルミス *Rhizopus microsporus* var. *rhizopodiformis*、アブシジア・コリムビフェラ *Absidia corymbifera*、リゾムーコル・プシルス *Rhizomucor pusillus*、カニングハメラ・ベルトレティアエ *Cunninghamella bertholletiae* などや、ハエカビ目のバシジオボルス *Basidiobolus*、コニジオボルス *Conidiobolus* などが本菌門に含まれます。

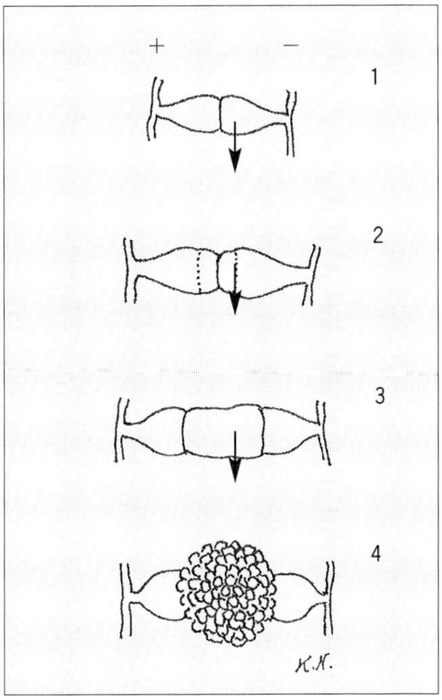

図**I** - 6　接合菌の接合胞子形成
1. “＋” および “－” 株の菌糸より接合枝が伸び、先端どうしが接触、肥大して前配偶子となる。
2. 前配偶子嚢どうしは密着して接合子とのあいだに隔壁が現れ（点線）、この隔壁から先端部は配偶子嚢となる。
3. 両配偶子嚢のあいだの壁は消失し合体（接合）、細胞融合が起こり前接合胞子嚢となる。
4. 前接合胞子嚢は球形に肥大し、壁は厚くなり、表面には疣状突起が生じ、濃褐色に着色し、接合胞子嚢となる。接合胞子嚢が成熟していくにつれ、内部で接合胞子が形成されてくる。

iii. 子嚢菌門 Division Ascomycota

糸状菌と一部の酵母が含まれ、菌糸は隔壁をもつ有隔菌糸です。

有性生殖で袋状構造の子嚢 ascus が形成され、その内部に通常 8 個の子嚢胞子 ascospore が産生されます（図**I** - 7)。

無性生殖では種々の方法（分生子形成法を参照）で分生子を産生します。病原真菌としてはアスペルギルス *Aspergillus* の一部、皮膚糸状菌の一部、ヒストプラスマ *Histoplasma*、ブラストミセス *Blastomyces*、フサリウム *Fusarium* などが本菌門に属します。

iv. 担子菌門 Division Basidiomycota

キノコがこの菌門に属します。有性生殖の結果、形成される菌糸には「かすがい連結 clamp connec-

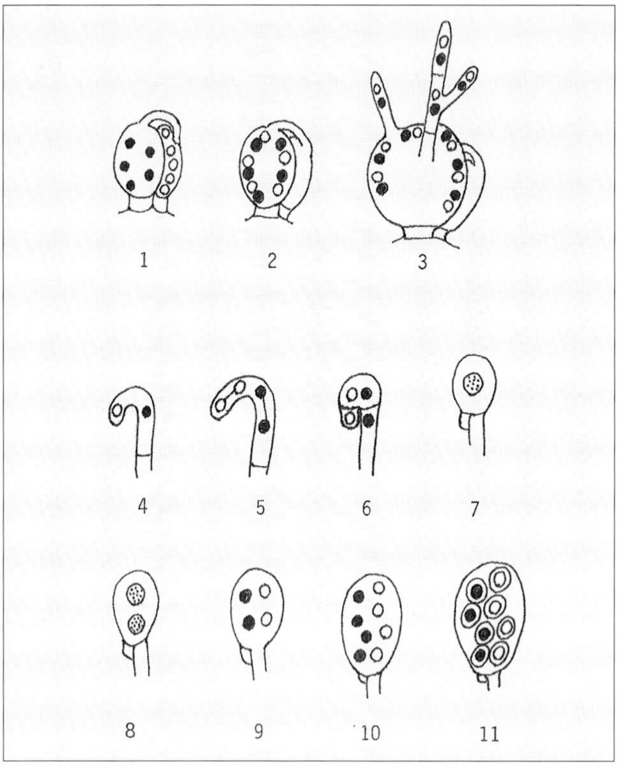

図I－7　子嚢の形成
1. 受精毛が造嚢器より生じ、造精器に接合する。
2. 受精。造精器内の核が造嚢器に移行する。
3. 造嚢糸の形成。
4. 造嚢糸先端が鈎状に屈曲。
5. 雌雄の核の共役核分裂。
6. 円蓋部と基部のあいだが隔壁で仕切られ、円蓋部の細胞は子嚢原基となる。
7. 核融合。
8. 第一次減数分裂により、2個の複相核が生じる。
9. 第二次減数分裂により、核は4個となる。
10. 有糸分裂の結果、核は8個になる。
11. 子嚢胞子の成熟。

tion」が見られます。菌糸の先端が肥大して担子器 basidium となり、その表面に4個の小柄 sterigma が生じ、それらの先端部に担子胞子 basidiospore が産生されていきます（図I－8）。病原性担子菌としてはクリプトコックス・ネオフォルマンス *Cryptococcus neoformans*、シゾフィルム・コミューネ *Schizophyllum commune* が代表例です。

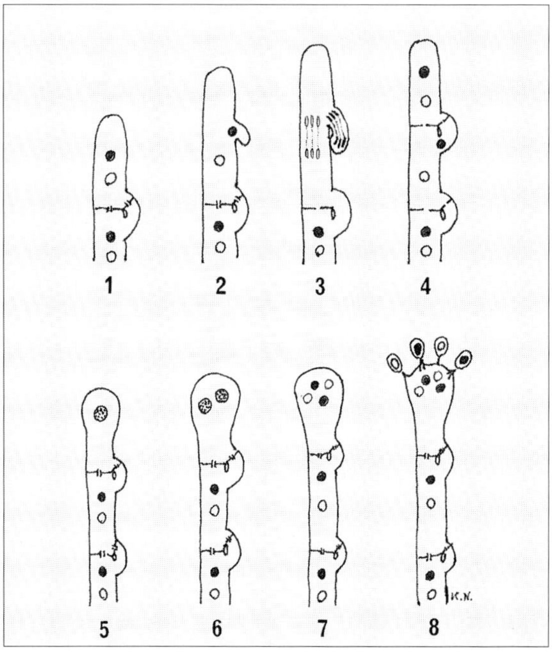

図I－8　担子胞子の形成
1. かすがい連結を有する重相核をもつ二次菌糸。
2、3. 共役核分裂に同調して菌糸側壁に小突起が生じ、基端に向かって伸び、かすがい連結を形成する。
4. 成長した二次菌糸。
5. 核融合。
6. 第一次減数分裂により複相核が2個になる。
7. 第二次減数分裂により単相核が4個になる。
8. 4個の担子胞子の形成。

v. 不完全菌門 Division Deuteromycota

有性生殖がまだ見出されていない真菌群で、無性的に産生される分生子により繁殖していきます。病原真菌の多くが含まれています。

vi. 地衣門 Division Mycophycophyta

地衣門を真菌類に含める研究者が存在します。「……苔」と呼ばれる生物のなかには実際は真菌類（特に子嚢菌門）で、藻類と共生しているものが含まれているからです。しかしながら、地衣の真菌類は単独では生きられないので、子嚢菌門とは別扱いします。

2）無性生殖

それぞれのカビが単独で胞子を産生し、子孫を増やしていく方法です。ほとんどのカビは無性生殖により子孫を産生していきます（ただし、キノコは有性生殖が主となります）。

無性胞子

無性生殖で産生される胞子の形成方法の理解は病原真菌の同定に必須の条件です。分生子形成法は以下の７種類（厚膜胞子を加えると８種類）に分類されます。

i. 出芽型分生子 blastoconidium

初め菌糸側壁や分生子柄上に風船が膨らむような小突起が生じ、母細胞との接触部がくびれたまま腫大し、分生子となります（図Ｉ－９）。産生された分生子の先端部から次々と出芽し、分生子の連鎖（求頂的分生子連鎖 acropetal conidial chain）を形成する菌種もあります（例：クラドスポリウム *Cladosporium*）。

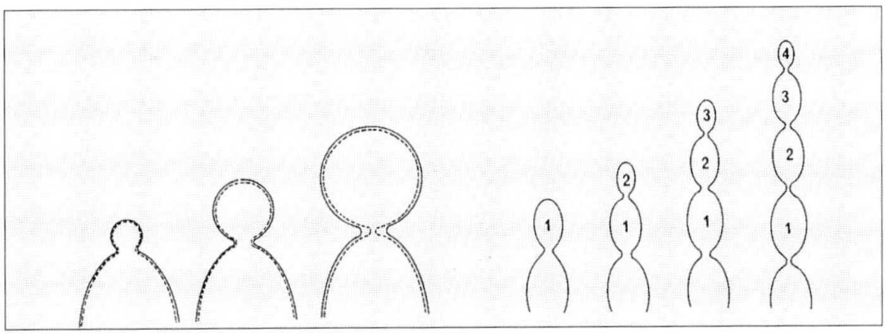

図Ｉ－９　出芽型分生子の発生（左）出芽型分生子の求基的分生子連鎖。番号が進むにつれて分生子は古くなる（右）。

ii. シンポジオ型分生子 sympodioconidium

菌糸、分生子柄あるいは分生子形成細胞の一種であるシンポジュラ sympodula と呼ばれる小突起（小歯 denticle）上に１個ずつ並列して生じる分生子です（図Ｉ－10）。親細胞がその頂端で分生子を生ずるごとに、小歯直下の一部が肥大伸張して、その先端で新しい分生子を生ずるため、親細胞の分生子形成部がジグザグに屈曲したり（例：フォンセカエア・ペドロソイ *Fonsecaea pedrosoi*）、分生子柄がニワトリのとさか状に見えるものもあります（例：スポロトリックス・シェンキイ *Sporothrix schenckii*）。

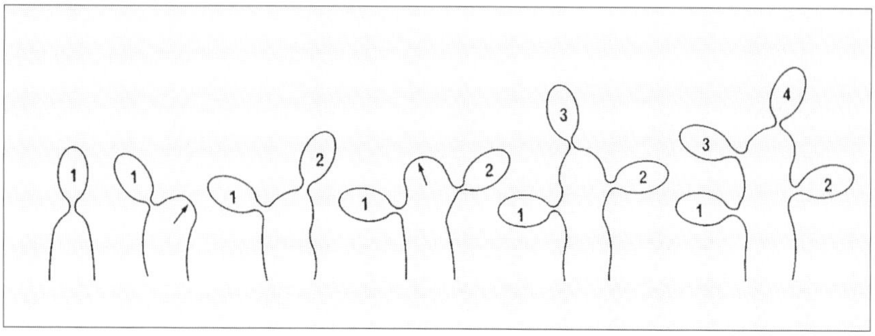

図Ⅰ－10　シンポジオ型分生子　軸が屈曲しながら少しずつ伸び、分生子を産生する

iii. アネロ型分生子 annelloconidium

菌糸、分生子柄あるいは分生子形成細胞の一種であるアネライド annellide（アネリド）の一定の成長点から次々と分生子を生じるごとに同部位が少しずつ伸び、前の分生子が離れた跡に環状のひだ（環紋 annellation）を残します（図Ⅰ－11）。次々に生じたアネロ型分生子が粘膜に包まれてアネライドの先端に団子状にかたまる菌種（例：エクソフィアラ属 *Exophiala*）と鎖状に連なる菌種（例：スコプラリオプシス・ブレビカウリス *Scopulariopsis brevicaulis*）があり、このような場合、連鎖の先端の分生子が最も古く、この分生子連鎖を求基的分生子連鎖 basipetal conidial chain と呼んでいます。

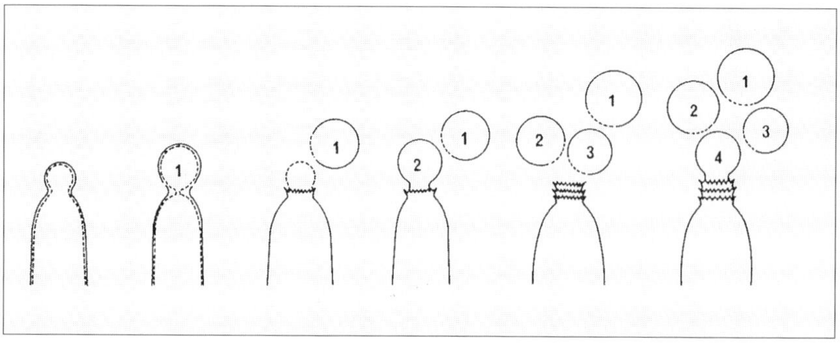

図Ⅰ－11　アネロ型分生子　分生子が産生されるたびに分生子形成細胞の成長点がわずかずつ伸び上がるので、分生子が離れた跡が環紋として残っていく

iv. フィアロ型分生子 phialoconidium

フィアライド phialide と呼ばれている分生子形成細胞の先端開口部より産生される分生子で、フィアライドの開口部に細胞壁の一部が襟（えり）状に付着しているとき、この部分をカラレット collarette といいます（図Ⅰ－12）。分生子が団子状にかたまる菌種（例：フィアロフォーラ *Phialophora*、フサリウム *Fusarium*、アクレモニウム *Acremonium*）と求基的分生子連鎖を示す菌種（例：アスペルギルス

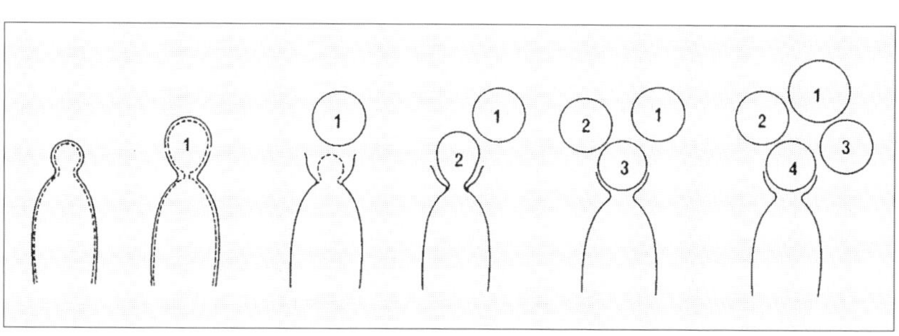

図Ⅰ－12　フィアロ型分生子　カラレットの基底部から次々と分生子が産生されていく

Aspergillus、パエシロミセス *Paecilomyces*、ペニシリウム *Penicillium* など）が挙げられます。

v. ポロ型分生子 poroconidium

分生子柄 conidiophore あるいは分生子形成細胞の壁に小孔が生じ、その孔から出芽的に生じる分生子で、着色した多細胞性のものが多く見られます（例：ウロクラジウム *Ulocladium*、アルテルナリア *Alternaria*）（写真 **I** － 4）。

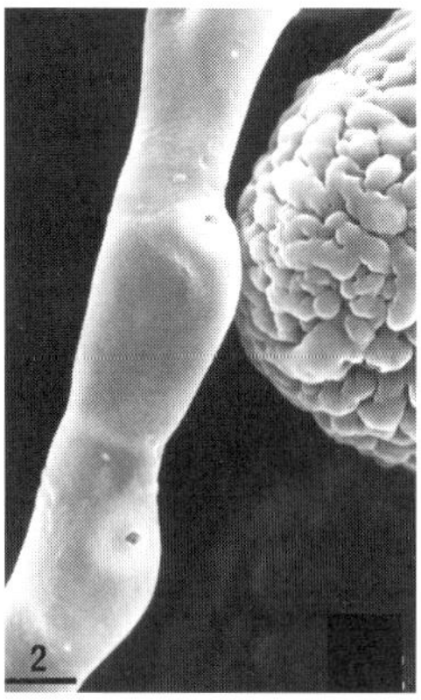

写真 **I** － 4　ウロクラジウム・アトルム *Ulocladium atrum* のポロ型分生子　分生子柄に見られる小孔。バーは 2 μ m を示す

vi. アレウリオ型分生子 aleurioconidium

分生子は菌糸の先端あるいは側枝が球形、円筒形に肥大し、細胞壁も厚くなり、しばしば横隔壁が生じます（図 **I** － 13）。分生子を保持している菌糸とのあいだにくびれがなく分生子直下の細胞が乾枯して（解離細胞）、分生子は離断されます（例：白癬菌、ヒストプラスマ *Histoplasma* など）。

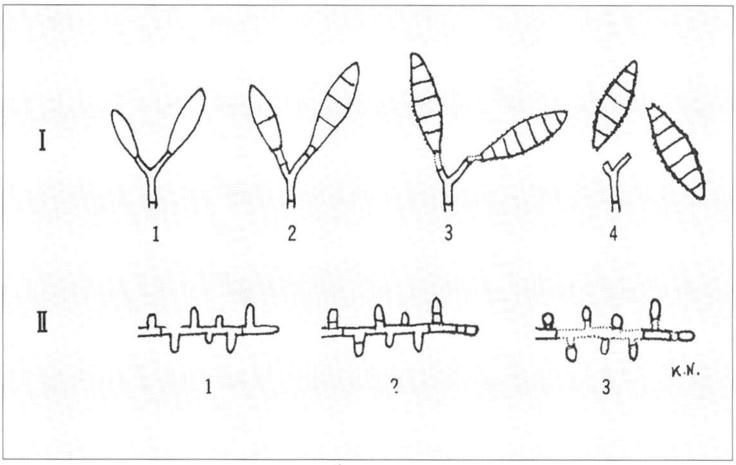

図 **I** － 13　アレウリオ型分生子形成
I. 皮膚糸状菌の大分生子
1. 菌糸先端あるいは側枝が肥大し、やがて分生子の基底となる部分に隔壁が生じる。
2. 分生子への分化が進行し、菌糸側にも隔壁が生じる。
3. 分生子が成熟すると保持している菌糸の先端細胞が変性する。
4. 分生子が離端する。
II. 皮膚糸状菌の小分生子
1、2. 菌糸先端、小側枝の基底に隔壁が生じる。
3. 分生子が成熟すると小側枝の基底細胞親菌糸の一部は変性に陥り、分生子は離散する。

vii. 分節型分生子 arthoroconidium

菌糸に多数の隔壁が生じ、この隔壁のところで分離し個々の細胞になります（図 **I** － 14）（例：白癬菌、ゲオトリクム *Geotrichum*、コクシジオイデス・イミチス *Coccidioides immitis* など）。

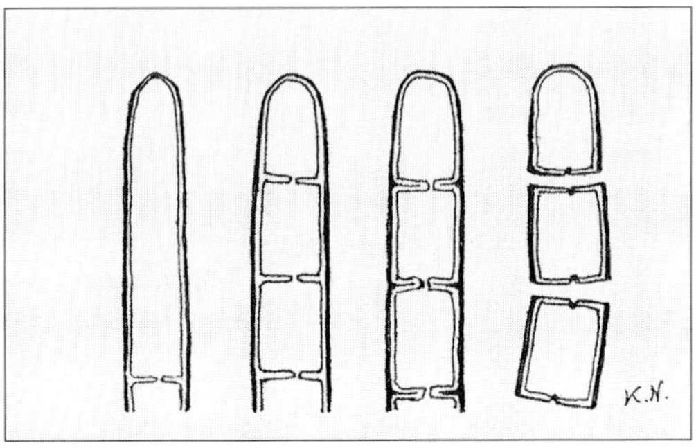

図I－14　全分節型分生子の形成
1. 若い菌糸。
2. 多数の隔壁が生じる。
3. 隔壁が二重になる。
4. 各細胞が二重隔壁のあいだで離れる。

viii. 厚膜胞子 clamydospore

菌糸先端部あるいは中間部で細胞質が凝縮し、厚い壁で包まれている細胞で、一種の耐久細胞です（写真I－5）。多くの菌でみられ、特にカンジダ・アルビカンス *Candida albicans*、フサリウム・ソラニ *Fusarium solani* は豊富に厚膜胞子を産生し、同定の決め手となります。

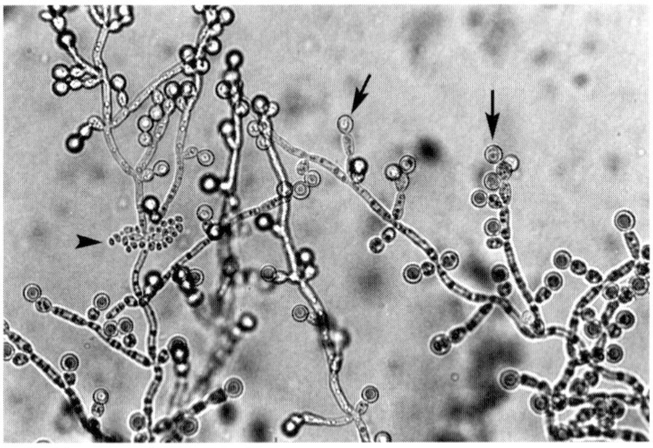

写真I－5　カンジダ・アルビカンス *Candida albicans* の厚膜胞子（矢印）と出芽胞子（矢頭）

以上述べた分生子形成の他に特殊な例として菌糸体上あるいは内部に中腔の球形、フラスコ状の分生子果を形成して、その内部で分生子を産生する菌種（フォーマ *Phoma*）、分生子柄が束になって培地上に立ち上がり（分生子柄束 synnema）、その頂端で分生子を形成する菌種もあります（図I－15）（グラフィウム属 Graphium 菌種、セドスポリウム・アピオスペルムム *Scedosporium apiospermum*）。

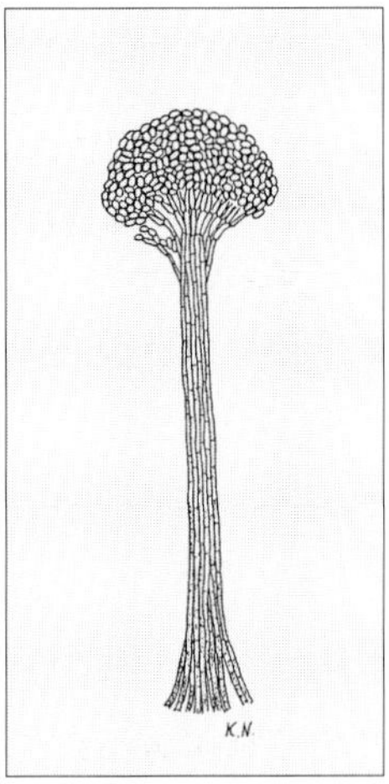

図I－15　グラフィウム *Graphium* の分生子柄束

II. カビはどんな環境を好むのか

現在までに世界中で、約９万７千種以上のカビが知られていますが、これらのカビの発育条件は一律ではありません。室内に見られるカビ（真菌）の多くは温度が２３℃から３２℃、湿度８０％以上で、旺盛に発育していきます。この環境条件は、季節的には梅雨の時期に重なります。

しかし昔と異なり現在では住居に生えるカビには季節的条件がなくなってきています。昔ながらの木造・土壁の隙間だらけの家ですと、寒い冬にカビが生えることなどまずありません。しかし今日では建築構造が変わり、ピタッと閉め切った部屋で暖房をつければ、外気との温度差が一段と大きくなり、壁や窓の内側に結露ができやすく、そこがカビにとって最も繁殖しやすい場所になってしまうのです（結露があると室内に浮遊している胞子は付着しやすくなり、また水分があるので容易に発芽し菌糸を伸ばします）。では結露に注意してさえいればカビが生えないかというと、そう簡単ではありません。

ここで、カビの好む発育条件（温度、湿度、イオン濃度、酸素分圧および糖や塩濃度）について述べていきます。

１．カビと温度

カビの主たる役割はこの地球上の不要あるいは有害になった有機物を他の生物がまた利用できる物質（最終的には無機物質）にまで分解することです。自然界は熱帯、亜熱帯、温帯、寒帯と、地域により温度差が見られ、その温度に適したカビが生息し、自然界の清掃人として活動しています。

カビはその最適生育温度により、高温菌、中温菌、低温菌に分けることができます。ただしそれぞれの温度帯に属するカビの多くは他の温度帯でも発育が可能なものが多いのです。

１）高温菌

至適発育温度が４０℃～５０℃のカビで、接合菌などは６０℃以上でもよく生える菌種があります。この菌群には一部のアスペルギルス *Aspergillus*、接合菌類などが含まれます。４０℃以上で旺盛な発育をするカビは、体力の弱った人（免疫不全患者）に感染することがあり、患者は致死的経過をとることが少なくありません。また、堆肥などでは時間が経過するにつれ内部が高温（６０℃以上）になっていきますが、これは堆肥のなかで接合菌などが繁殖し、発酵作用が盛んになった結果なのです。

２）中温菌

至適発育温度が２３℃～３２℃のカビで、通常私たちが目にするカビのほとんどがこれにあたります。多くのカビは私たちが快適と感じる温度帯を好んでいるのです。

なおクラドスポリウム *Cladosporium*、フサリウム *Fusarium*、ペニシリウム *Penicillium*、フォーマ *Phoma* などは中温菌でありながら、寒さに強く、１０℃以下でも生えるカビです（耐冷菌）。

中温菌は食物腐敗や家屋の劣化の原因となる菌ですが、アレルギーの原因菌になるものも多くあります。

３）低温菌

１０℃以下で発育するカビです。冷蔵庫などに生える黒っぽいカビ（クラドスポリウム *Cladosporium*、アウレオバシジウム *Aureobasidium*、アルテルナリア *Alternaria* など）およびフサリウム *Fusarium*、アスペルギルス *Aspergillus*、ペニシリウム *Penicillium*、フォーマ *Phoma* などがその代表例となります。これらのカビのほとんどは低温菌というより耐冷菌なのです。

２．カビと湿度（水分活性）

多くのカビは湿度の高い環境を好みます。ただしその発育には幅があり、湿度が低下しても生育していくカビも多くあるのです。

１）乾燥に強いカビ

住居に繁殖するカビの中には乾燥をものともせず発育していくカビ、すなわち「好乾カビ」があり、こうしたカビは湿度６０%以下でも発育してしまうのです。居間とか応接間、寝室、玄関、廊下など湿気があまりないところに生えるカビがこれに該当します。そして意外に多く生えているのがカーペットやジュータンで、カビの温床となっているのです。特に最近は畳の上に直接カーペットやジュータンを敷く家庭が多く、カビにとって快適な住み処となっているといえます。好乾カビの種類としては麹カビの仲間であるユウロチウム（クサイロコウジカビ）*Eurotium* や暗緑色のアスペルギルス・レストリクツス *Aspergillus restrictus*、繊維分解菌であるケトミウム（ケタマカビ）*Chaetomium*、メムノニエラ *Memnoniella*、スタキボトリス *Stachybotrys* などの黒色菌、緑色のトリコデルマ *Trichoderma*、茶色のワレミア *Wallemia* などが挙げられます。

2）湿気を好むカビ

一方、台所や浴室といったいつも水気のあるところに好んで繁殖するのが「好湿カビ」です。好湿カビの代表的なものは黒色の集落をつくる黒色真菌群で、そのなかでも浴室の壁や天井、タイルの目地で繁殖し黒いシミ状の集落をつくるのがクラドスポリウム *Cladosporium* やフォーマ *Phoma*、アルテルナリア *Alternaria*、アウレオバシジウム *Aureobasidium* などの菌類です。このうちクラドスポリウムという菌群は湿気を好むと同時に冷たいところでも生息できる菌群です（耐冷菌）。一方風呂場の配水管や排水口の蓋の裏側を見ると黒くドロドロした泥状物が見られますが、その多くはエクソフィアラ・ジャンセルメイ *Exophiala jeanselmei* という黒色酵母群で、この種のカビは人に感染することもあります（「VI - 6　浴室の黒色真菌」の項参照）。

3．好稠カビと好塩カビ

高濃度の糖類および塩で生育するカビがこの仲間です。これらのカビはおもに食物の腐敗と関係しています。

甘いお菓子（高糖濃度）を好む好稠カビとしては接合菌類、アスペルギルス *Aspergillus*、ペニシリウム *Penicillium*、ワレミア *Wallemia*、ユウロチウム *Eurotium* などがあります。一方好塩カビとしてはバシペトスポラ *Basipetospora* や一部のアスペルギルス、ペニシリウム、クラドスポリウム *Cladosporium* などが塩分濃度の高い干し魚などから分離されています。

4．カビと水素イオン濃度（pH）

一般にカビは中性、弱酸性側で良好な発育をし、アルカリ側で発育するカビは少ないといえます。好アルカリ性あるいは耐アルカリ性のカビとしてはアクレモニウム *Acremonium*、エクソフィアラ・アルカロフィア *Exophiala alcalophia*、クリソスポリウム *Chrysosporium*、フィアロフォーラ *Phialophora*、などがあります。なおカビのなかで最も危険性（病原性）の高いコクシジオイデス・イミチス *Coccidioides immitis* は耐アルカリ性のカビです。

好酸性カビとしてはモニリエラ *Moniliella*、カンジダ *Candida*、ピキア *Pichia*、デバリオミセス *Debaryomyces*、チゴサッカロミセス *Zygosaccharomyces* などがあり、漬物などを汚染します。

5．カビと酸素分圧

ほとんどのカビはその発育に酸素を必要とします。ただし、嫌気性環境下でもその代謝系を変え、活発に発育するカビもあり、フサリウム・オキシスポルム *Fusarium oxysporum*、ムーコル *Mucor* などがその代表例です。

結論として住み処に関係するカビの発育には温度、湿度および酸素がいちばん重要な条件となるといえます。

6. 有効なカビ対策

では室内のカビに対して対策があるのか、一口にいってカビが生えにくい環境をつくればよく、以下そのポイントを挙げていきます。

1）天気のよい日は窓を開け、室内の湿った空気を外に追い出し、逆に外部の湿気が高いときは窓を閉めます。

2）室内の空気、特に湿気がたまるような場所（浴室、台所、洗面所、トイレなど）は空気が澱まぬよう気をつけ、換気扇、扇風機などを使用し、除湿器など常備するとよいでしょう。

3）壁や天井などについた水滴はこまめにふき取ります。水滴がなければカビは定着できず、発育できないのです。

4）調理の際に飛び散った油はカビの格好の餌になるため、丁寧にふき取ること。また石鹸もある種のカビにとってはよい栄養分となります。

5）浴槽のお湯を抜いたあとはよく水分をふき取り、またタイルの目地は特によくふき取ること。なおタワシなどでごしごし擦ると傷がつき、かえってカビがつきやすくなります。

6）エアコンは内部に水滴が付着すると（特にフィルターには）カビが付着し、繁殖していきます。フィルターの掃除は欠かせません。

7）室内で洗濯物を干すときは除湿器や換気扇を使用します。

8）押し入れなどの閉鎖空間は乾燥した日には戸を開け換気に努め、また床にスノコなどを敷くとよいでしょう。

9）布団はできるだけ日光に干します。日光でカビ、ダニは殺されていきます。

10）タンスなどの家具を外壁に面して置くと結露がつきやすく、カビの発生の原因となるので、間仕切り側に置くようにします。

11）長期間家を留守にするときは知り合いなどに頼み、ときどき窓を開け、換気してもらうとよいでしょう。

12）すでにカビが生えてしまったときは、塩素系の漂白剤を使用します。しかし毒性が強い塩素ガスを発生するので、ゴム手袋やマスクをかけ、液が直接肌に触れないように気をつけなければなりません。また呼吸器官もおかされるので、しばらくのあいだは他の場所に避難します。最後に消毒用アルコールでふき取るとよいでしょう。消毒用アルコールは使用者への害もほとんどなく、殺菌効果も高いのです。なお、酢や重曹などを用いるとカビを除去する際に効果があります。

III. 環境菌の病原性（病原度）

—微生物の危険度分類表はそのまま「環境菌の病原度」に対応できるのか—

現在、生活環境内に生息する真菌（以下環境菌と略す）の病原性について、かなりの人が関心をもつようになってきました。特に建築業や空調関係の業者の方々、電気製品、化学製品、機械製品の製造に携わる人々や一般家庭の方々です。医療の分野では微生物の危険性を「危険度分類」としてまとめていますが、環境菌の病原性についての基準は現在までのところ規定されていないのです。また多くの研究者が誤解しているのですが、微生物の「危険度分類」はあくまで実験室内での微生物の取扱基準であり、身近に遭遇する微生物（環境菌）の病原性の程度（病原度）を直接表しているのではないのです。

著者らは「微生物の危険度分類」、特に真菌（カビ）の危険度について、長年研究してきました。

この章では私たちの生活環境にかなりの頻度で見出される環境菌がどの程度危険であるのか、また各公的機関が定めた真菌の危険度分類表をどう解釈すべきか、について著者らの考えを述べていきます。

1．危険度分類

1）米国疾病予防管理センター Centers for Disease Control（CDC）による危険度分類表

現在のような交通機関の飛躍的な発達と日本の経済的発展に伴う人および物資の世界的規模での交流によって、これまでわれわれ日本人にとって無縁と思われていた病原性の強い微生物による「輸入伝染病」を現実のものとし、これら微生物を扱う研究者、医師、検査技師の安全性が重要な課題となってきました。このように微生物による事故を未然に回避するため、現在各国で「病原微生物の危険度分類表」が制定されています。

この問題の提起は１９６０年代に遡ります。当時米国で突如微生物の取扱指針が提示され、世界の国々はそれに対応すべく、微生物取扱指針を制定していきました。思うに１９６０年代は遺伝子組み換え技術が実用化の兆しを見せはじめ、また米国はベトナム戦争の泥沼に足をとられるなか、共産圏の盟主ソビエト連邦（当時）への対抗手段として新たな生物兵器の開発を迫られていたのです。すなわち遺伝子工学の技術を使えば、既存の微生物を変化させ、目的とする強い病原性をもつ微生物を比較的容易につくり出せる可能性が出てきたのです。しかし、その研究過程および結果としてつくり出された微生物はきわめて危険であり、その危険性は研究に従事するスタッフのみならず、同じ研究室で働く人々、また研究室から外に漏れた場合には、一般の人々までも巻き込んでしまう危険性を秘めていたのです。このような危険に対処するため、「実験室内での病原菌取扱基準」が決められていきました。

１９６９年、米国アトランタ市に本部を置くＣＤＣは「Classification of Etiologic Agent on the Basis of Hazards（危険度に基づいた病原菌の分類）」という本を出版しました（１９７４年、１９７７年にそれぞれ改定している）。それ以後、この分類表を参考にして各国で危険度分類表が作成されていったのです。作成された危険度分類表はそれぞれの国の事情により、多少異なってはいましたが、そのほとんどはＣＤＣの基準に準じていました。一方、この危険度分類表をそれぞれの国で順守することは不可能であったため（特に発展途上国では微生物の取扱に従事する人の能力や施設の面で実行困難なことが多い）、その対策として１９８３年、世界保健機構（ＷＨＯ）は微生物取扱指針を発表しています（Laboratory Biosafety Manual）。この取扱規程（指針）はどこの国においても実行可能な安全指針を心がけており、従来はclass １～４の分類のうちclass ２と３をさらにａ、ｂと細かく分類していたのを改め（class １のみは非病原性という理由で、class ４はこれ以上危険な菌はいないという理由でともにａ、ｂに分けていない）、ａ、ｂを取り払い、病原微生物をclass １～４の４つのクラスに単純化し（例：class ２ａおよび２ｂ→class ２）、その取扱指針を公表しました。以後世界各国でこのＷＨＯの危険度分類表に基づき、それぞれの危険度分類表が改定されています。

わが国においても２００５年、国立感染症研究所は旧来の微生物危険度分類表を改定しています。また文部省（当時）でも１９９８年「大学等における研究用微生物安全基準マニュアル」を関係機関に通達していますし、厚生省（当時）も近年の「新興感染症」の出現および「再興感染症」の再燃に対処するため新たな法律「感染症法」を１９９８年に制定しています。この法律では感染症を一類感染症、二類感染症、三類感染症、四類感染症、指定感染症、新感染症に分け、四類感染症の届け出を義務づけました。なお真菌症ではコクシジオイデス症のみ四類感染症に指定されています。その後２００３年に本法は改定され、新たな概念の下に五類感染症が新設されています（さらに２００６年、２００８年に改定されています）。各感染症の定義を以下に示します。

①一類感染症：感染力がきわめて強く、罹患した場合重篤になり、危険性がきわめて高い感染症（例：ラッサ熱、エボラ出血熱など）。

②二類感染症：感染力、罹患した場合の重篤度等を総合的な観点から見た危険性が高い感染症。

③三類感染症：感染力、罹患した場合の重篤度等を総合的な観点から見た危険性は高くないが、特定の職業への就業によって集団発生を起こし得る感染症。

④四類感染症：ヒトからヒトへの感染症はほとんどないが、動物、飲食等の物件を介して感染するため、動物や物件の廃棄などの処置が必要となる感染症。

⑤指定感染症：一類～三類および新型インフルエンザ等感染症以外の既知の感染症で前出感染症と同様な措置を講じなければ国民の生命・健康に重大な影響を及ぼすおそれが生じた場合に期限を限って厚生労働省令で指定する感染症。

⑥五類感染症：ヒトからヒトに感染する新たな感染症によって緊急の対策が必要となった場合に指定される感染症。

以上みられるように厚生労働省の法令は病気の程度、感染経路、対策に重きをおいています。

2）わが国における病原菌の危険度分類の歴史

ここでわが国における「病原菌の危険度分類」制定のこれまでの経過について述べてみます。１９８７年に国立予防衛生研究所（以下、予研と略す。現 国立感染症研究所）で「病原菌等の危険度分類基準案」が作成され、またこれと前後して東京大学医科学研究所（以下、医科研と略す）や国立衛生試験所（以下、国衛試と略す。現 国立医薬食品衛生研究所）および千葉大学生物活性研究所（現真菌医学研究センター、以下、千大真核微研と略す。ただし真菌のみの分類表）においてそれぞれ独自に危険度分類が公表されました。また１９９３年には日本医真菌学会から「真菌の危険度分類表」が提示されています（**表III － 1**）。

表III－1　日本医真菌学会による危険度分類表（1993年発表）

	Teleomorpha
Class 2b	
Cladophialophora carrionii	
Cladophialophora bantiana	
Cryptococcus neoformans variety *neoformans*	*Filobasidiella neoformans* variety *neoformans*
Cryptococcus neoformans variety *gattii*	*Filobasidiella neoformans* variety *bacillispora*
Fonsecaea pedrosoi	
Sporothrix schenckii	
Class 3a	
Blastomyces dematitidis	*Ajellomyces dermatitidis*
Histoplasma capsulatum variety *capsulatum*	*Ajellomyces capsulatus*
Paracoccidioides brasiliensis	
Penicillium marneffei	
Class 3b	
Coccidioides immitis	

注：Class 1, Class 2aは割愛

現在、日和見真菌感染 opportunistic fungal infection が増加の一途をたどっていますが、今まであまり聞いたこともない真菌が原因菌として増加してくるに従い、分離された真菌の病原性がどの程度なのかを知る必要性がますます増加してきています。

なお著者らは真菌の病原性の程度（病原度）をより詳しく理解するにはＷＨＯの指針より、class ２を２a、２bに、class ３を３a、３bに細かく分類する最初にＣＤＣが提示した指針の方がすぐれていると考えています。

ここでよく誤解されているのですが、「微生物の危険度分類基準」はあくまでも「実験室内」での微生物取扱基準であり、自然界および生活環境内で人が遭遇する微生物の病原性に対するランクづけではないのです（多くの菌種の病原度が危険度分類表とパラレルであったとしても、実験室内でのランクづけである）。

3）日本医真菌学会の危険度分類

著者らは長年、真菌とその病原性について研究を行なってきました。その間、日本菌学会長（宮治）、同理事（西村）、日本医真菌学会理事（宮治、西村）および日本微生物資源学会長（西村）を歴任し、特に宮治は1993年に日本医真菌学会が発表した「真菌の危険度分類」の制定委員会の委員長として（西村はアドバイザーとして）、この分類表の作成に力をそそいできました。

現在まで日本では、国を代表する微生物研究施設において「微生物の危険度分類表」が公表されていて、当然その中には真菌の危険度分類表も含まれています。しかし、初期の分類表はほとんど米国の分類表を焼き直したものであり、現在ではＷＨＯの危険度分類表に従っています。これらの分類表を見るとクラス２以上に属する真菌の菌名はパラパラと挙げられているものの、残りの９万７千種以上の真菌については危険がないということで触れられていません。これは当然のことで、先にも述べましたが、微生物危険度分類表は実験室内での微生物取扱基準であるからです。

すなわち環境菌の病原度と危険度分類はほとんどパラレルである（対応している）とはいえ、その意味するところは微妙に異なっているのです。

２．環境真菌の「病原度」

ここでいう「環境真菌」とは生活環境内で生息しているカビを意味します。

近年、居住内、商業施設内、工場内などの生活環境内に繁殖するカビに対し、人々の関心は高まってきています。それでこれらのカビがどの程度、人に対して病原度（危険性）があるのか知りたいところですが、残念ながらここ日本では（世界的にみても）何の規定もないのが現状です。しかしこれら環境菌は日和見真菌感染やアレルギー疾患の原因菌となり、またかなりの数の胞子を吸入したときの健康問題が気にかかりますし、また家屋、製品、玩具などに生えたカビに触れた場合（特に幼児が口に入れた場合）危険がないかどうか、一般の人びとには心配になるところです。また建築、空調、清掃業界の方々が最も気にするのは、空気中に浮遊する胞子の数の問題です。すなわち１m^3中に何個胞子が浮遊していれば危険になるのか、菌数に応じた基準を彼らは必要としているようです。

ただ、著者らはこの基準は意味がないと考えます。すなわちクラス１およびクラス２ａの真菌がいくら高濃度で浮遊していたとしても、病気になることはないのです。たとえば酒蔵や醤油の醸造蔵を考えてみてください。そこではいくら麹菌の胞子が浮遊していようとも、ごくまれな人（アレルギー反応を起こす）を除いては無害なのです。これらの仕事場では目に見えるといっても過言でないくらいの胞子が舞っていて、その数はおそらく１m^3中に10^5個以上になるでしょう。一方、建築や空調など住環境に関連する業界の方が健康への被害を心配している菌数のレベルは１m^3中にせいぜい10^3個程度なのです。

それで今回、生活環境内に生息するカビの病原度に関し、われわれの考えを述べ、日本医真菌学会が定めた「危険度分類表」と対比しながら、生活環境内に生息するカビの病原性のランクづけを試みました。なおこれはあくまで私案であり、今後生活環境内の「真菌の病原度」に関する公的な基準案の制定が必要となってくるでしょう。その際、多少なりとも、この「環境菌の病原性のランク付（病原度）」が参考になれば、と願っております。

1）真菌の病原度

通常、深在性真菌症では人から人、動物から人への直接感染は否定されており、輸入伝染病の対象からはずされています。しかし真菌は他の微生物と異なる独特な感染様式があり、その取り扱いには十分すぎるほどの注意が必要です。それは培養中に分生子（胞子）を産生し、これがわずかな空気の乱れで室内に飛散し、肺感染を起こすからです。そのため真菌によるバイオハザード（微生物災害）の対策はいかにして胞子の飛散を防ぐかにあるのです。1970年代から1980年代初期にかけて制定された日本の各施設の真菌の危険度分類表を見ると（**表III － 2**）、研究施設の研究目的に応じて、それぞれ特色があることが読み取れます。どの施設でもコクシジオイデス・イミチス *Coccidioides immitis* を class 3b にランクしていましたが、class 2b、3aにランクされる真菌は日本の各施設（感染研、医科研、国衛試、千大真核微研）ごとにそれぞれの研究対象に応じて異なっていました。

その一例を見てみると、予研、医科研の表ではブラストミセス・デルマティティディス *Blastomyces dermatitidis*、パラコクシジオイデス・ブラジリエンシス *Paracoccidioides brasiliensis* を class 2bに入れていますが、日本医真菌学会、千大真核微研では class 3aにランクしています。それはこれら真菌は日本の自然界に存在せず、かつ健康人に全身感染を引き起こし、死に至らしむる症例があるからです。また日本医真菌学会、千大真核微研では class 3aにペニシリウム・マルネッフェイ *Penicillium marneffei* を加えています。本菌種も日本には生息しておらず、免疫不全の患者（特に細胞性免疫能が低下して

表III－2　日本の各施設で制定された危険度分類表

予防衛生研究所	東京大学医科学研究所	国立衛生試験所	真核微研
Class 2b			
*Aspergillus parasiticus**	*Blastomyces dermatitidis*	*Aspergillus flavus*	*Cladosporium trichoides*
*Aspergillus flavus**	*Paracoccidioides brasiliensis*	*Aspergillus parasiticus**	*Cryptococcus neoformans*
*Aspergillus toxicarius**		*Aspergillus fumigatus***	*Fonsecaea pedrosoi*
Blastomyces dermatitidis		*Candida albicans***	*Sporothrix schenckii*
Cladosporium bantianum		*Ceratocystis stenoceras*	
Cladosporium carrionii		*Fonsecaea pedrosoi*	
Cryptococcus variety *neoformans*		*Exophiala dermatitidis*	
Cryptococcus neoformans variety *gattii*		*Sporothrix schenckii*	
Paracoccidioides brasiliensis			
Class 3a			
Histoplasma capsulatum variety *capsulatum*	*Cryptococcus neoformans*	*Blastomyces dermatitidis*	*Blastomyces dermatitidis*
Histoplasma capsulatum variety *duboisii*	*Histoplasma capsulatum*	*Cryptococcus neoformans*	*Histoplasma capsulatum*
Histoplasma farciminosum		*Emmonsia creacens*	*Histoplasma farciminosum*
		Histoplasma capsulatum	*Penicillium marneffei*
		Paracoccidioides brasiliensis	
Class 3b			
Coccidioides immitis		*Coccidioides immitis*	*Coccidioides immitis*

注：＊Aflatoxin強産生株　＊＊強毒株

いるエイズ患者や臓器移植患者など）に強い病原性を示し、致死的経過をたどる患者が多く、ヒストプラスマ・カプスラーツム *Histoplasma capsulatum* に匹敵する病原性を有するためです（最近佐野らのグループがヒストプラスマ･ファルシミノースム *Histoplasma farciminosum* が日本に生息していることを報告している)。一方医科研と国衛試ではクリプトコックス・ネオフォルマンス *Cryptococcus neoformans* を class 3aとしていますが、本菌は日本の自然界に生息していて、ハトの糞からよく分離され、また細胞性免疫不全の患者に発症しますが、ほとんどの健康人は感染後、すぐ回復していきます。それゆえ class 3aのランクは高過ぎ、実情に合わないと思われ、class 2bが妥当と思われます（class 3aにランクされると、実験施設が急に厳しく規制されてきます)。

また、国衛試ではカビ毒（マイコトキシン）産生株アスペルギルス・フラブス *Aspergillus flavus*、アスペルギルス・パラシティクス *Aspergillus parasiticus* を class 2bにランクしていましたが、危険度分類は実験者の危険性を予防するため、また周囲の人たちに感染を起こさぬための実験室内での取扱規定であることからより厳しい基準をとっていますが、日本医真菌学会、千大真核微研では、日本に生息するこれら菌種のアフラトキシン産生能、および感染性は低いため class 2aとしています。なお予研でもアスペルギルス･フラブス、アスペルギルス･パラシティクス、アスペルギルス・トキシカリウス *Aspergillus toxicarius* を class 2bとしていますが、同じ理由で class 2aが妥当と考えられます。さらに国衛試はカンジダ・アルビカンス *Candida albicans* の強毒株のみ class 2bとしていますが、何を基準にして強毒株としているのかについての記載はありません。カンジダ・アルビカンスは日和見真菌感染のなかで、最も高頻度で分離される原因菌であり、免疫不全患者などでは致死的経過をたどる例もあります。しかし、人の消化管内菌叢の一員であるため日本医真菌学会、千大真核微研の危険度分類表は class 2aにランクしています。

セラトチスティス・ステノセラス *Ceratocystis stenoceras* を予研（感染研)、国衛試はともに class 2bにランクしています。本菌は松に強い病原性を有し、以前人に感染を起こすスポロトリックス・シェンキイ *Sporothrix schenckii* との関連性が議論されていましたが、現在では異なる種と認識されていて、人に対する病原性という立場からみると、class 2aに該当します。

また国衛試ではエクソフィアラ・デルマティティディス *Exophiala dermatitidis* を class 2bとしています。この酵母は肝や脳に稀に感染することがありますが、生活環境のなかではお風呂の湯船をはじめとして水環境を好み、感染度も低く class 2aが妥当と思われます。

2）生活環境内に生息する真菌の危険度分類と著者らの「病原度」との相関性

ＷＨＯ、ＣＤＣ、感染研、国衛試、日本医真菌学会、千大真核微研による危険度分類は実験室内感染を予防するための実験および実験室設備の指針です。しかし今回著者らの目的は生活環境内の真菌（環境真菌）がどの程度人に対して病原性があるのか、そのランク付けを行なうことにあります。著者らは環境真菌を「病原度1～3」に分類し、病原度2は2aと2b、病原度3は3aと3bに細分化し、日本医真菌学会危険度分類表（以下危険度分類表と略す）とのすり合わせを行なっています。

病原度1：日本医真菌学会危険度分類表の class 1に相当。
病原度2a：日本医真菌学会危険度分類表の class 2aに相当
　同　2b：日本医真菌学会危険度分類表の class 2bに相当

病原度３a：日本医真菌学会危険度分類表の class ３aに相当
同　３b：日本医真菌学会危険度分類表の class ３bに相当

以下各病原度の基準を述べていきます。ランクの基準はおもに感染の強弱とアレルゲンになりうるかを基準にして、カビ毒産生能については参考程度にとどめています（強毒なカビ毒を産生する菌種は沖縄地域を除くと、日本では生息していません。またカビ毒には穀物、ナッツなどが長期間汚染されなければ産生されてこないからです）。

病原度１：今まで病巣から分離されたことのない真菌およびごく稀に病巣より分離されたことのある真菌。通常病原性はない。**「問題なし」**

病原度2a：生活環境内でかなりの頻度で分離されていて、免疫不全患者にのみ感染し（日和見真菌感染）、稀に深在性感染を起こすこともある真菌。また容易に感染するも表皮（爪、毛髪を含む）にとどまる真菌。**「ほとんど問題なし」**

病原度2b：生活環境内でかなり頻繁に分離され、おもに免疫不全の患者に感染し、かなり重篤な病状を起こし、稀に健康人にも感染し深在性病巣を起こす真菌。またアレルゲンとして確定されている真菌。**「抵抗力減退患者では要注意」**

病原度3a：日本に存在しない真菌（輸入真菌、コクシジオイデス・イミチス *Coccidioides immitis* を除く）で免疫不全患者のみならず健康人にも感染し重篤な症状を呈し、死亡例も少なくない真菌。**「要注意」**

病原度３b：輸入真菌で病原性はきわめて強く、健康人にも容易に感染し、致死的経過を引き起こす真菌（例：コクシジオイデス・イミチス *Coccidioides immitis* のみ）。**「厳重な注意が必要」**

通常、われわれが日常的に接する真菌は「病原度１」と「病原度２a、２b」までのものです。なお白癬菌（水虫菌）のように感染性は高くても表皮にのみ感染を起こす真菌は生命に関係がないため、病原性は２aにランクしてあります。

3）真菌とバイオハザード

ここでバイオハザード biohazards（微生物災害）について述べてみます。

これまでに知られている真菌のなかで、バイオハザード（微生物災害）の対象となる真菌はコクシジオイデス・イミチス *Coccidioides immitis*、ブラストミセス・デルマティティディス *Blastomyces dermatitidis*、ヒストプラスマ・カプスラーツム *Histoplasma capsulatum*、パラコクシジオイデス・ブラジリエンシス *Paracoccidioides brasiliensis*、ペニシリウム・マルネッフェイ *Penicillium marneffei* の５菌種です。これらの真菌のなかで特にコクシジオイデス・イミチスの取り扱いには厳重な注意が必要です。

コクシジオイデス症 coccidioidomycosis が細菌、ウィルスなどによる「輸入伝染病」と異なる興味深い点は汚染地域から遠く離れたところに住み、かつ汚染地域を旅行したこともなく、汚染地域から来た旅行者に接触したことのない人に、稀に発症することです。綿花を扱う工場の従業員に発症することが多く、汚染地域で生産された綿花に付着していた分節型分生子 arthroconidium を吸入したことによる発症とされています。コクシジオイデス・イミチスは class ３b にランクされていて、全身感染を起こした患者の約半数が死の転機をとると記載されています。本症が発症した場合、医師や看護師よりも培養された菌を取り扱わねばならない検査室の人たちが危険にさらされます。糸状菌の発育しているプレートの蓋を不用意に開けただけで、分節型分生子は空中に舞い上がり室内を汚染してしまうのです。米国では過去に２００人近い研究者および臨床検査技師がこのような不注意で実験室内感染を経験し、少なからぬ死亡例を経験しているのです（最近われわれの身近にも実験室内感染を起こし、一命をとりとめた例を経験しています）。

４）各臓器から分離される真菌種

以上真菌の「危険度分類」および「病原度」について述べてきました。では実際、患者から過去にどのような真菌種が分離されてきたのか、また真菌の病原性を理解するうえで、どの臓器から分離されたかを知ることはきわめて重要で、また分離菌を同定するうえでも貴重な情報となります。各臓器（皮膚、毛髪、爪などの表在部位も含む）から分離された真菌のリストは「付録」として最終章に記載してあります。

本章の参考文献

１．岩田和夫：微生物によるバイオハザード　—その問題点と対策—、真菌と真菌症 23: 1 ～ 16, 1982
２．Center for Disease Control, Office of Biosafety: *Classification of Etiologic Agents on the Basis of Hazards*, 5th ed., 1977
３．CDC / NIH: *Biosafety in Microbiological and Biomedical Laboratories*, 4th ed. The Center for Disease Control / National Institute of Health, Washington D.C., U.S Government Printing Office, 1999
４．WHO: Laboratory Biosafety Manual, World Health Organization Geneva, 1983
５．国立感染症研究所：国立感染症研究所病原体等安全管理規定、国立感染症研究所、2005
６．学術会議特定研究領域推進分科会、バイオサイエンス分科会：大学における研究用微生物安全管理マニュアル（案）、平成 10 年文学助第 287 号
７．厚生省：感染症の予防及び感染症の患者に対する医療に関する法律、平成 10 年　法律第 114 号
８．篠田純男（分担）：微生物の危険性と取扱（渡邊　信、他５名　編集、微生物の事典）、526 ～ 537、朝倉書店（東京）、2009
９．国立予防衛生研究所：病原体等安全管理規定、国立予防衛生研究所、1981
１０．宮治　誠　他：真菌の危険度分類、真菌誌 34 ；220 ～ 229、1993

Ⅳ. おもな環境真菌

この章では、生活環境下で見出されるおもな真菌（環境菌）の菌学、生態、病原性について述べます（菌名はアイウエオ順)。

なお、菌の観察には特に記載がないかぎり「１％ブドウ糖添加ジャガイモ寒天培地(PDA)」が使用されています。

1．アウレオバシジウム・プルランス
Aureobasidium pullulans (de Bary) Arnaud, 1910

【生態】 生活環境内に普遍的に存在し、湿気を好み、しばしば汚染菌として分離される。

【集落の形態】 発育は速く、集落の表面は扁平、ときにしわがよる。しばしば湿潤し、ピンクがかった灰白色の粘液が付着する。菌糸は初め灰白色、次第に黄色からピンク色、後に褐色から黒色になる。

【顕微鏡的所見】 若い菌糸は無色、次第に褐色調を増し、太く、多隔壁性になり、濃褐色の厚膜胞子 clamydospore の連鎖に似る。分生子 conidium は菌糸側壁の小突起より産生される。楕円形で１細胞性、色は無色から淡褐色で、大きさは４～６ x ２～３μm である。

【病原性】 稀に皮膚、角膜、内臓に病変を起こす。最近腎不全患者の透析治療の際の腹膜還流液中から分

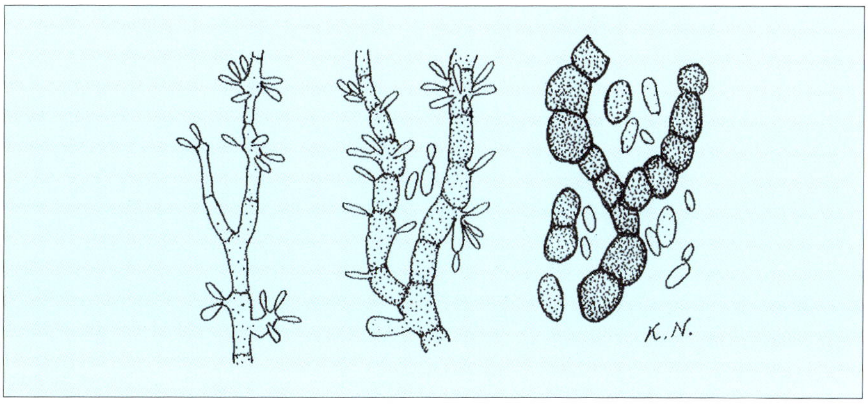

図Ⅳ－１　アウレオバシジウム・プルランス *Aureobasidium pullulans* の模式図

離され始めている。

【危険度】 日本医真菌学会の「危険度分類表」では **class** 1、環境菌でのランクは「病原度 1」

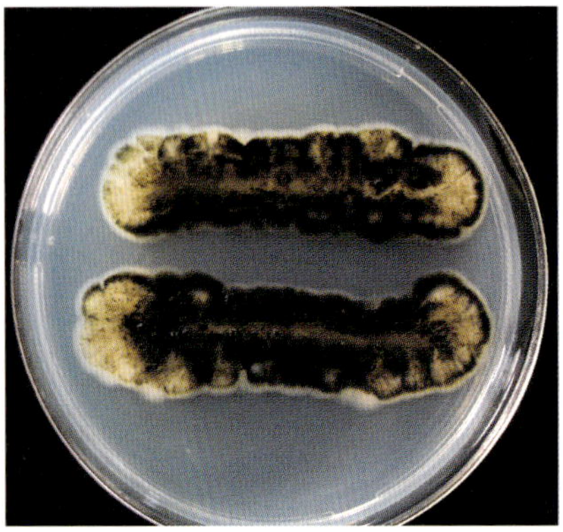

写真 IV－1－1　アウレオバシジウム・プルランス *Aureobasidium pullulans* の集落　PDA、25℃、7日間培養

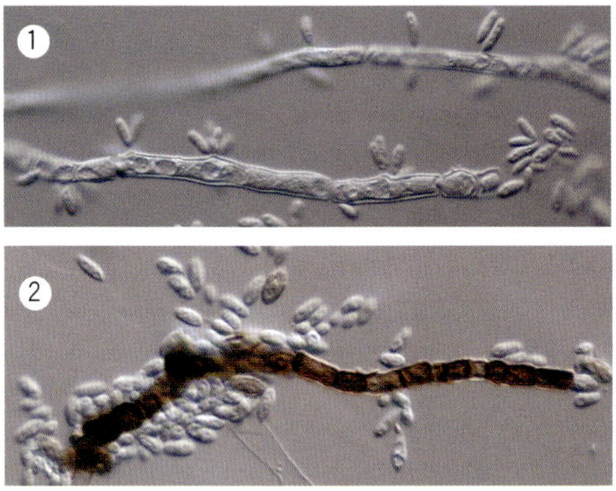

写真 IV－1－2　アウレオバシジウム・プルランス *Aureobasidium pullulans* の分生子　ラクトフェノール、x 400　培養が進むにつれ、菌糸は褐色調を帯びてくる

2．アクレモニウム
Acremonium Link ex Fries 1921

【生態】 世界中いたるところに生息する土壌および空中真菌。

【集落の形態】 発育は速く、集落は扁平で、ときに中央部が隆起する。ビロード状から湿潤、膜様で、色調は白色、灰色または桃色および橙色、しばしば縄状の菌糸束 mycerial strand を形成する。

【顕微鏡的所見】 分生子 conidium（胞子）はフィアライド phialide から産生される。フィアライドは無色で先細りする円筒形、菌糸および菌糸束の先端から直立している。

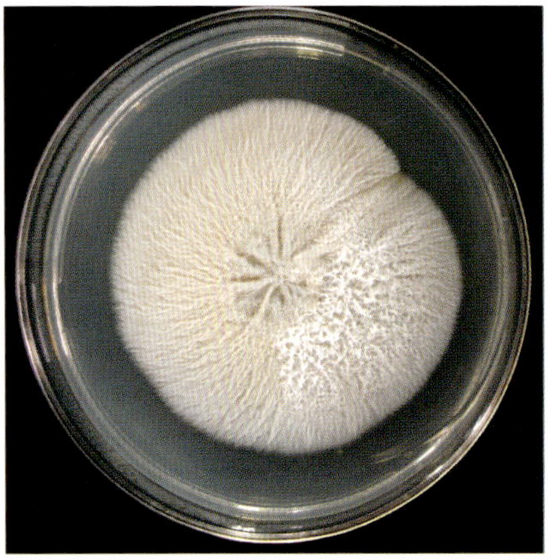

写真 IV－2－1　アクレモニウム・キリエンセ *Acremonium kiliense* の集落　PDA、25℃、20日間培養

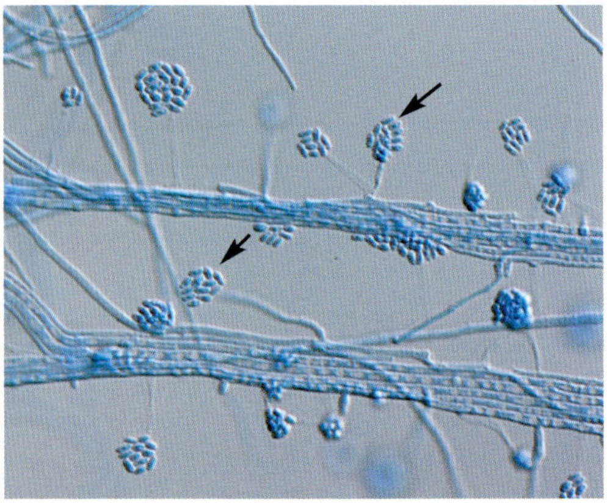

写真 IV－2－2　アクレモニウム・キリエンセ *Acremonium kiliense* の分生子（矢印）　ラクトフェノールコトンブルー、x 600

分生子は無色で球形から円筒形、通常1細胞性で、ときに2細胞性のものもある。表面平滑で大きさは3.2～7x 0.9～2.5 μm フィアライドの先端に粘膜に包まれてダンゴ状に集塊するが、ときに脆い連鎖を形成することもある。大分生子 macroconidium を産生しない点でフサリウム *Fusarium* と鑑別できる。

【病原性】 ほとんどの菌種は病原性はないか弱い。アクレモニウム・ファルシフォルメ *Acremonium falciforme*、アクレモニウム・キリエンセ *Acremonium kiliense*、アクレモニウム・レシフェイ *Acremonium recifei*、アクレモニウム・ロセオグリセウム *Acremonium roseogriseum* が足菌腫 mycetoma および角膜真菌症 keratomycosis から分離されている。中温菌で乾燥に強い。

【危険度】日本医真菌学会の「危険度分類表」では class 1、環境菌でのランクは「病原度1」

3. アスペルギルス
Aspergillus Micheli ex Link 1809

【生態】 世界中の土壌、空中、貯蔵穀物などから高頻度で分離され、ペニシリウム *Penicillium* と並んで最も普遍的な真菌である。多くの菌種（150種以上）が記載されている。

【集落の形態】 アスペルギルスはチャペック・ドックス寒天培地 Czapek-Dox solution agar 上の集落の所見に基づいて分類されているが、通常の培養には1％ブドウ糖添加ジャガイモ寒天培地が簡便で、分生子 conidium 産生能もよい。初期の集落は白色フェルト状で、分生子を産生するにつれ、種特有の色調を帯びてくる。なお菌種によっては灰白色、褐色あるいは黒色などの菌核 sclerotium を形成する。アスペルギルスは中温菌で乾燥に強く、アスペルギルス・ベルシコロール *Aspergillus versicolor* 群を除けば37℃でよく発育する（そのため日和見真菌感染 opportunistic fungal infection の原因菌になることが多い）。多くは40℃前後まで発育し、特にアスペルギルス・フミガーツス *Aspergillus fumigatus* は58～60℃、アスペルギルス・ニガー *Aspergillus niger* は48℃くらいまでの高温下でも発育する。

【顕微鏡的所見】 菌糸は無色、隔壁を有し、分枝していく。それとともに菌糸側壁より分生子柄 conidiophore が空中に向かって伸び、その先端はフラスコ状、亜球形状あるいは球状に肥大し、頂嚢 vesicle となる。分生子柄の基部は逆T字あるいはL字形で、菌糸に組み込まれた部分を足細胞 foot cell と呼んでいる。頂嚢の表面にはフィアライド phialide と呼ばれる小瓶形あるいはフラスコ状の分生子形成細胞がぎっしりと並ぶ。菌種によっては頂嚢の表面にまずメツラ metula と呼ばれる円筒形の細胞ができ、その先端よりフィアライドが形成される。すなわち頂嚢上にメツラとフィアライドという2段からなる分生子産生装置が観察される。これら2段の装置は複列性 biseriate と呼ばれ、一方先に述べた1段のみのフィアライドで被われているものは単列性 uniseriate と呼ばれている。これら分生子形成装置はアスペルギラ aspergilla とも呼ばれ、単列性か、複列性かはアスペルギルス属分類の大きな鍵となる（図 **IV** − 2）。

フィアライドの先端開口部からは次々と分生子が産生され、分生子の連鎖を形成し（この場合連鎖の先端の分生子が最も古く、基底部のものが最も若く、このような分生子の連鎖は求基的分生子連鎖 basipetal conidial chain と呼ばれている）、全体として分生子頭 conidial head と呼ばれている。この分生子頭の形態は各菌種によりそれぞれ特徴がある。

【病原性】 日和見真菌症の病原菌としてアスペルギルス・フミガーツス *Aspergillus fumigatus* は最も重

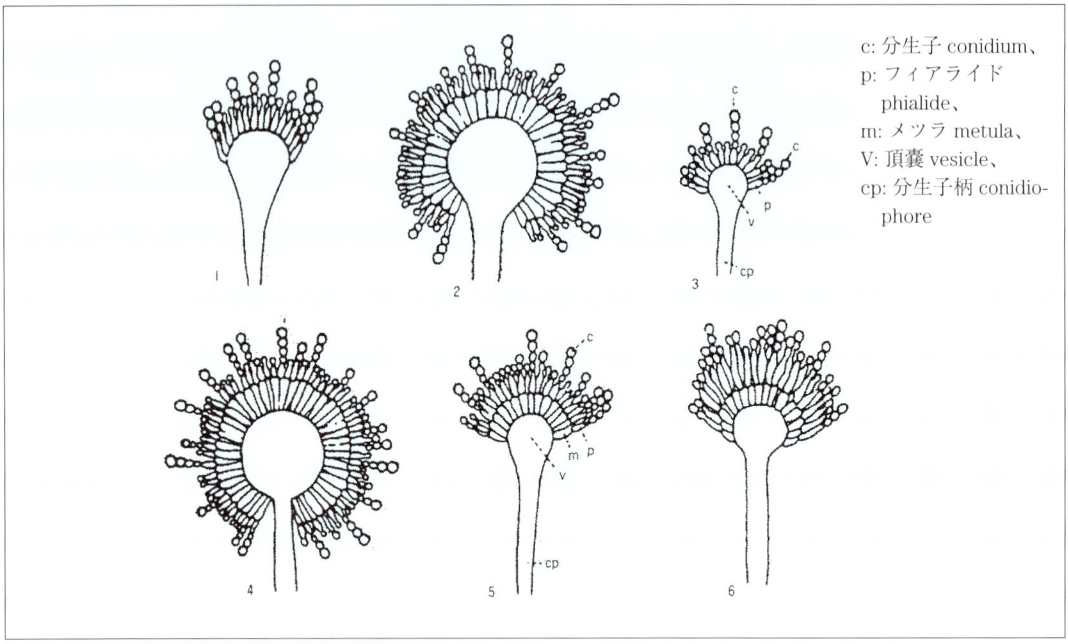

図 IV － 2　病原性を示す各アスペルギルス *Aspergillus* の模式図
1．アスペルギルス・フミガーツス *Aspergillus fumigatus*: 頂嚢は半球形あるいはフラスコ形、分生子形成装置はフィアライドのみ、頂嚢の上半分を被う。
2・3．アスペルギルス・フラブス *Aspergillus flavus*: 頂嚢は球形あるいは亜球形、メツラとフィアライドが頂嚢のほぼ全体を被う。
4．アスペルギルス・ニガー *Aspergillus niger*: 頂嚢は球形あるいは亜球形、メツラとフィアライドが頂嚢の全体を被う。
5．アスペルギルス・ニドゥランス *Aspergillus nidulans*: 頂嚢はフラスコ形、メツラとフィアライドが頂嚢の上半分を被う。
6．アスペルギルス・テルレウス *Aspergillusu terreus*: 頂嚢は亜球形、メツラとフィアライドが頂嚢の上２／３を被う。

要である。その他アスペルギルス・ニガー *Aspergillus niger*、アスペルギルス・フラブス *Aspergillus flavus*、アスペルギルス・ニドゥランス *Aspergillus nidulans*、アスペルギルス・テルレウス *Aspergillus terreus* が病巣から分離されている。また、アスペルギルス属はカビ毒を生産する菌種が多く含まれ、アスペルギルス・フラブス、アスペルギルス・パラシティクス *Aspergillus parasiticus* が発癌カビ毒アフラトキシン aflatoxin の生産菌種として有名である。一方、アスペルギルス属は醸造に必要な有用菌種アスペルギルス・オリザエ *Aspergillus oryzae* を含む産業上重要な菌群である。

1）アスペルギルス・オリザエ
Aspergillus oryzae (Ahlburg) Cohn 1884

【顕微鏡的所見】発育は速く、色調は淡緑黄色、後に褐色を帯びる。分生子柄は無色で壁は粗ぞう。頂嚢 vesicle は亜球形、フィアライド phialide は単列または複列。分生子 conidium は球形あるいは亜球形、直径 4.5～ 8 μm で、表面は平滑状あるいは微細な粗面を呈する。アスペルギルス・フラブスとの鑑別はしばしば困難である。味噌、醤油、日本酒などの醸造に関係する。日本には感染の報告はない。アフラトキシン生産に関与する遺伝子をもつが、遺伝子は機能していないと考えられている。

【危険度】日本医真菌学会の「危険度分類表」では class 1、環境菌でのランクは「病原性 1」

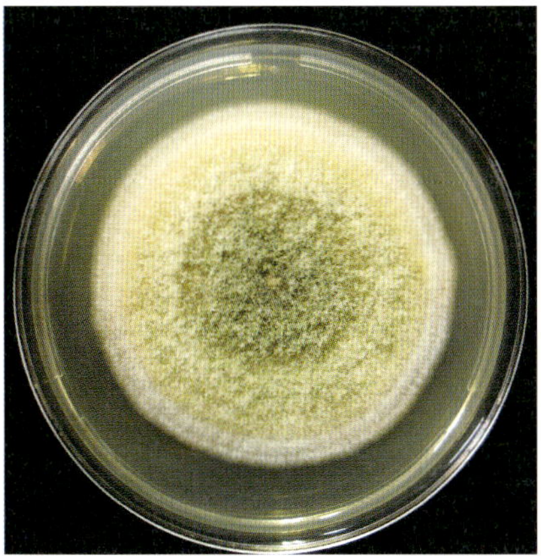

写真 IV－3－1　アスペルギスル・オリザエ *Aspergillus oryzae* の集落　PDA、25℃、10日間培養

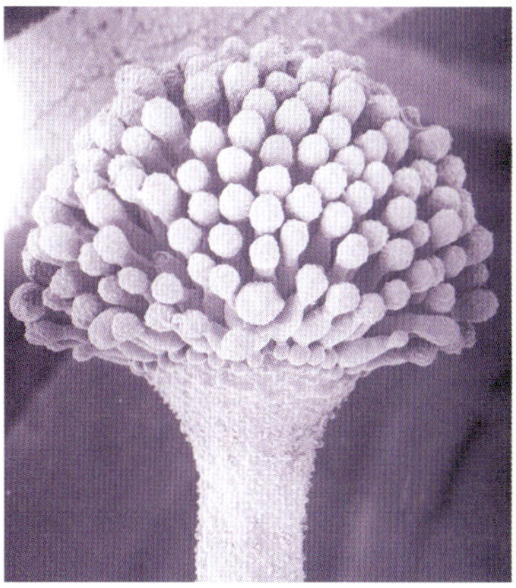

写真 IV－3－2　アスペルギスル・オリザエ *Aspergillus oryzae* 走査型電子顕微鏡像（提供：千葉大学真菌医学研究センター矢口貴志博士）

2）アスペルギルス・テルレウス

Aspergillus terreus Thom, 1918

【集落の形態】 発育は速く、ビロード状から綿毛状、表面は扁平か放射状の溝が見受けられる。色調はシナモン色、黄褐色から褐色である。一部の分離株は琥珀色の浸出液を分泌する。

【顕微鏡的所見】 分生子柄 conidiophore は無色で壁は平滑、ドーム形の頂嚢 vesicle を形成する。フィアライドはフラスコ形、複列で、頂嚢 vesicle の大部分を被う。分生子 conidium は1細胞性、球形からやや楕円形、表面平滑で 1.8～2.4 μm である。分生子頭は長く、緻密な円柱を形成する。

【病原性】 外耳道炎、角膜真菌症 keratomycosis の原因菌となる。なお、最近、肺真菌症からも分離されるようになった。また、本菌種が抗真菌剤に抵抗性である点で注目されている。

【危険度】 日本医真菌学会の「危険度分類表」では class 2a **、環境菌でのランクは「病原度1」**

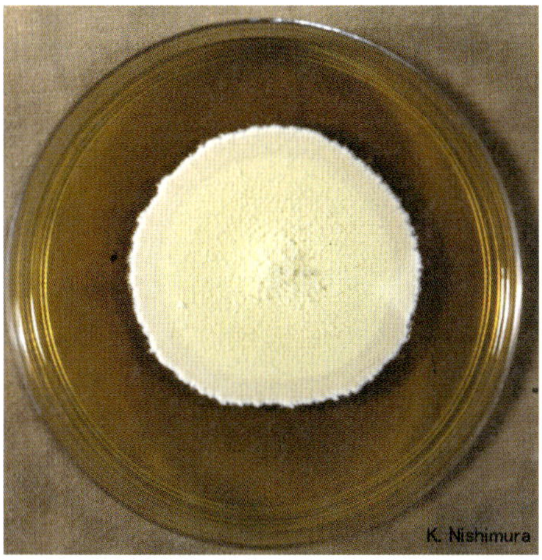

写真 IV－4－1　アスペルギルス・テルレウス *Aspergillus terreus* の集落　PDA、25℃、14日間培養

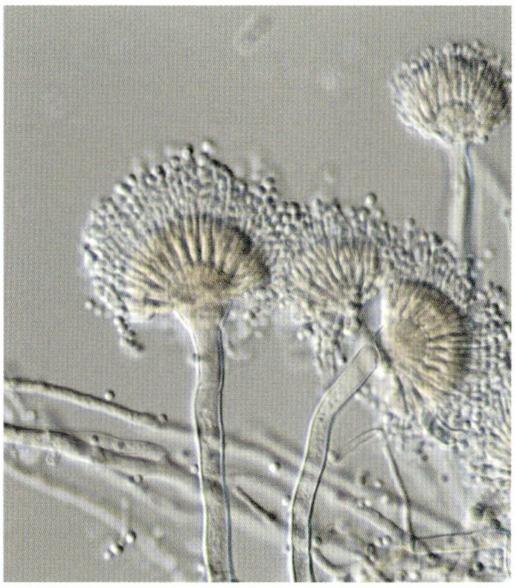

写真 IV－4－2　アスペルギルス・テルレウス *Aspergillus terreus* の分生子　ラクトフェノール、x 200

3）アスペルギルス・ニガー

Aspergillus niger van Tieghem, 1867

【生態】土壌真菌で、普遍的に生息している。泡盛（焼酎）の醸造菌種。

【集落の形態】発育は速く、黒色となる。

【顕微鏡的所見】発育は速い。初め白色で次第に黒炭色となる。分生子柄 conidiophore の表面は平滑、壁は厚く、無色あるいは褐色を呈する。大きな球形の頂嚢 vesicle を形成する。アスペルギラ aspergilla は複列性、フィアライド phialide はフラスコ形で、頂嚢全体を被う。なおメツラ metula は大きく、フィアライドはかなり小さい。分生子 conidium は1細胞性で球形、壁は厚く表面粗ぞうあるいは棘状、直径4～5μmである。走査型電子顕微鏡では表面に短い‘うね’をもつ。分生子頭は放射状、古くなるとしばしば2個以上の緩い円柱へと割れていく。

【病原性】稀ではあるが表在性および深在性真菌症の原因菌となる。

【危険度】日本医真菌学会の「危険度分類表」では class 1、環境菌でのランクは「病原性1」

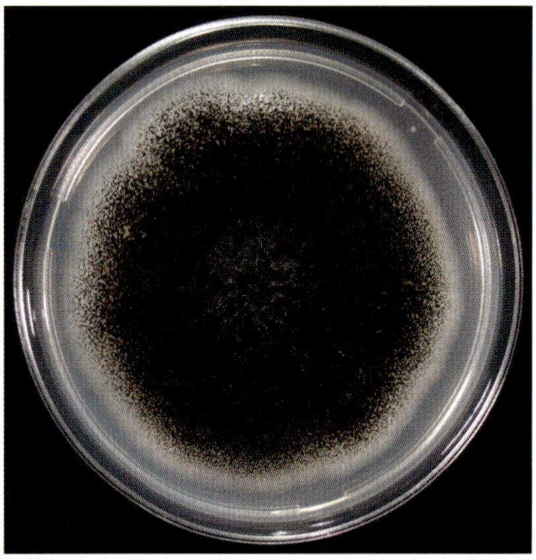

写真IV－5－1 アスペルギルス・ニガー *Aspergillus niger* の集落 PDA、25℃、14日間培養

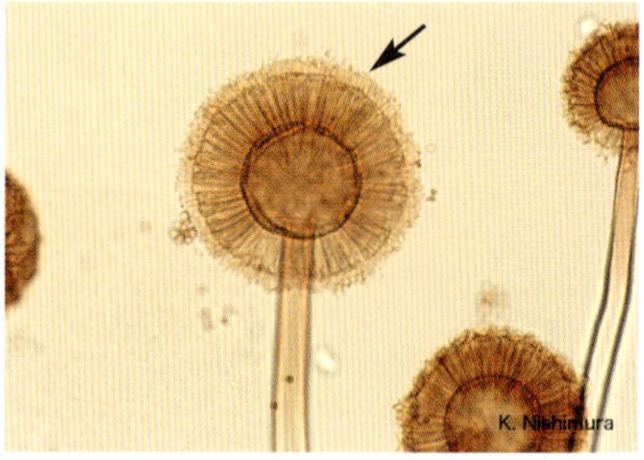

写真IV－5－2 アスペルギルス・ニガー *Aspergillus niger* の分生子 ラクトフェノール、x 200、矢印は小型のフィアライドを示す

4）アスペルギルス・ニドゥランス

Aspergillus nidulans Winter, 1884

【集落の形態】発育は中等度。集落はビロード状から綿毛状、暗緑色の色調を呈する。閉子嚢殻 cleistothecium が多く産生される菌株は黄色を帯びる。

【顕微鏡的所見】分生子柄 conidiophore は波状で表面は平滑、黄褐色の半球状の頂嚢 vesicle を形成する。フィアライド phialide はフラスコ形、複列で頂嚢の上半分を被う。分生子 conidium は球形で1細胞性、壁は粗ぞう、3～3.5μm である。

緑色の分生子頭は短い円柱、閉子嚢殻が豊富に形成される。子嚢胞子 ascospore は赤色、レンズ状、赤道部に2つの帯状隆起がある。この状態はテレオモルフで teleomorph で、エメリセラ・ニドゥランス *Emericella nidulans* と呼ばれる。

【病原性】外耳道真菌症の原因菌である。

【危険度】日本医真菌学会の「危険度分類表」では class 2a、環境菌でのランクは「病原度1」

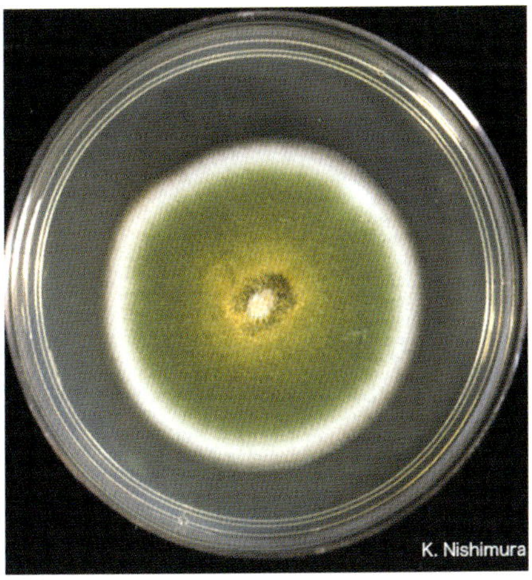

写真 IV－6－1　アスペルギルス・ニドゥランス *Aspergillus nidulans* の集落　PDA、25℃、10日間培養　中心の黄色部に閉子嚢殻が形成されている

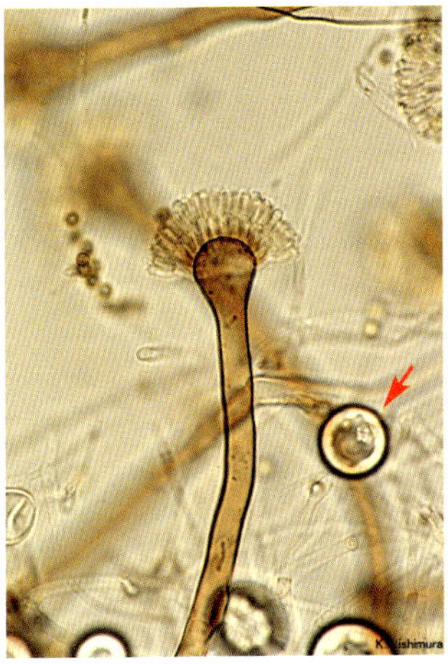

写真 IV－6－2　アスペルギルス・ニドゥランス *Aspergillus nidulans* のアスペルギラ（複列性）　ラクトフェノール、x 200、（矢印はヒュレ細胞を示す）

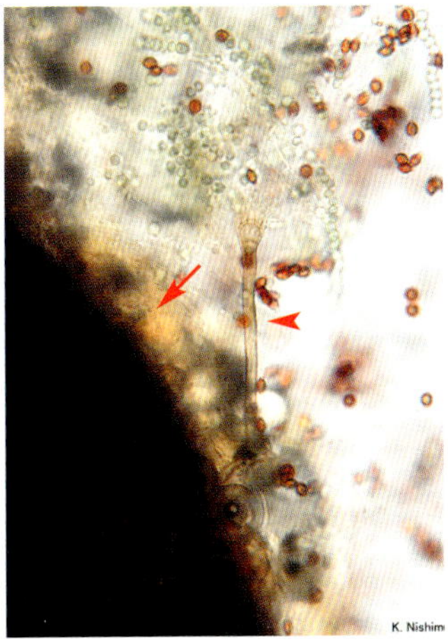

写真 IV－6－3　アスペルギルス・ニドゥランス *Aspergillus nidulans* の閉子嚢殻（矢印）　赤：子嚢胞子、緑：分生子、褐色：分生子柄（矢頭）

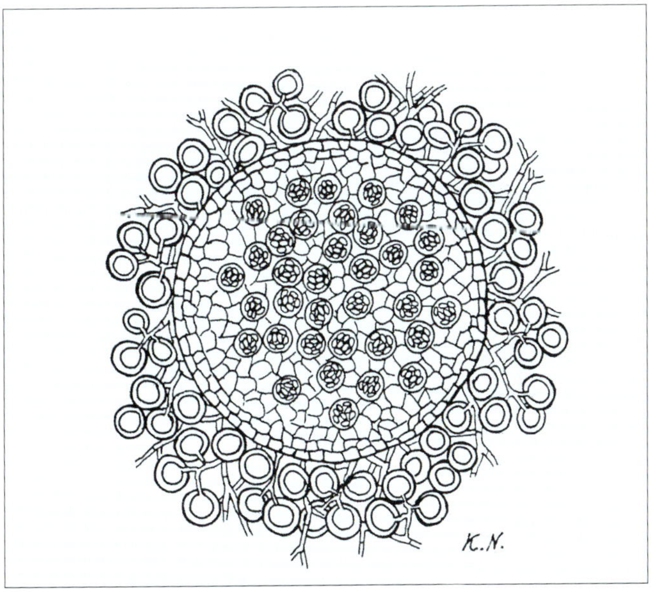

図 IV－3　エメリセラ・ニドゥランス *Emericella nidulans*（*Aspergillus nidulans* のテレオモルフ）閉子嚢殻の模式図　閉子嚢殻内の子嚢は実際はもっと小さく、数も多い。周囲の大型、厚壁の球状細胞は袋細胞（ヒュレ）Hulle cell である

5）アスペルギルス・パラシティクス

Aspergillus parasiticus Soeare 1912

【生態】土壌真菌で普遍的に生息している。

【集落の形態】発育は比較的速く、濃緑色を呈する。

【顕微鏡的所見】発育は速く、無色、壁は粗ぞうである。頂嚢 vesicle は亜球形。フィアライド phialide は無色あるいは淡緑色で 7～9 x 3～4 μm、単列性である。分生子 conidium は球形で直径3.5～5.5 μm、緑色から黄緑色、表面は粗ぞうである。

【病原性】アスペルギルス・フラブス *Aspergillus flavus* の近縁菌種で、アフラトキシン aflatoxin 産生菌として知られている。感染例の報告（病原性）はない。

【危険度】日本医真菌学会の「危険度分類表」には無し、環境菌でのランクは「病原度2a」。

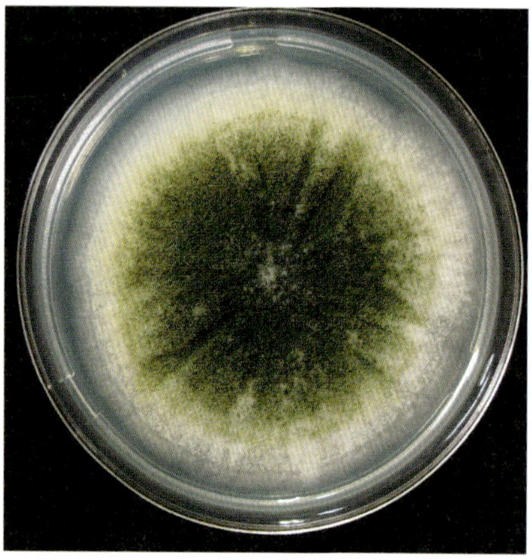

写真Ⅳ－7－1 アスペルギルス・パラシティクス *Aspergillus parasiticus* の集落 PDA、25℃、9日間培養

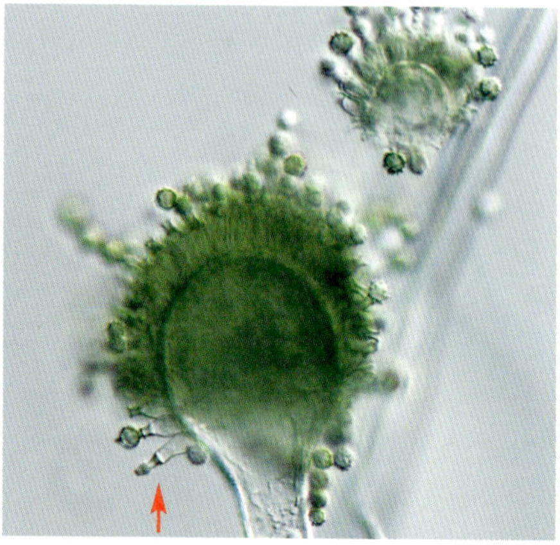

写真Ⅳ－7－2 アスペルギルス・パラシティクス *Aspergillus parasiticus* の分生子 ラクトフェノール、x400、矢印はフィアライド

6）アスペルギルス・フミガーツス

Aspergillus fumigatus Fresenius, 1863

【生態】土壌真菌で普遍的に生息している。

【集落の形態】発育は速く、ビロード状から綿毛状、初めは白色で、次第に緑色となり、濃い青緑色、灰緑色に変わる。45℃でも発育する。

【顕微鏡的所見】分生子柄 conidiophore の壁は薄く、表面は平滑で、先端に半球形の頂嚢（ちょうのう） vesicle を形成する。フィアライド phialide はフラスコ形、単列で頂嚢の上半分を被う。緑色に着色し、6~8 x 2~3 μm。分生子 conidium は1細胞性、球形または亜球形で壁は薄く、表面は棘状を呈し、2～3.5 μm である。分生子頭は単一の緻密な円柱となる。

【病原性】免疫不全症の患者の肺、皮膚にかなりの頻度で感染し、致死的経過をたどる例も多い。なお感

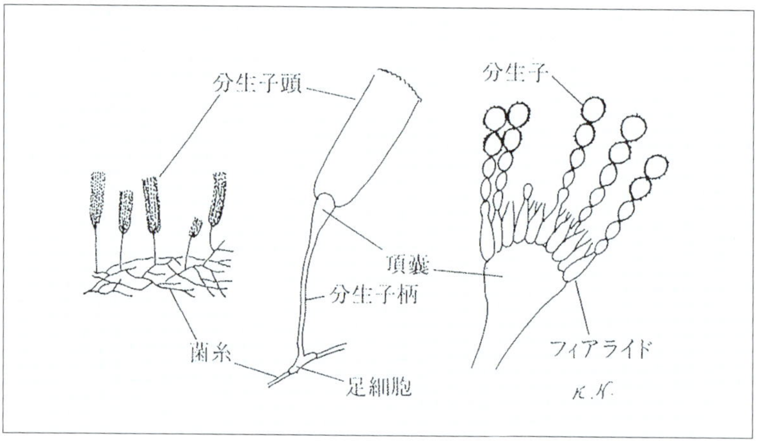

図Ⅳ－4 アスペルギルス・フミガーツス *Aspergillus fumigatus* の模式図

染臓器については「新興真菌」および付録1「各臓器から分離される真菌」を参照のこと。

【危険度】日本医真菌学会の「危険度分類表」ではclass 2a、環境菌でのランクは「病原度2a」

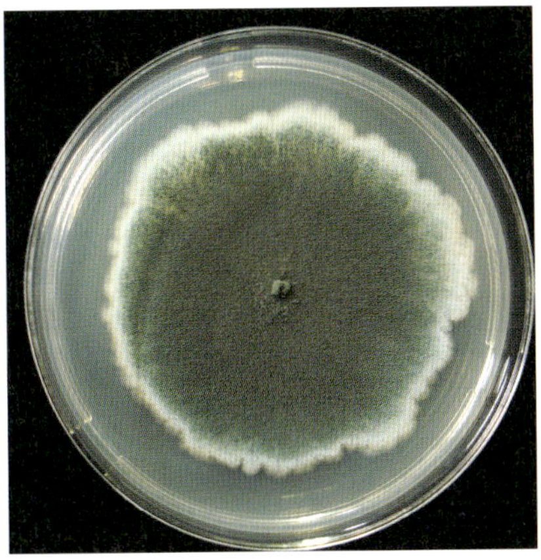

写真 IV－8－1 アスペルギルス・フミガーツス *Aspergillus fumigatus* の集落 PDA、25℃、10日間培養

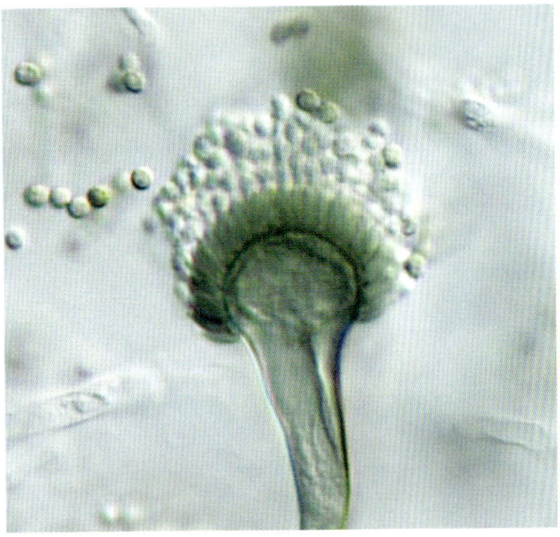

写真 IV－8－2 アスペルギルス・フミガーツス *Aspergillus fumigatus* の頂嚢、フィアライドおよび分生子 ラクトフェノール、x 400

7）アスペルギルス・フラブス

Aspergillus flavus Link ex Link, 1824

【生態】土壌真菌で普遍的に生息している。熱帯地方の菌株には発癌性カビ毒アフラトキシン aflatoxin 生産性があるものが含まれる。

【集落の形態】発育は一般的に速い。ジャガイモ寒天培地上で羊毛状から綿毛状、ときに放射状の溝ができる。初めは黄色で培養が進むと濃黄緑色あるいは青緑色に変わる。一部菌種では菌核 sclerotium が認められる。

【顕微鏡的所見】分生子柄 conidiophore の壁は厚く、無色で表面は粗ぞうである。先端部に亜球形または球形の頂嚢 vesicle を形成する。頂嚢の表面は単列あるいは複列のフラスコ形のフィアライド phialide で

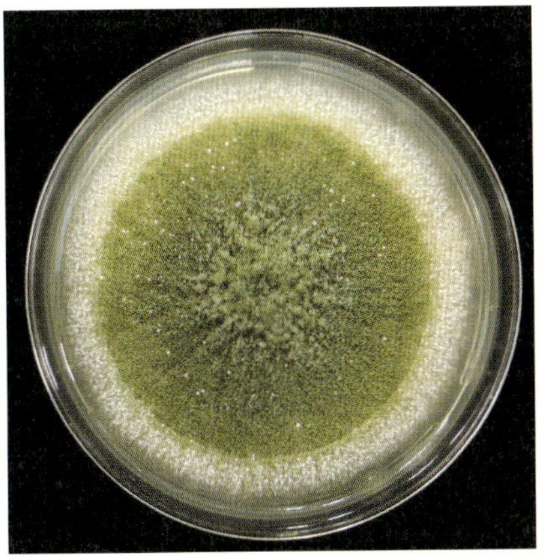

写真 IV－9－1 アスペルギルス・フラブス *Aspergillus flavus* の集落 PDA、25℃、11日間培養

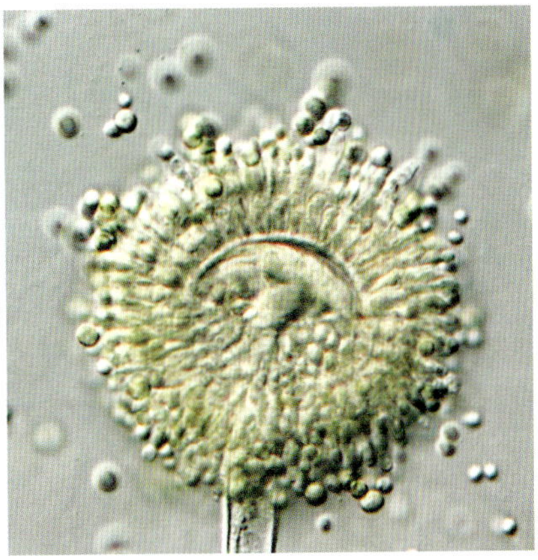

写真 IV－9－2 アスペルギルス・フラブス *Aspergillus flavus* の分生子形成装置（複列性） ラクトフェノール、x 400

被われている。フィアライドは6〜10x 4 x 5.5 μm、メツラ metula は6.5〜10x 3〜5 μm。分生子 conidium は1細胞性、球形から亜球形で表面は棘状、大きさは3〜6 μm である。分生子頭 conidial head は放射状、やがて数個の輪郭が不明瞭な円柱形の束となる。

【病原性】 肺の菌球症、アレルギー性気管支肺真菌症の原因になるが、特に免疫不全患者では侵襲性肺真菌症、他内臓真菌症、皮下組織の真菌症も知られている。

【危険度】日本医真菌学会の危険度分類では class 2a、環境菌でのランクでは「病原度2a」

8）アスペルギルス・ベルシコロール

Aspergillus versicolor (Vuill.) Tiraboschi 1908

【生態】 世界的に環境に広く高頻度に分布。特に空中に浮遊のアスペルギルスのなかでは最も多い菌種であり、他に土壌、貯蔵穀類、豆類、乾燥食品類、ハウスダスト、生活用品類から検出される。カビ毒（ステリグマトシスチン sterigmatocystin）を生産する。

【集落の形態】 発育はアスペルギルス属のなかでは遅い方で、初め白色フエルト状，中心から黄緑色から青緑色になる。

【顕微鏡的所見】 分生子柄 conidiophore は無色、壁は平滑、頂嚢 vesicle は縦に長い楕円形、やや小型、分生子形成装置は複列性、フィアライド phialide は5〜7.5 x 2〜2.5 μm、メツラ metula は5.5〜8 x 3 μm、分生子 conidium は球形、表面は細かい棘状、直径2〜3 μ m。

【病原性】 ない。

【危険度】日本医真菌学会の危険度分類では class 1、環境菌のランクでは「病原度1」

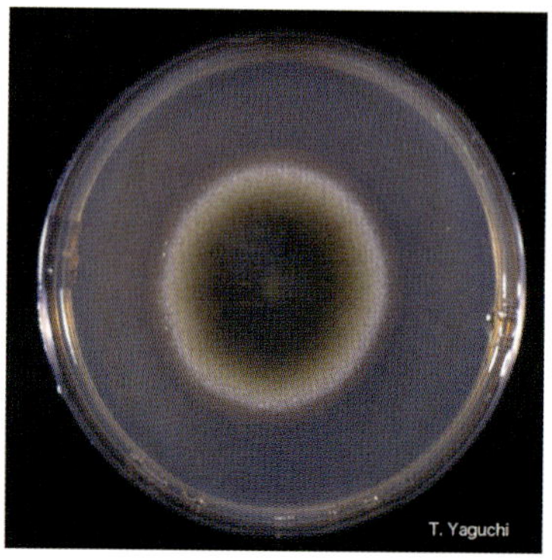

写真 IV － 10 － 1　アスペルギルス・ベルシコロール *Aspergillus versicolor* の集落　麦芽エキス寒天培地（MEA）、25℃、14日培養（提供：千葉大学真菌医学研究センター矢口貴志博士）

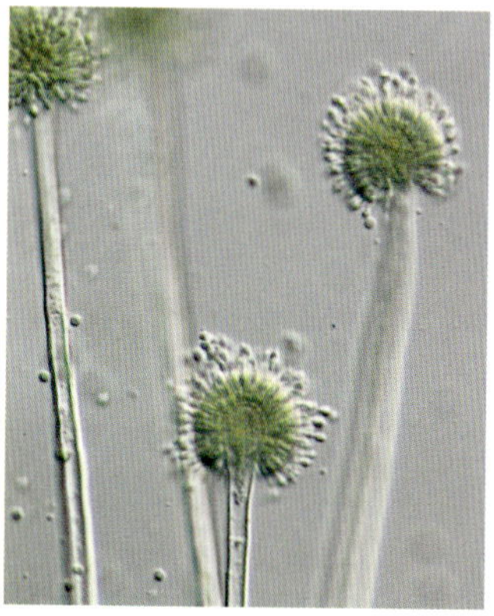

写真 IV － 10 － 2　アスペルギルス・ベルシコロール *Aspergillus versicolor* ラクトフェノール、x 400

4．アルテルナリア

Alternaria Nees ex Fries 1821

【生態】 世界中いたるところに生息する土壌および空中真菌。

【集落の形態】 アルテルナリアの発育は速く、集落表面は羊毛状から綿毛状、色調は初め灰白色、次第に緑褐色、黄褐色から黒褐色に変化していく。

【顕微鏡的所見】 菌糸から濃褐色の分生子柄 conidiophore が伸び、その先端に小さな穴が開いて特徴あるポロ型分生子 poroconidium を産生する（アルテルナリア・アルテルナータ *Alternaria alternata*、アルテルナリア・テヌイッシマ *Alternaria tenuissima* の項参照）。

【病原性】 黒色真菌群 dematiaceous fungi（集落が黒あるいは黒褐色の菌群）の１菌属で主としてアルテルナリア・アルテルナータが、また少数ではあるがアルテルナリア・テヌイッシマが病原菌として分離されている。いずれも抵抗力の減弱した患者（免疫不全患者）の皮膚、皮下組織に感染する。その他稀ではあるがアルテルナリア・チャルタルム *Alternaria chartarum*、アルテルナリア・ディアンチコラ *Alternaria dianthicola*、アルテルナリア・インフェクトリア *Alternaria infectoria*、アルテルナリア・ステムフィリオイデス *Alternaria stemphylioides* などが分離されている。またアルテルナリアは喘息などのアレルギー性疾患の原因菌として重要である。

１）アルテルナリア・アルテルナータ

Alternaria alternata (Fries) Keissler 1912

【生態】 世界中に広く分布している。

【集落の形態】 発育は速い。集落は初め羊毛状から綿毛状で灰白色、次第にオリーブ褐色、黒褐色へと変化していく。

【顕微鏡的所見】 分生子柄 conidiospore は濃褐色、隔壁が多く、ときには分枝したり、ジグザグと曲がったりする。先端に１個または数個の孔があり、濃褐色の大きい分生子 conidium を産生する。分生子は長く、倒棍棒状、倒洋梨状、ときには卵形または楕円形で、表面は粗ぞうである。大きさは２０～６７x ９～１８μmとなり、縦、横、斜めの隔壁で石垣のように仕切られている。先端がしばしば「くちばし」状に伸びているが、分生子の長さの３分の１を超えることはない。これら分生子の先端から新たな分生子が産生されてくる（求頂的分生子連鎖 acropetal conidial chain）。

【危険度】日本医真菌学会の危険度分類表では class ２a、環境菌でのランクは「病原度２a」

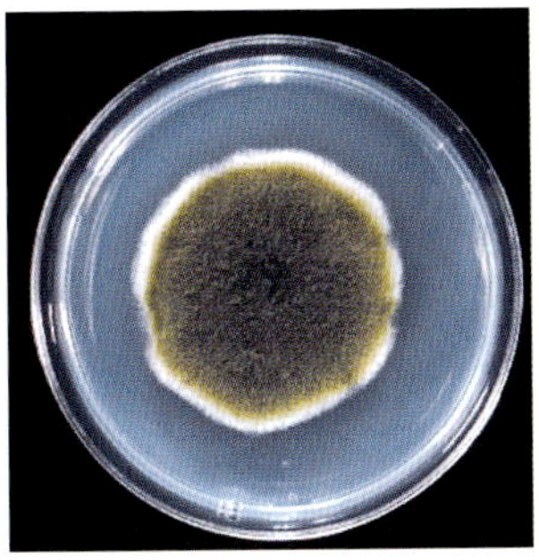

写真 IV － 11 － 1　アルテルナリア・アルテルナータ *Alternaria alternata* の集落　PDA、２5℃、６日間培養

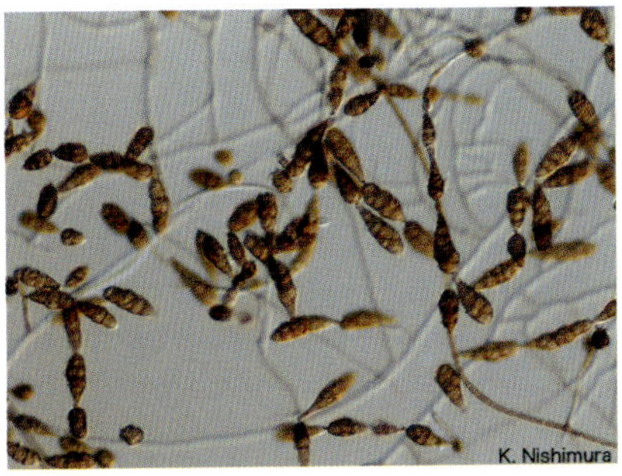

写真 IV － 11 － 2　アルテルナリア・アルテルナータ *Alternaria alternata* の分生子　ラクトフェノール、x 200

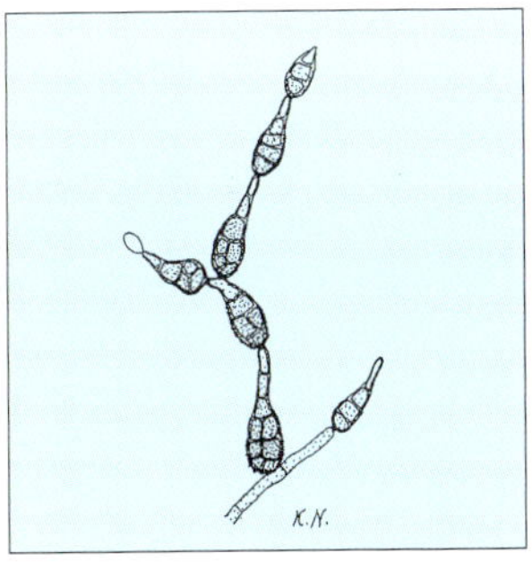

図 IV － 5　アルテルナリア・アルテルナータ *Alternaria alternata* の模式図

2）アルテルナリア・テヌイッシマ

Alternaria tenuissima (Kunze ex Persoon) Wiltshire 1933

【生態】 土壌真菌で、世界中に広く分布している。

【集落の形態】 集落の形態はアルテルナリア・アルテルナータに似る。

【顕微鏡的所見】 両菌種の鑑別は「くちばし」の長さにより、本菌種の分生子 conidium の「くちばし」は長く伸び、ときに分生子の長さの２分の１におよぶ点にある。

分生子の大きさは22～95x８～19μm。両菌種とも分生子の先端から新たな分生子が産生され、求頂的分生子連鎖を形成する。

【危険度】 日本医真菌学会の危険度分類表では class １、環境菌でのランクは「病原度１」

5．ウロクラジウム

Ulocladium Preuss 1851

【生態】 普遍的に存在し、黒色真菌のなかでポロ型分生子 poroconidium を産生する。アルテルナリア *Alternaria* の近縁菌である。

【集落の形態】 発育は中等度、褐色あるいは黒色の集落を形成する。

【顕微鏡的所見】 分生子柄 conidiophore はマクロネマタス macronematous で、褐色、関節状に屈曲しながら伸びていき、関節状突起部には楕円形、倒卵円形、洋梨形の黒褐色、表面平滑または疣（いぼじょう）状で、縦横斜めに隔壁のある大型の分生子 conidium を着生する。葉脈状の分生子柄をつくらぬ点でステムフィリウム *Stemphylium* と鑑別できる。

【病原性】 病原性はない。

【危険度】 日本医真菌学会の「危険度分類表」では class １、環境菌でのランクは「病原度１」

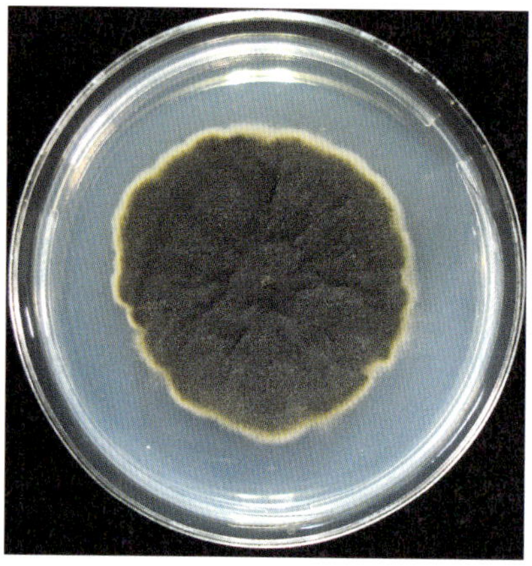

写真 IV － 12 － 1 ウロクラジウム・ボトリティス *Ulocladium botrytis* の集落　PDA、25℃、15日間培養

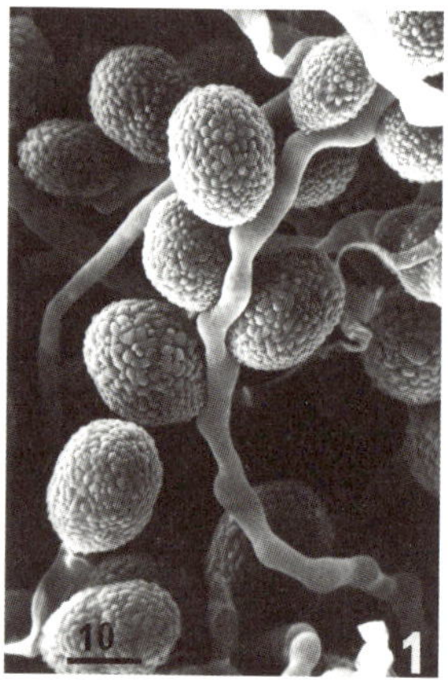

写真 IV － 12 － 2 ウロクラジウム・アトルム *Ulocladium atrum* のポロ型分生子　走査型電子顕微鏡像

6．エクセロヒルム・ロストラーツム

Exserohilum rostratum (Drechsler) Leonard & Suggs 1974

【生態】土壌真菌（植物病原菌）。普遍的に生息している。テレオモルフ（有性世代）はセトスファエリア・ロストラータ *Setosphaeria rostrata*。

【集落の形態】発育は中等度、集落の色調はオリーブ黒褐色。

【顕微鏡的所見】分生子柄 conidiophore は屈曲し、たびたび膝（ひざじょう）状に屈曲する。分生子 conidium の大きさは３０x １２８x ９～２３μｍ、長円形から紡錘形、くちばし状で、まっすぐからわずかに曲がっている。壁はわずかに粗、褐色から黄褐色である。通常７～９の隔壁を形成し、両端の細胞の隔壁は黒色バンド状に見える。基端にへそ（臍）が明瞭にみとめられる

【病原性】鼻腔、骨、角膜、皮膚・皮下組織の病巣から分離されている。また全身感染例の報告もある。

【危険度】日本医真菌学会の「危険度分類表」では **class １**、環境菌でのランクは「病原度１」

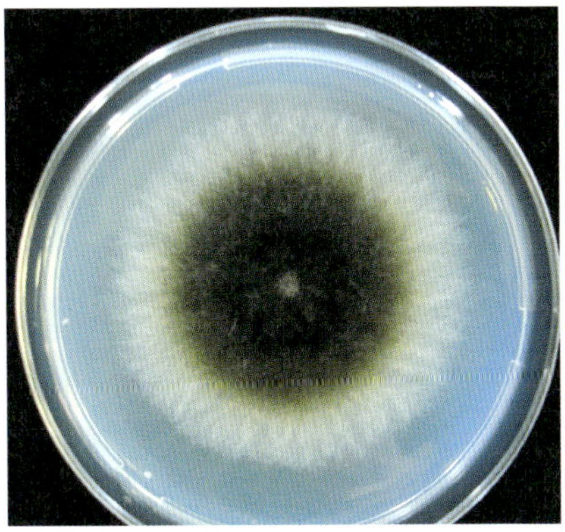

写真 IV － 13 － 1　エクセロヒルム・ロストラーツム *Exserohilum rostratum* の集落　PDA、２５℃、２２日間培養

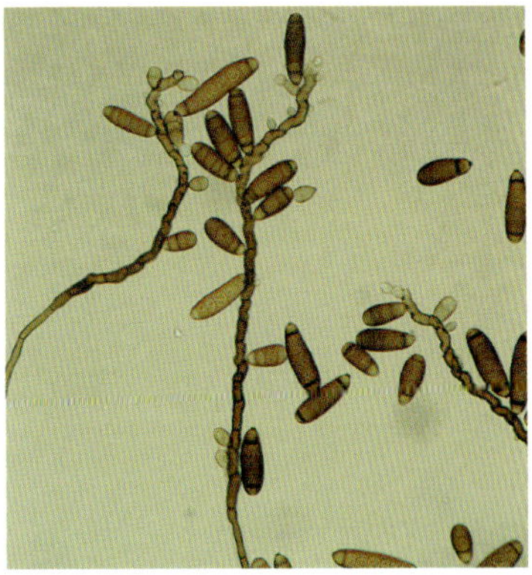

写真 IV － 13 － 2　エクセロヒルム・ロストラーツム *Exserohilum rostratum* の分生子　ラクトフェノール、x200

7．エクソフィアラ

Exophiala Carmichael 1966

【生態】黒色酵母と総称される一群の菌群。普遍的に存在している。風呂場、台所など湿気のある場所を好む。興味あることにこれら菌種の最高発育温度はエクソフィアラ・デルマティティディス *Exophiala dermatitidis* は４２℃、エクソフィアラ・モニリアエ *Exophiala moniliae* は４０℃、エクソフィアラ・ジャンセルメイ *Exophiala jeanselmei* は３７℃、エクソフィアラ・スピニフェラ *Exophiala spinifera* は４０℃であり、鑑別の有力な手段の１つとなっている。その他硝酸カリ（ＫＮＯ）利用能などが菌種鑑別の参考になる。

【集落の形態】通常菌糸形集落を形成するが、培養条件によって黒褐色の酵母様集落を形成する。

【顕微鏡的所見】分生子 conidium はアネライド（あるいはアネリド）annellide と呼ばれる分生子形成細

胞の１つ）から産生される。

【病原性】エクソフィアラ・ジャンセルメイ、エクソフィアラ・デルマティティディス、エクソフィアラ・モニリアエ、エクソフィアラ・スピニフェラに病原性がある。

１）エクソフィアラ・ジャンセルメイ

Exophiala jeanselmei (Langeron) McGinnis et Padhye 1977

【生態】土壌、排水、腐植植物など比較的湿潤した環境を好む。台所、風呂場の配水管中に好んで生息している。

【集落の形態】集落は初め酵母形、その後菌糸形集落に変わっていく。気生菌糸 aerial hypha がよく生育する菌株が多い。近年オランダのＣＢＳのドゥ・ホッホらは本菌種群の遺伝子解析を行ない、本菌種群は単一菌種ではなく複数の菌種群から成り立っていることを報告し、一部の菌を別種としてエクソフィアラ・キセノビオティカ *Exophiala xenobiotica*、エクソフィアラ・オリゴスペルマ *Exophiala oligosperma* に移しているが、これら菌種群のあいだに形態的、生化学的な差や、最高発育温度に決定的な差は認められていない。

【顕微鏡的所見】多少菌糸生育が良好な点を除けばエクソフィアラ・デルマティティディスと類似する。アネライドから楕円形、長楕円形の分生子 conidium（アネロ型分生子、2.5～4.5 x 1～2.5 μm）を産生する。１％ブドウ糖添加ブレインハートインフュージョン寒天培地上での発育が悪いこと、37℃での発育が悪く、菌株によっては発育しない点などからエクソフィアラ・デルマティティディスとの鑑別点となる。

【病原性】抵抗性の減弱した患者に皮下膿瘍、肉芽腫性病変を引き起こす。また角膜真菌症 keratomycosis の原因菌として重要である。諸外国では足菌腫 mycetoma の原因菌としても知られている。

【危険度】日本医真菌学会の「危険度分類表」では class 2a、環境菌でのランクは「病原度 1」

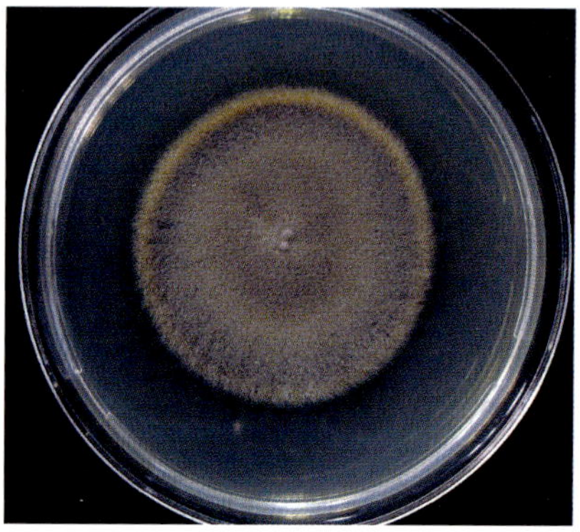

写真 IV - 14 - 1 エクソフィアラ・ジャンセルメイ *Exophiala jeanselmei* の集落　SDA、25℃、28日間培養

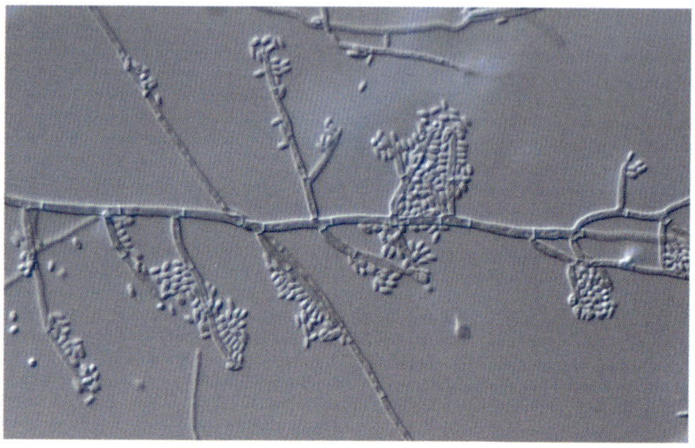

写真 IV - 14 - 2 エクソフィアラ・ジャンセルメイ *Exophiala jeanselmei* の分生子　ラクトフェノール、x 400

２）エクソフィアラ・スピニフェラ

Exophiala spinifera (Nielsen et Conant) McGinnis 1977

【生態】土壌中、腐植植物に生息する。

【集落の形態】黒色の集落は初め酵母状、まもなく菌糸状となる。
【顕微鏡的所見】分生子柄 conidiophore の先端、側壁に長瓶状、壺形のアネライド annellide が生ずる。分生子柄が菌糸より褐色調が強い点が特徴となる。アネライドの先端、分生子形成部には、鋭い棘状の突起が形成され、次々にアネロ型分生子を産生していく。この突起はエクソフィアラ属の他菌種に比べ最も長く、3μm以上におよび、環紋（かんもん）annellation は３0段以上になる。分生子 conidium は１細胞性、淡褐色、球形から楕円形、大きさは1.5～４ x 1.2～2.8μｍである。
【病原性】皮膚、リンパ節、粘膜の肉芽腫性病変を起こし、稀に全身感染を引き起こす。骨を侵すことが特徴的である。米国、中米、中国、日本において少数の報告がある。
【危険度】日本医真菌学会の「危険度分類表」では class ２a、環境菌でのランクは「病原度２a」

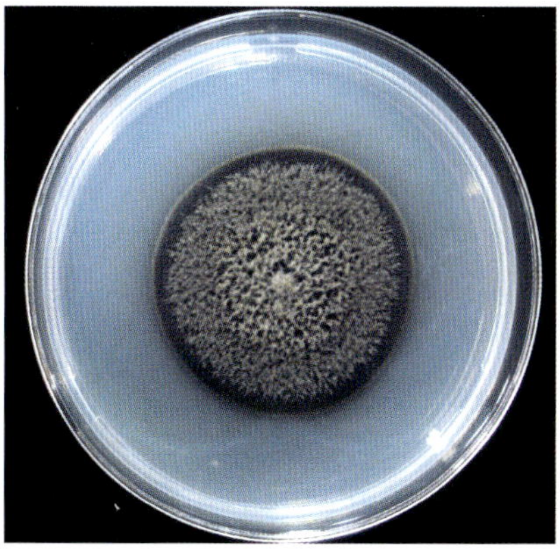

写真IV－15－1 エクソフィアラ・スピニフェラ *Exophiala spinifera* の集落 PDA、25℃、35日間培養

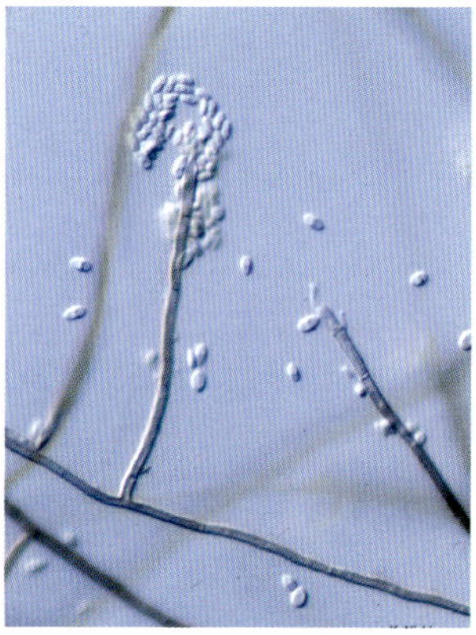

写真IV－15－2 エクソフィアラ・スピニフェラ *Exophiala spinifera* の顕微鏡写真 ラクトフェノール、x 400

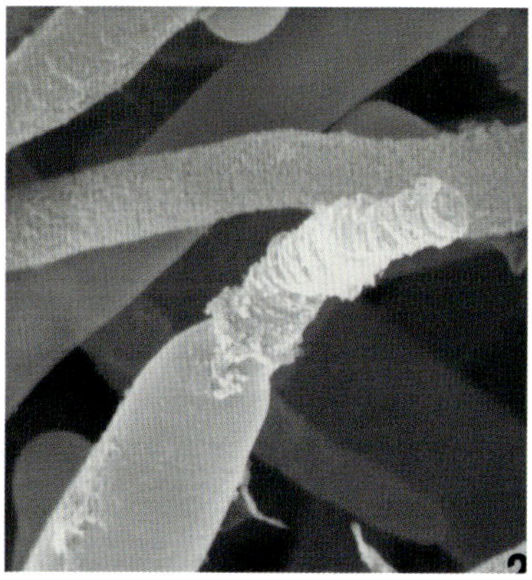

写真IV－15－3 エクソフィアラ・スピニフェラ *Exophiala spinifera* 走査電子顕微鏡写真 x 5,000

3）エクソフィアラ・デルマティティディス

Exophiala dermatitidis (Kano) de Hoog 1977

【生態】土壌、腐植植物から分離されているがそれほど多くない。南米、中国の土壌中から分離報告がある。日本においては浴槽水、ハウスダストおよび店頭で売られている豆腐を浸けている水、飲料からの分離が報告されている。
【集落の形態】発育は比較的遅い。温度37℃での発育は良好で、42℃でも発育する。病原性黒色真菌の多くは硝酸カリウムを利用するが、本菌種のみ利用できない。１%ブドウ糖添加ブレインハートインフュージョン寒天培地で培養すると溶けたチョコレート状の酵母様集落を形成する。
【顕微鏡的所見】菌糸形集落では円筒形、瓶形のアネライド annellide（アネリド）が菌糸先端あるいは側枝として生じてくる。アネライドの先端にはレースの縁飾り状の環紋（かんもん）annellation をもった小突起が生じて、分生子 conidium（アネロ型分生子）を次々と産出していく。環紋は他のエクソフィアラに比べて少ない。分生子は１細胞性、淡褐色から褐色、卵円形、楕円形で、大きさは１～３ x 1.5～４μｍである。分生子は親細胞となり二次的に分生子を生じるため、酵母様に生育する。

炭粉状、桑の実状集落を形成する菌株では、褐色で壁の厚い細胞の集塊あるいは連鎖が見られる。これら細胞は縦横の隔壁で仕切られていることもある。最近このような菌株はサルシノミセス *Sarcinomyces* の新種として同属へ移された。

【病原性】 皮膚クロモミコーシス、皮下膿瘍、深部臓器の肉芽腫性病巣を形成する。３分の１弱の症例が脳その他内臓病変を併発している。最近日本で血液中から分離される例が複数報告されている。日本では皮膚病変と内臓転移病巣の報告が多いが、欧米では肺嚢胞性病変に感染する症例が増え、注目されている。

【危険度】 日本医真菌学会の「危険度分類表」では **class** 2a、環境菌でのランクは「病原度2a」

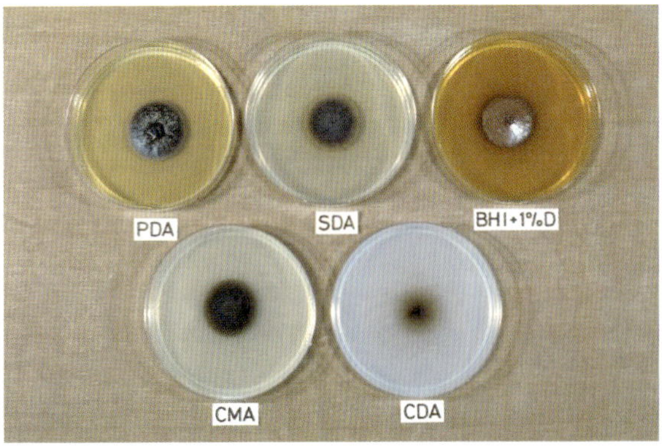

写真 IV - 16 - 1　エクソフィアラ・デルマティティディス *Exophiala dermatitidis* の集落　37℃、14日間培養
PDA: 1％ブドウ糖加ジャガイモ寒天培地
SDA: 2％ブドウ糖加サブロー寒天培地
BHI＋1％D: 1％ブドウ糖加ブレインハートインフュージョン寒天培地
CMA: コーンミール寒天培地
CDA: チャペックドック寒天培地

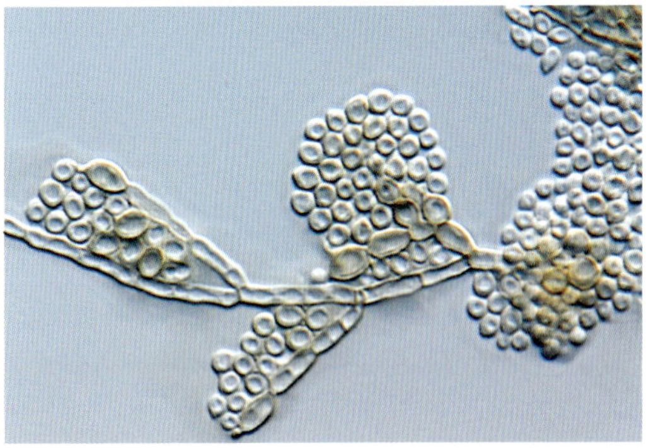

写真 IV - 16 - 2　エクソフィアラ・デルマティティディス *Exophiala dermatitidis* の顕微鏡写真　ラクトフェノール、x 600

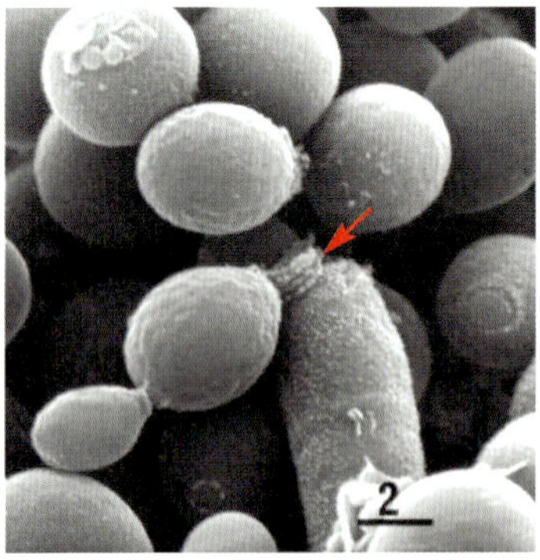

写真 IV - 16 - 3　エクソフィアラ・デルマティティディス *Exophiala dermatitidis* の分生子　矢印は環紋を示す。走査電子顕微鏡写真。バーの単位は μ m。

4）エクソフィアラ・モニリアエ

Exophiala moniliae de Hoog 1977

【生態】 自然界からの分離は困難。日本で浴室からの分離報告がある。温度37℃での発育はやや抑制され、40℃では発育できない株もあり、42℃では発育できない点がエクソフィアラ・デルマティティディスとの鑑別点となる。

【集落の形態】 エクソフィアラ・デルマティティディスの集落と区別できない。

【顕微鏡的所見】 菌糸はエクソフィアラ・デルマティティディス、エクソフィアラ・ジャンセルメイに比べ細く、褐色調は淡い。アネライド annellide は小型で濃褐色、球形あるいは基部が膨らみ、連鎖したり、小集塊をなす。アネライドや菌糸側壁の分生子形成部はエクソフィアラ中、最も細く、やや長く伸び、伸びるにつれてカーブする。

分生子 conidium は1細胞性、淡褐色、大きさ、形態にばらつきが大きいが、2～4 x 1～2.5 μm、亜球形、楕円形、長楕円形、バナナ形が混在するのが本菌種の特徴である。

【病原性】皮膚病巣、皮下膿瘍、足菌腫 mycetoma の原因菌となる。

【危険度】日本医真菌学会の「危険度分類表」では class 2a、環境菌でのランクは「病原度2a」

8．エピコックム

Epicoccum Link ex Steudel 1984

【生態】土壌真菌で、環境内に普遍的に存在している。穀類、野菜、果実などに腐生する。

【集落の形態】発育は中等度で、菌種により集落は多彩な色調を示す。黄色か橙色の菌種が多く見られる。しばしば色素が寒天培地内に拡散し、培地を着色する。発育が進むにつれ褐色から黒色の分生子座 sporodochium をつけた小房 locule をつくる。

【顕微鏡的所見】分生子柄 conidiophore は短く、分生子 conidium は大型で亜球形、暗褐色石垣状で、表面は粗ぞうあるいは疣状である。

【病原性】病原性はない。

【危険度】日本医真菌学会の「危険度分類表」には無し、環境菌でのランクは「病原度1」

9．エンギオドンティウム・アルブム

Engyodontium album (Limber) de Hoog 1978

【生態】空中真菌で、普遍的に存在している。

【集落の形態】発育は中等度、白色羊毛状である。

【顕微鏡的所見】分生子柄 conidiophore は直線状で曲がらない。幅は2～4 μm。分生子産生細胞 conidiogenous cell は細長く分生子柄先端より1～3に輪生状に分かれる。大きさは10～24 x 1.5～2.5 μm、

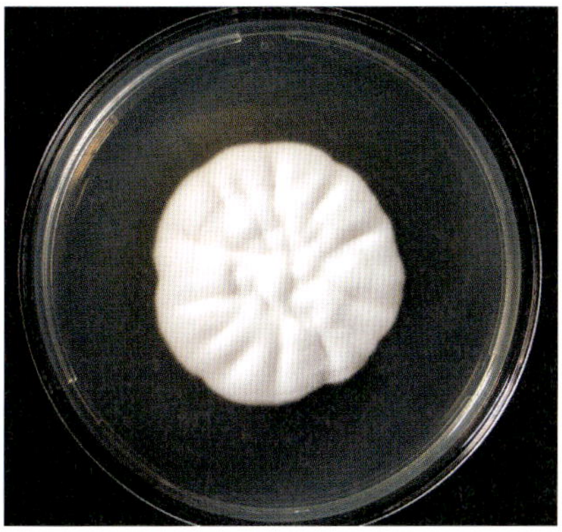

写真 IV - 17 - 1 エンギオドンティウム・アルブム *Engyodontium album* の集落 PDA、25℃、21日間培養

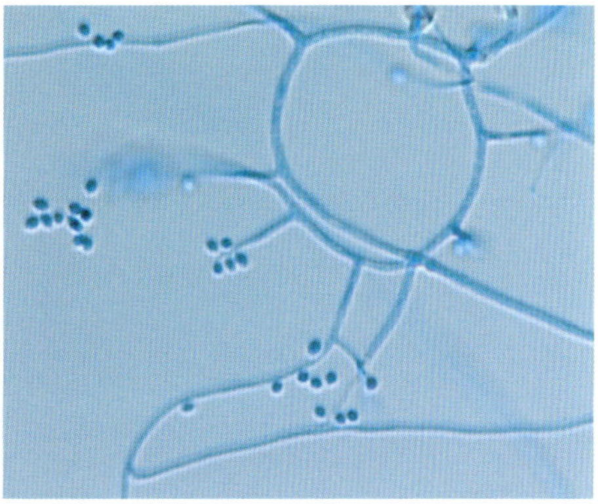

写真 IV - 17 - 2 エンギオドンティウム・アルブム *Engyodontium album* の分生子 ラクトフェノールコトンブルー、x 600

ラキスをもち、関節状に折れ曲がる。分生子 conidium は無色で球状、直径2～3 x 1.5～2.5 μm、表面は平滑である。

【病原性】 角膜炎、脳炎、心内膜炎の患者から分離されている。

【危険度】 日本医真菌学会の「危険度分類表」には無し、環境菌でのランクは「病原度1」

10. オクロコニス・ガロッパバ

Ochroconis gallopava (W.B. Cooke) de Hoog 1983

【生態】 温泉、原子力発電所の冷却水およびその周辺土壌や自家発熱した石炭のボタ山などの比較的高温の環境から分離される。日本では温泉水から分離されている。最高発育温度は48℃。

【集落の形態】 発育は中等度。集落は赤みを帯びた黒褐色で、培地中に赤い色素を拡散する。

【顕微鏡的所見】 シンポジオ型分生子を産生する。分生子 conidium は大きさが10～17 x 2.5～4 μm、2細胞性で先端細胞がやや大きいのが特徴となる。

【病原性】 海外では脳腫瘍、肺炎の原因菌として分離されている。また鶏、七面鳥などの家禽類の脳炎の集団発生例が報告されている。

【危険度】 日本医真菌学会の「危険度分類表」では class 1、環境菌でのランクは「病原度2a」

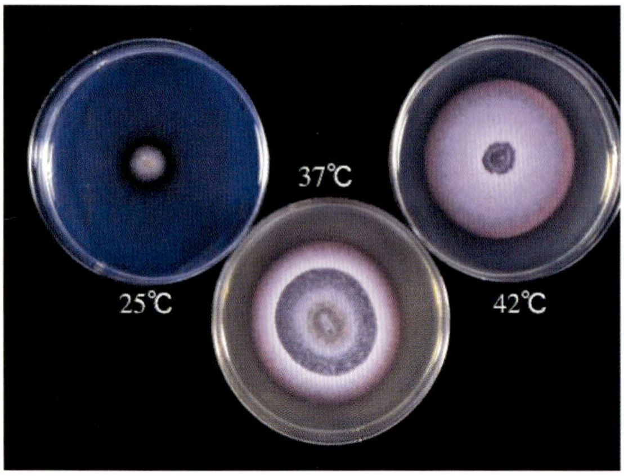

写真 IV － 18 － 1 オクロコニス・ガロッパバ
Ochroconis gallopava の集落　PDA、12日間培養

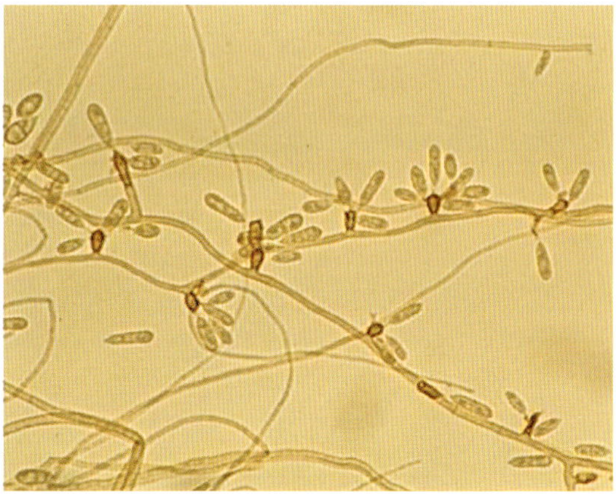

写真 IV － 18 － 2 オクロコニス・ガロッパバ
Ochroconis gallopava の分生子　ラクトフェノール、x 200

11. カンジダ

Candida Berkkhout 1923 nom. cons.

【生態】 日和見真菌感染 opportunistic fungal infection のなかで最も発症頻度が高いカンジダ症 candidiasis の原因菌属で、カンジダ・アルビカンス *Candida albicans* が代表的原因菌種である。200種近い菌種が含まれ、多系統な菌種からなる。環境中に普遍的に生息し、カンジダ・アルビカンスは皮膚・粘膜、消化管の菌叢の一員である。

【集落の形態】白色クリーム状の酵母状集落で、特有の発酵臭がある。

【顕微鏡的所見】酵母細胞は球形、亜球形、腸詰形で、大きさは1.5～7 x 2～14 μm。出芽により増殖し、仮性菌糸 pseudohypha を形成するが、ときに真性菌糸 true hypha も見られる。カンジダ・アルビカンスはコーンミール寒天 corn meal agar 上で多数の厚膜胞子 chlamydospore を産生する。また血清中で発芽管 germ tube を伸ばすことが特徴として挙げられている（**写真Ⅰ－5**参照）。

【病原性】「Ⅵ.－２．カンジダ症」の項参照。

【危険度】日本医真菌学会の「危険度分類表」では class 2a**、環境菌でのランクは「病原度**2a**」**

12. クラドスポリウム

Cladosporium Link 1815

黒色真菌群の１菌属で、自然界に普遍的に高頻度に存在し、約40種が報告されている。

クラドスポリウムは病原性のあるものがあり、特にクラドスポリウム・トリコイデス *Cladosporium trichoides*（現在クラドフィアロフォーラ・バンティアーナ *Cladophialophora bantiana* に移されている）は脳を好んで侵す。クラドスポリウムはまたアレルゲン（アレルギー反応を起こす原因物質）としても重要である。

集落は黒色あるいは褐色で、分生子 conidium は分生子柄 conidiophore や菌糸から出芽によって産生され、産生された分生子の先端から次々と分生子を産生し、分枝しながら分生子の連鎖を形成していく。

１）クラドスポリウム・クラドスポリオイデス

Cladosporium cladosporioides (Fresenius) de Vries 1952

【生態】自然界に普遍的に存在する。風呂場、台所などの湿気が高い場所に腐生している。特に耐冷性があるため冷蔵庫のパッキンなどに腐生する。

【集落の形態】発育は黒色真菌群 dematiaceous fungi のなかでは速い。２％ブドウ糖添加サブロー寒天培

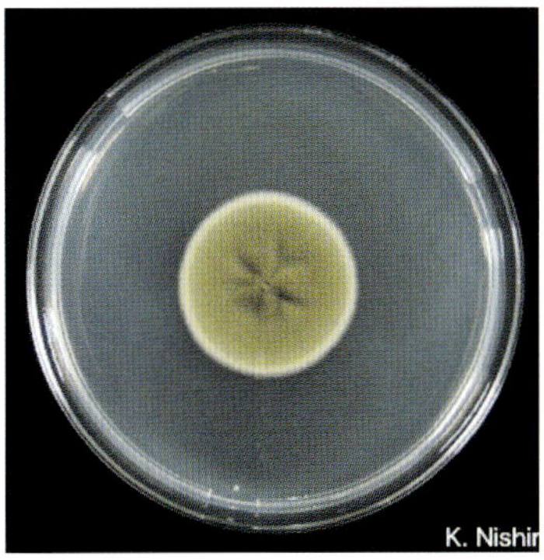

写真 IV－19－1 クラドスポリウム・クラドスポリオイデス *Cladosporium cladosporioides* の集落　PDA、25℃、８日間培養

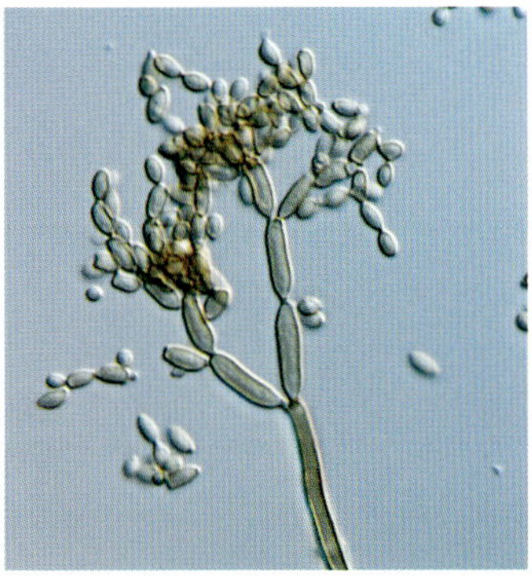

写真 IV－19－2 クラドスポリウム・クラドスポリオイデス *Cladosporium cladosporioides* の分生子　ラクトフェノール、x600

地で27℃、14日間培養で直径約4.5 cmとなる。発育可能な温度の上限は35℃である。集落はオリーブ色を帯びた黒色でビロード状を呈する。株により無色ないし褐色の小滴を分泌することがある。

【顕微鏡的所見】 分生子柄 conidiophore は分枝し、濃褐色で壁は厚く、6μm程度まで太くなる。分生子 conidium は通常1細胞性、楕円形ないしレモン形で3～12x 1.5 x 4μm、表面はわずかに粗である。分生子連鎖はかなり分枝する。なお培養が古くなるにつれ、2細胞性のものも出現してくる。

【病原性】 ごく稀に角膜真菌症 keratomycosis および肺の球菌 fungus ball の原因菌として分離されている。

【危険度】 日本医真菌学会の「危険度分類表」では class 2a、環境菌でのランクは「病原度1」

2）クラドスポリウム・デブリエシイ

Cladosporium devriesii Padhye et Ajello

【生態】 土壌真菌で、自然界に普遍的に存在する。本菌は現在クラドフィアロフォーラ・デブリエシイ *Cladophialophora devriesii* に移されている。

【集落の形態】 発育は中等度。羊毛状で灰色ががったオリーブ色を呈する。発育温度の上限は36～37℃。

【顕微鏡的所見】 菌糸の幅は2～4μm、淡褐色、頻繁に分枝し、非常に短い分生子連鎖が見られる。分生子 conidium は1細胞性、楕円形、紡錘形、あるいは亜球形である。大きさは3～11x 2～4μmで表面は平滑である。

【病原性】 ごく稀に皮下の腫瘤から原因菌として分離されている。

【危険度】 日本医真菌学会の「危険度分類表」では class 2a、環境菌でのランクは「病原度1」

3）クラドスポリウム・トリコイデス

Cladosporium trichoides Emmons 1952

クラドフィアロフォーラ・バンチアーナ *Cladophialophora bantiana* の項参照

4）クラドスポリウム・ヘルバルム

Cladosprium herbarum Link ex Fries 1952

【生態】 室内の湿り気を帯びた壁や繊維に好んで腐生する。

【集落の形態】 発育は中等度。羊毛状ないしフェルト状で初め灰色、灰褐色を経て黒色になる。発育温度

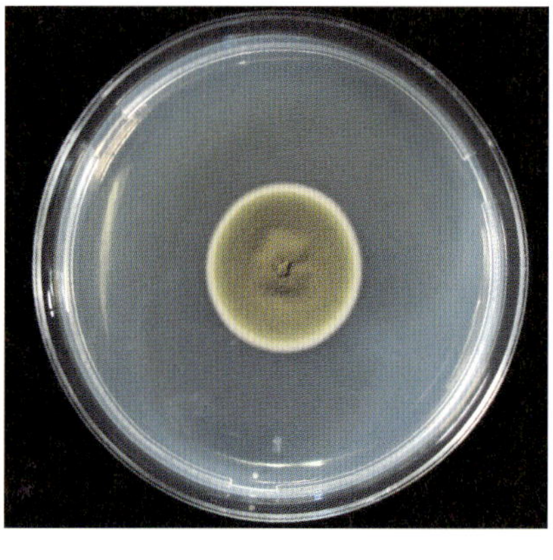

写真 IV－20 クラドスポリウム・ヘルバルム *Cladosporium herbarum* の集落　PDA、25℃、7日間培養

の上限は35℃以下である。

【顕微鏡的所見】分生子柄 conidiophore は菌糸側壁より、稀に菌糸先端から生ずる。濃褐色を呈し、幅3～6 μm、先端あるいは中間が膨らむことがあり、節 node と呼ぶ。先端あるいは中間部から分枝する分生子連鎖を形成する。分生子 conidium は楕円形から長楕円形、1～2細胞性、大きさは8～15 x 4～6 μm で表面は粗ぞうである。分生子が親細胞から、あるいは分生子どうしが離れた跡には明らかな‘へそ’ hilum を残す。

【病原性】ごく稀に角膜真菌症 keratomycosis の原因菌として分離されている。

【危険度】日本医真菌学会の「危険度分類表」では **class** 2a、環境菌でのランクは「病原度1」

13. クラドフィアロフォーラ

Cladophialophora de Hoog, Kwon-Chung & McGinnis 1995

1980年に、ベネズエラの Borelli はクラドスポリウム・カリオニイ *Cladosporium carrionii* とは別にフィアロ型分生子の産生を認めた古株を新種としてクラドフィアロフォーラ・アジェロイ *Cladophialophora ajelloi* と命名した。その後 Borelli の報告した菌株は旧来の *Cladosporium carrionii* と同じであることが判明し、1995年 de Hoog、Kwon-Chung & McGinnis は連名で *Cladosporium carrionii* をクラドフィアロフォーラ属 *Cladophialophora* に移動し、新組み合わせ（ニューコンビネーション）クラドフィアロフォーラ・カリオニイ *Cladophialophora carrionii* とした。その後、遺伝子解析の結果、本菌のクラスター入る他のクラドスポリウム属のヒト病原性菌種もクラドフィアロフォーラ属へ移されていった。

1）クラドフィアロフォーラ・カリオニイ

Cladophialophora carrionii (Trejos) de Hoog et al. 1995

【生態】本菌種はベネズエラのファルコン州コロのサボテン生育地域に繁殖している。また中国山東省南アフリカやオーストラリアの自然界からも分離されているが、いずれも本菌種の生息地域は偏っている。

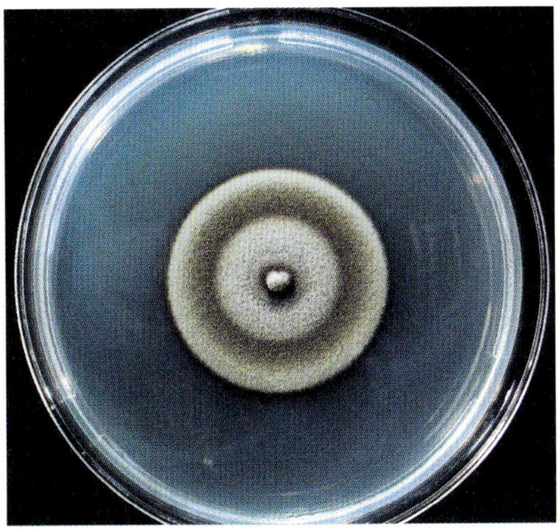

写真 IV－21－1 クラドフィアロフォーラ・カリオニイ *Cladophialophora carrionii* の集落　PDA、25℃、35日間培養

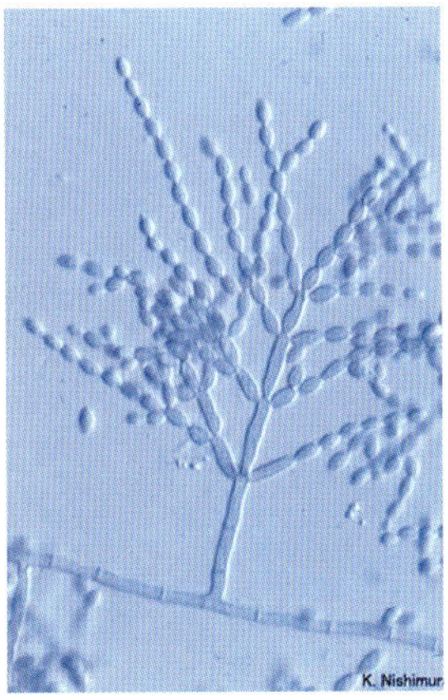

写真 IV－21－2 クラドフィアロフォーラ・カリオニイ *Cladophialophora carrionii* の分生子　ラクトフェノール、x 400　分生子連鎖は分生子柄近くで分枝する。

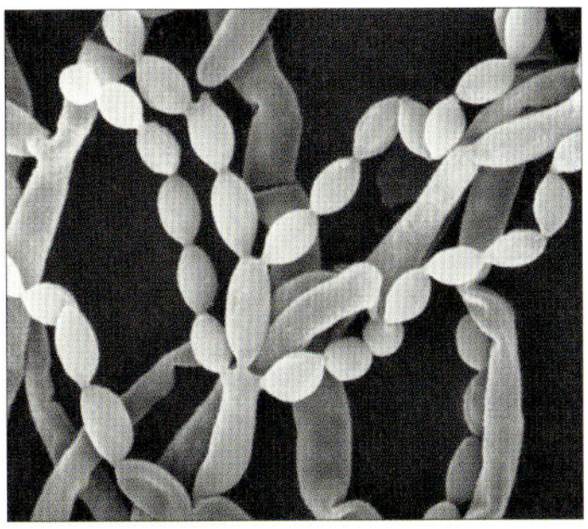

写真 IV－21－3 クラドフィアロフォーラ・カリオニイ *Cladophialophora carrionii* 走査型電子顕微鏡像、x 5,000

日本では未報告。

【集落の形態】発育は遅く（温度27℃、2週間培養で直径約2 cm)、黒色で表面に灰色の短菌糸が密生したビロード状の集落を形成する。発育可能な温度の上限は36～37℃、ビタミンB_1を要求し、ゼラチン水解能はない。

【顕微鏡的所見】分生子柄 conidiophore は菌糸様、分生子 conidium は1細胞性、淡褐色から褐色、表面は平滑でレモン形からラグビーボール形、大きさは3～10x 1.5～3μm である。分生子連鎖は分生子柄の近くでよく分枝し、比較的長くなる。フィアロ型分生子形成も見られる。

【病原性】ファルコン州コロには多数の患者が存在する。またオーストラリアからも分離され、南半球に特有な菌種とみなされていたが、数十年前から中国山東省にも本菌の感染者が多数いることがわかってきた。皮膚に盛り上がった肉芽腫（にくげしゅ）状の病巣を形成し、病気が進行すると花キャベツ状となる。日本では症例の発生はない。

【危険度】日本医真菌学会の「危険度分類表」では**class** 2b、環境菌でのランクは「病原度2b」

2）クラドフィアロフォーラ・バンチアーナ

Cladophialophora bantiana (Saccardo) de Hoog et al. 1995

【生態】土壌真菌であるが分離はきわめて稀。本菌種はクラドスポリウム・トリコイデス *Cladosporium trichoides* とは別種であるとする意見と同一種とする意見があった。前者の主張はクラドスポリウム・トリコイデスに比べて分生子連鎖が短く、分生子 conidium の横径が大きく、またクラドスポリウム・トリコイデスは膿腫瘍を惹起するが、本菌種は脳腫瘤（のうしゅりゅう）の原因となること、また寄生形態が異なることなどを挙げている。

しかしながら、de Hoog らは遺伝子を含めて各種性状を検討した結果、同一種とし、種形容名としてバンチアヌム *bantianum* に優先権があるためクラドフィアロフォーラ・バンチアーナ *Cladophialophora bantiana* とした。

【集落の形態】サブロー・ブドウ糖寒天培地で温度27℃、14日間培養で直径約2 cm となる。集落はオリーブ色を帯びた黒色、表面に灰緑色から灰色の短い気生菌糸 aerial hypha が密生しビロード状となる。

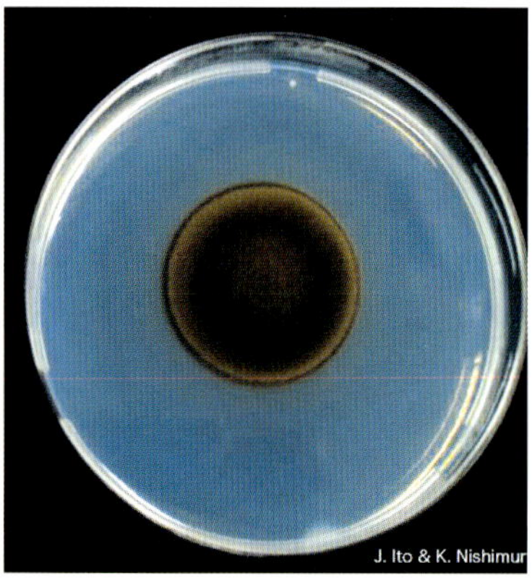

写真IV－22－1　クラドフィアロフォーラ・バンチアーナ *Cladophialophora bantiana* の集落　PDA、25℃、35日間培養

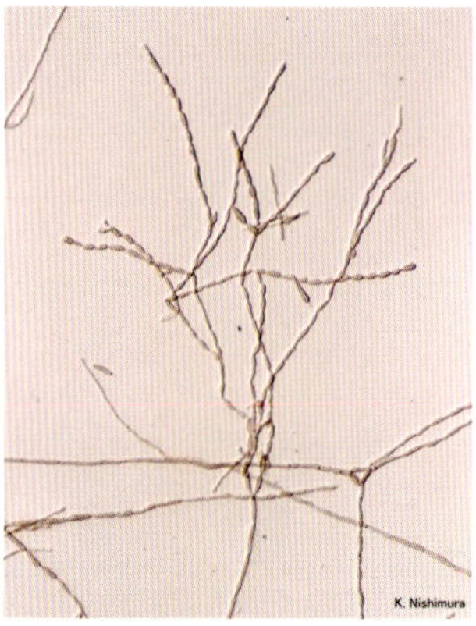

写真IV－22－2　クラドフィアロフォーラ・バンチアーナ *Cladophialophora bantiana* の分生子　ラクトフェノール、x200

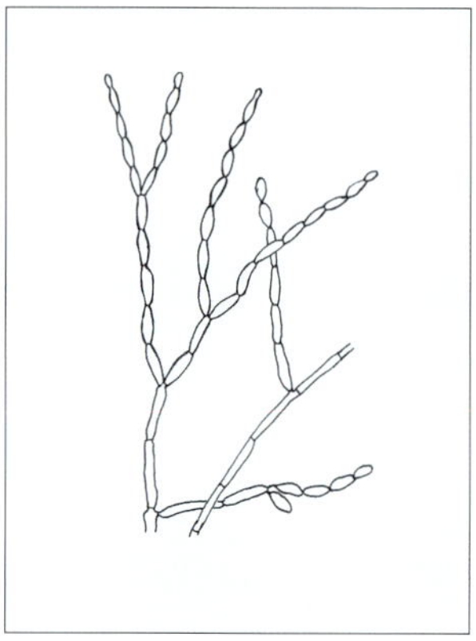

図IV－6　クラドフィアロフォーラ・バンチアーナ *Cladophialophora bantiana* の模式図

【顕微鏡的所見】分生子柄 conidiophore は菌糸様、分生子 conidium は１細胞性、淡褐色～褐色で表面は平滑である。長楕円形でときに楯形、2～4 x 5～16 μmである。分生子連鎖は長く、あまり分枝しない。
【病原性】中枢神経系を好んで侵す。患者は欧米に比較的多く、日本では少ない。
【危険度】日本医真菌学会の「危険度分類表」では class 2b、環境菌でのランクは「病原度2b」

14. クリプトコックス

Cryptococcus Kutzig emend. Phaff et Spencer 1969

酵母菌で一部の菌種に有性生殖が見出されている（担子菌系酵母）。集落はクリーム色、黄白色、球形あるいは卵円形の酵母細胞で、出芽により娘細胞を産生し、増殖していく。多くの菌種は莢膜(きょうまく)で囲まれ、ウレアーゼ陽性で、カロチノイド色素を菌体内に産生する。

１）クリプトコックス・アルビドゥス

Cryptococcus albidus (Saito) Skinner 1947

【生態】空中、土壌、発酵食品などの環境中に広く分布する。
【集落の形態】酵母状発育。クリーム色から黄白色、一般に粘稠(ねんちゅう)であるが、周辺がしわがよったり、粗になることがある。温度37℃で発育する菌株としない菌株がある。ジアゾニウム・ブルーB呈色反応は陽性、ユビキノンは10、GC 含量は53～55%である。２変種が報告されており、医学的に問題となるのはクリプトコックス・アルビドゥス・バライエティ・アルビドゥス *Cryptococcus albidus* variety *albidus* である。
【顕微鏡的所見】細胞は１細胞性、球形、亜球形あるいは伸長形、大きさは3～8 x 3.5～10 μm、しばしば連鎖となる。硝酸塩を資化する点で他の多くのクリプトコックスと区別される。
【病原性】病原性はないとされていたが、稀に肺あるいは中枢神経系の感染を起こす。
【危険度】日本医真菌学会の「危険度分類表」では class 1、環境菌でのランクは「病原度１」

２）クリプトコックス・ネオフォルマンス

Cryptococcus neoformans (San Felice) Vuillemin 1901

【生態】担子菌(たんしきん)酵母で鳥類の糞に好んで生息する。糖発酵能はなく、硝酸塩を資化しない。尿素を分解し、カロチノイド色素と澱粉様物質を産生する。ジアゾニウム・ブルーB呈色反応は陽性、ユビキノンは10、GC 含量は49～57%である。

本菌は家兎免疫血清との凝集反応により、A、B、C、D、A-Dの血清型に分けられ、日本の臨床分離株、ハト糞分離株のほとんどはA型であるが、ときにDあるいはA-D型も分離される。

本菌種には３変種があり、クリプトコックス・ネオフォルマンス・バライエティ・ネオフォルマンス *Cryptococcus neoformans* variety *neoformans*（血液型Dに相当）、クリプトコックス・ネオフォルマンス・バライエティ・ガッテイ *Cryptococcus neoformans* variety *gattii*（血液型B、C）およびクリプトコックス・ネオフォルマンス・バライエティ・グリュビイ *Cryptococcus neoformans* variety *grubii*（血液型A）である。

本酵母は有性生殖を行ない、テレオモルフ teleomorph はフィロバシディエラ・ネオフォルマンス *Filobasidiella neoformans* である。交配型には a と α があり、両酵母細胞を混合し培養すると、担子胞子 basidiospore を産生する。

【集落の形態】 粘稠な白色クリーム状集落を形成し、培養が進むと淡黄褐色になっていく。

【顕微鏡的所見】 1細胞性で、球状から亜球状、直径2.5～10 μm、周囲に酸性ヘテロ多糖よりなる莢膜 capsule が認められる。多極性出芽 multiple budding により増殖し、ごく稀に仮性菌糸 pseudohypha を形成する。

【病原性】 クリプトコックス属のなかの主要病原菌種である。皮膚病巣も形成するが好んで中枢神経系を侵し、患者は死の転帰をとることが多い。ただし健康人にはほとんど感染せず、また感染しても軽い症状で治癒していく。免疫不全患者、特に細胞性免疫不全患者に感染する。

【危険度】 日本医真菌学会の「危険度分類表」では **class 2b**、環境菌でのランクは「病原度2b」

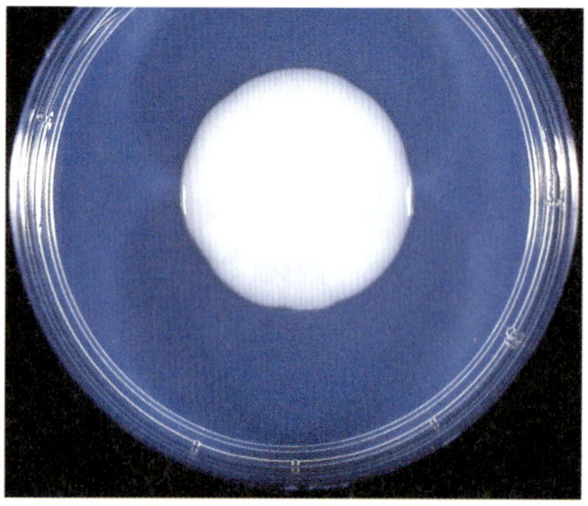

写真Ⅳ－23－1　クリプトコックス・ネオフォルマンス *Cryptococcus neoformans* の集落　PDA、25℃、25日間培養

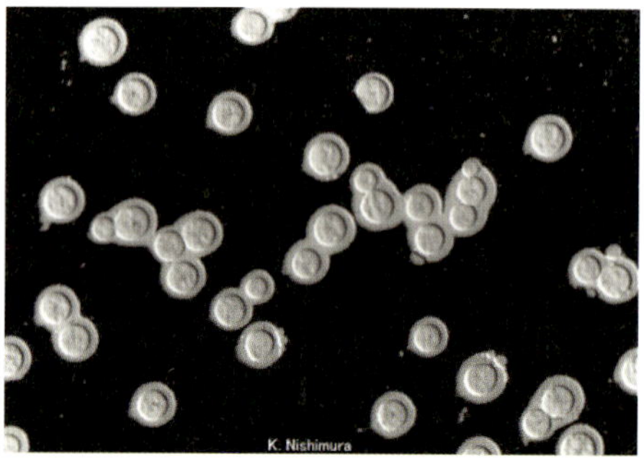

写真Ⅳ－23－2　クリプトコックス・ネオフォルマンス *Cryptococcus neoformans*　莢膜に被われている酵母細胞　墨汁染色、x 400

3）クリプトコックス・ラウレンティ

Cryptococcus laurentii (Kufferath) Skinner 1947

【生態】 酵母菌でワイン類、穀物などの他、土壌、空中より分離されている。温度37℃で発育する菌株としない菌株がある。乳糖、メリビオースを資化することが同定基準の1つになる。ユビキノンは10、GC 含量は51～59%である。

【集落の形態】 粘稠な糊状、クリーム色から黄色、ピンク色になるものもある。

【顕微鏡的所見】 酵母は1細胞性、亜球形、長楕円形で2.0～5.5 x 3.0～7.0 μm、ときに連鎖をなす。

【病原性】 きわめて稀ではあるが、肺、皮膚の病巣から分離されている。

【危険度】 日本医真菌学会の「危険度分類表」では **class 1**、環境菌でのランクは「病原度1」

15. クルブラリア

Curvularia Boedijin 1933

【生態】 普遍的に生息し、室内からもたびたび分離されている。

【集落の形態】発育は速く、集落は暗緑黄色から黒色である。
【顕微鏡的所見】褐色の分生子柄 conidiophore は関節状に屈曲しながら分生子 conidium を産生していく。分生子は多細胞性（4～6細胞性）のポロ型分生子で褐色の厚い壁をもち、「へ」の字に屈曲している。中心部の細胞がいちばん大きく、最も褐色調が強く、末端細胞は明るい色調となる。なお分生子はシンポジアル sympodial に配列して産生されていく。
【病原性】クルブラリア・ゲニクラータ *Curvularia geniculata*、クルブラリア・ルナータ *Curvularia lunata*、クルブラリア・パレッセンス *Curvularia pallescens*、クルブラリア・セネガレンシス *Curvularia senegalensis*、クルブラリア・トリフォリイ *Curvularia trifolii*、クルブラリア・ベルクローサ *Curvularia verruculosa* などが足菌腫 mycetoma、皮膚・皮下組織の病変、角膜真菌症 keratomycosis から分離されているが、病原性は弱い。なお、わが国では皮膚病変、角膜真菌症、上顎洞炎が各1例報告されている。
【危険度】日本医真菌学会の「危険度分類表」では **class** 1、環境菌でのランクは「病原度1」

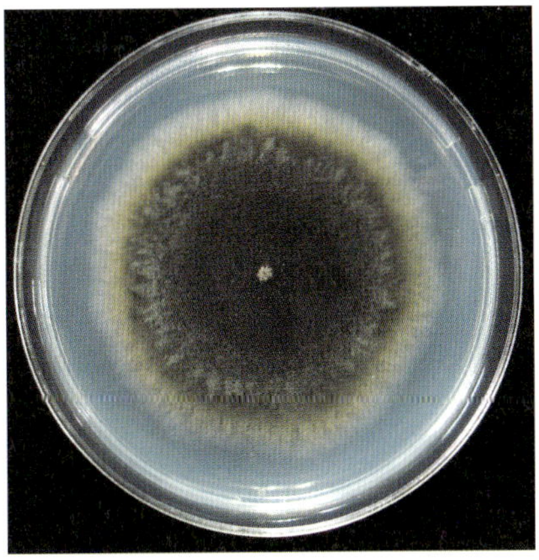

写真 IV－24－1　クルブラリア・ルナータ *Curvularia lunata* の集落
PDA、25℃、6日間培養

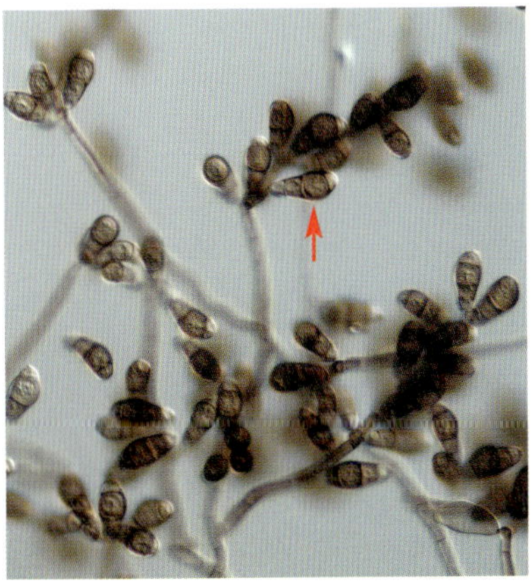

写真 IV－24－2　クルブラリア・ルナータ *Curvularia lunata* の分生子（矢印）　ラクトフェノール、x 200

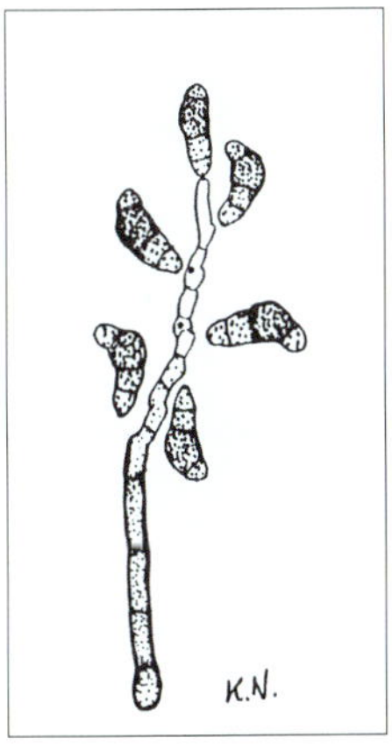

図 IV－7　クルブラリア・ルナータ *Curvularia lunata* の模式図

16. グロメレラ・シングラータ

Glomerella cingulata (Stonem.) Spaulding & Schrenk 1903

【生態】土壌真菌。普遍的に存在している。コレトトリクム・グロエオスポリオイデス *Colletotrichum gloeosporioides* (Penz.) Sacc.のテレオモルフ（有性世代）。
【集落の形態】発育は比較的遅い。集落は灰色から褐色。子座 stroma（ストローマ）は通常産生しない。
【顕微鏡的所見】分生子 conidium は長円筒形、大きさは9～24 x 3～4.5 μm で細長いフィアライド phialide から産生されてくる。
【病原性】角膜、腎移植患者の皮下の病巣から分離されている。
【危険度】日本医真菌学会の「危険度分類表」では **class** 1、環境菌でのランクは「病原度1」

17. ゲオトリクム・カンジドゥム

Geotrichum candidum Link ex Persoon 1922

【生態】中温菌で湿気を好む。本菌は口腔内、皮膚、消化管に常在しているが病原性はほとんどない。土壌、水中に生息し、空中真菌としてしばしば分離され、穀物、果実、乳製品および加工食品を汚染する。菌糸はすぐ分節型分生子に変わり、しばしば酵母として扱われる。

【集落の形態】発育は速く、白色で表面平滑、しばしば湿性膜様になり、培養が進むにつれ粉を吹くようになる。

【顕微鏡的所見】菌糸は二叉に分枝し、分節型分生子 arthroconidium の連鎖を形成し、やがて互いに離断、個々の細胞となる。細胞の形は円筒形、樽形あるいは卵円形で大きさは6～12x 3～6μm である。

【病原性】きわめて稀に抵抗性の減弱した患者の肺、消化管に感染し病巣を形成する。

【危険度】日本医真菌学会の「危険度分類表」では class 1、環境菌でのランクは「病原度1」

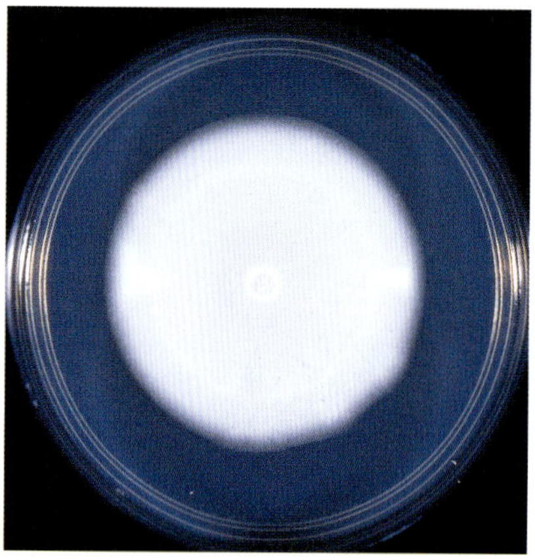

写真 IV - 25 - 1　ゲオトリクム・カンジドゥム *Geotrichum candidum* の集落　PDA、25℃、7日間培養

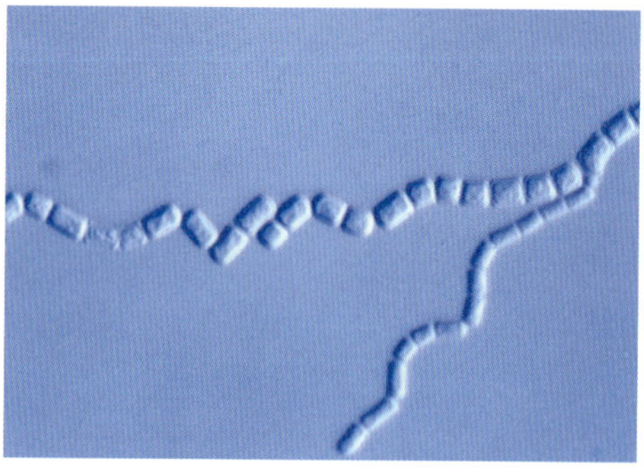

写真 IV - 25 - 2　ゲオトリクム・カンジドゥム *Geotrichum candidum* の分節型分生子　ラクトフェノール、x 400

18. ケトミウム

Chaetomium Kunze 1817

【生態】室内からかなり頻繁に分離される（ケトミウム・グロボースム *Chaetomium globosum* が多い）。セルロースを分解するため古畳、衣服、紙類を汚染する。

【集落の形態】発育は速く、初め綿毛状で白色、次第に灰色からオリーブ色を経て黒みがかった黄緑色の集落となる。本菌属は暗褐色から黒色の子嚢殻（しのうかく） perithecium を形成する。

【顕微鏡的所見】子嚢殻は球形からフラスコ形、褐色から黒色の長い側毛*で被われる。子嚢殻には孔口（こうこう）があり、周囲はコイル状の頂毛で被われる。内部で8個の子嚢胞子 ascospore を含有した子嚢 ascus が多数産生され、速やかに溶解、子嚢胞子が子嚢殻内に充満、孔口を通って外部に放出されていく。子嚢胞子は１細胞性で、黄褐色のレモン形。

【病原性】 病原性はない。

注＊側毛：子嚢殻の外壁の周囲に生ずる棘状あるいは栗のいが状の構造。

【危険度】 日本医真菌学会の「危険度分類表」では **class** １、環境菌でのランクは「病原度１」

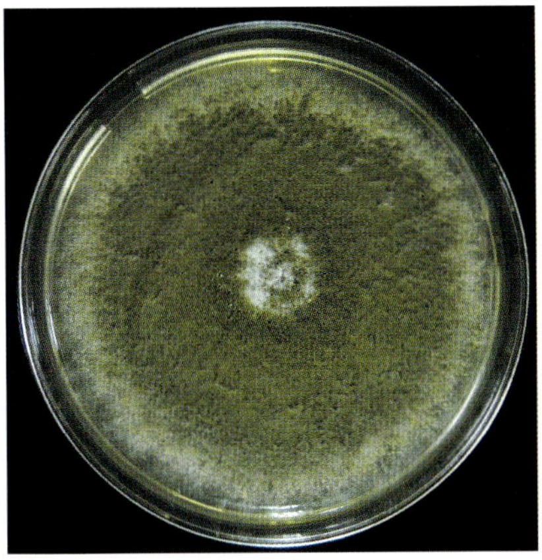

写真 IV － 26 － 1　ケトミウム・グロボースム *Chaetomium globosum* の集落　PDA、２５℃、２０日間培養

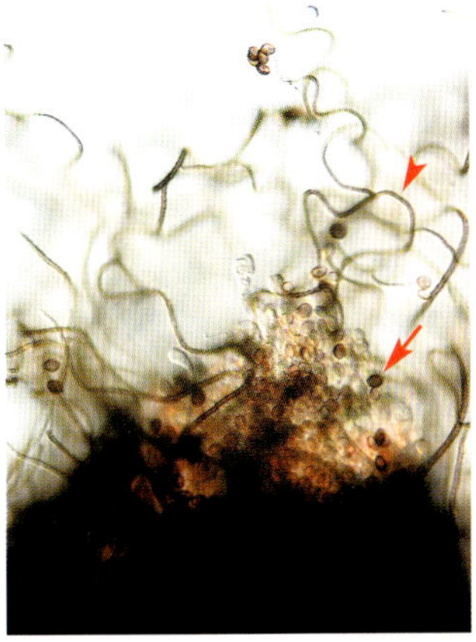

写真 IV － 26 － 2　ケトミウム・グロボースム *Chaetomium globosum* の子嚢殻が破れ無数の子嚢胞子が放出される（矢印）、矢頭は頂毛を示す。

19. コレトトリクム・グロエオスポリオイデス

Colletotrichum gloeosporioides (Penz.) Penz. et Sacc. 1884

【生態】 土壌真菌で普遍的に生息している。テレオモルフはグロメレラ・シングラータ *Glomerella cingulata*。

【集落の形態】 集落の形態はさまざまである。灰色から褐色でピンク色の小部分が表面にまばらに観察される。培地上では通常、ストローマ stroma は形成されないが分生子盤 acervulus は形成され、ピンク色、

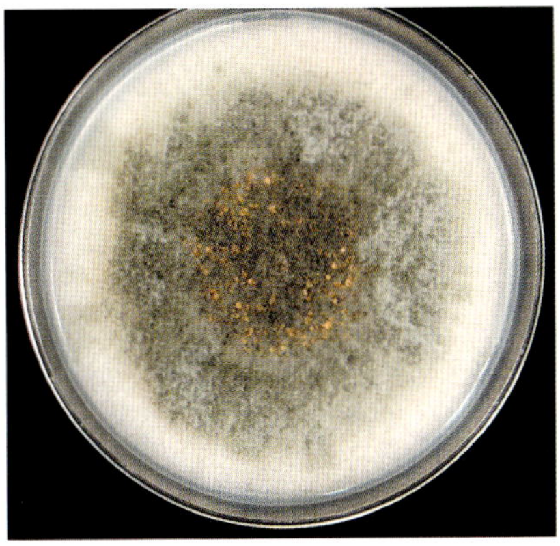

写真 IV － 27 － 1　コレトトリクム・グロエオスポリオイデス *Colletotrichum gloeosporioides* の集落　PDA、２５℃、１２日間培養

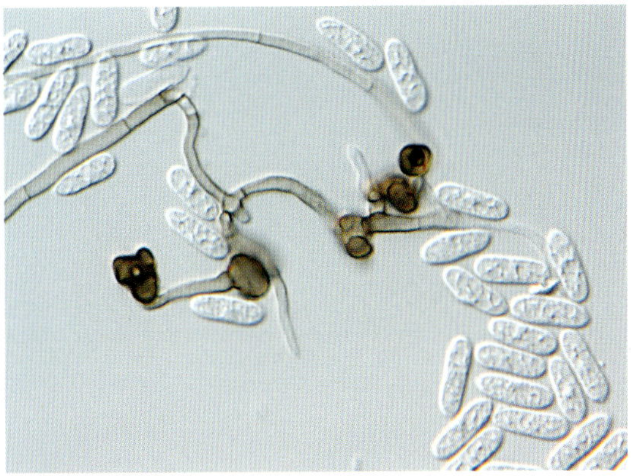

写真 IV － 27 － 2　コレトトリクム・グロエオスポリオイデス *Colletotrichum gloeosporioides*　ラクトフェノール、x 600　茶褐色に見えるのが付着器

淡オレンジ色の粘液塊（分生子の塊）を乗せる。

【顕微鏡的所見】分生子 conidium は分生子果の中にある細長いフィアライド phialide から産生される。円筒形で先端は丸みを帯びる。大きさは９～２４ｘ３～4.5 μm。茶褐色の付着器 appressorium が特徴的である。

【病原性】角膜炎および腎移植患者の皮下の病巣から分離されている。

【危険度】日本医真菌学会の「危険度分類表」では class １、環境菌でのランクは「病原度１」

20. サッカロミセス・セレビシアエ

Saccharomyces cerevisiae Meyen ex Hansen 1883

【生態】自然界に普遍的に生息している。子嚢菌系酵母であるサッカロミセス属 *Saccharomyces* には多くの菌種が報告されているが、サッカロミセス・セレビシアエと近縁菌種は醸造関係で利用され、現在では遺伝子工学の分野で大腸菌と並びきわめて有用な酵母となっている。糖類の発酵性はあり、硝酸塩を利用できない。GC 含量は３９～４１%、ユビキノンは Q-6 である。

【集落の形態】発育は速く集落表面は平滑で、クリーム色あるいは淡黄色を呈す。

【顕微鏡的所見】１細胞性で球形および楕円形、大きさは５～１０ｘ５～１２μm である。なかには長楕円形の細胞も見られ、大きさは３～9.5 ｘ 4.5～２１μm となる。菌糸はなく、仮性菌糸 pseudohypha が存在する。酢酸塩寒天培地、コーンミール培地で子嚢(しのう) ascus が形成され、内部に１～４個の球形から卵形の子嚢胞子 ascospore を含んでいる。

【病原性】病原性はないがごく稀に胃で異常繁殖を起こしたり、免疫不全患者に内臓感染、菌血症を起こすことがある。

【危険度】日本医真菌学会の「危険度分類表」では class １、環境菌でのランクは「病原度１」

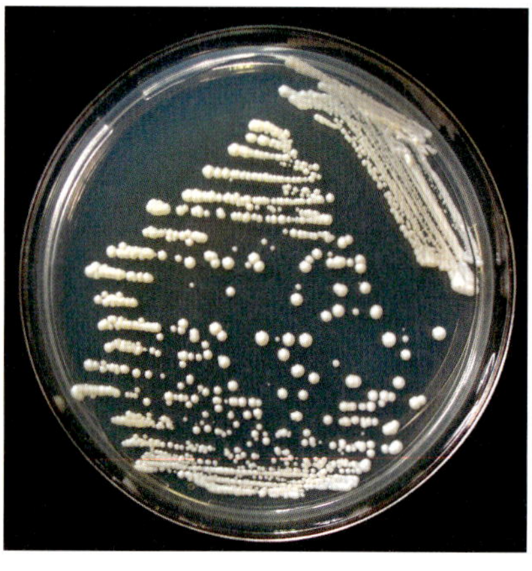

写真 IV － 28 － 1 サッカロミセス・セレビシアエ *Saccharomyces cerevisiae* 集落　PDA、２５℃、３日間培養

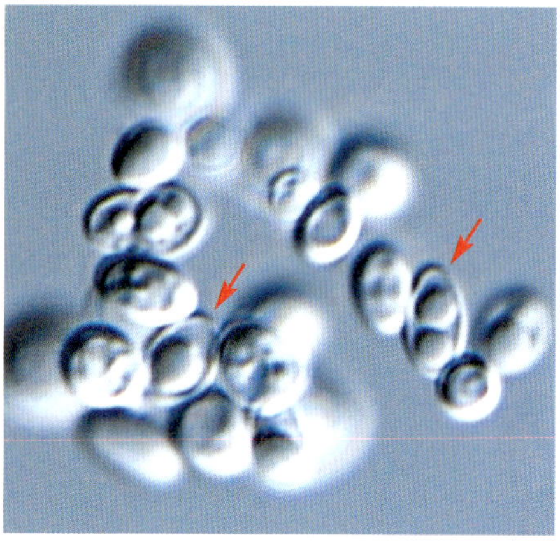

写真 IV － 28 － 2 サッカロミセス・セレビシアエ *Saccharomyces cerevisiae* の酵母細胞　ラクトフェノール、x 600、矢印は子嚢胞子を示す

21. シゾフィルム・コミューネ

Schizophyllum commune Fries 1821

【生態】自然界に普遍的に存在し、桜の木など雑木林の老齢化した樹木や倒木、木製の垣根などに生息し、キノコ（和名スエヒロタケ）を発生する。

【集落の形態】発育は中等度。比較的細い白色の菌糸からなる集落を形成。独特の臭気（メタン臭）がある。二次菌糸体ではキノコが発生するが、一次菌糸体の場合は対の遺伝子をもつ菌とかけ合せることにより、キノコが発生する。

【顕微鏡的所見】一次および二次菌糸体の菌糸には「スパイク（棘状突起）」が見られ、二次菌糸体の菌糸には加えて「かすがい連結 clamp connection」が観察される。

【病原性】日本ではアレルギー性気管支肺真菌症の多くの患者が報告されている。その他アレルギー性副鼻腔炎などからの報告がある。

【危険度】日本医真菌学会の「危険度分類表」では class 1、環境菌でのランクは「病原度1」

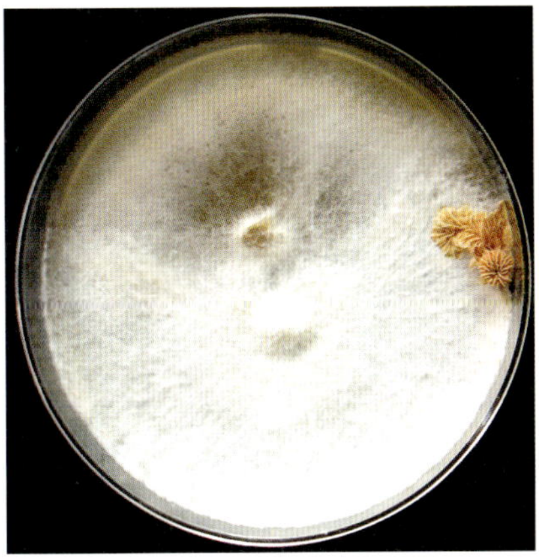

写真IV－29－1　シゾフィルム・コミューネ *Schizophyllum commune* の集落　PDA、25℃、70日間培養

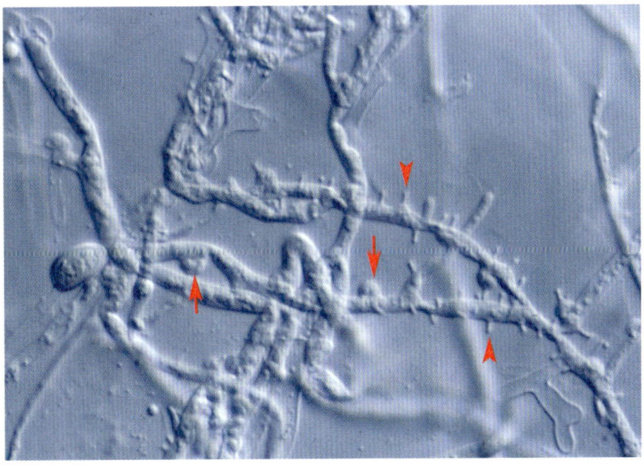

写真IV－29－2　シゾフィルム・コミューネ *Schizophyllum commune* のかすがい連結（矢印）と棘状突起（矢頭）　ラクトフェノール、x 400

22. シュードアレッシェリア・ボイディ

Pseudallescheria boydii (Negroni et Fischer) McGinnis, Padhye et Ajello 1982

【生態】土壌真菌で世界的に分布している。

【集落の形態】発育は比較的速く、培養が進むにつれ、淡褐色、灰褐色になり、表面はわずかに粉状になる。本菌はセドスポリウム・アピオスペルムム *Scedosporium apiospermum*（以前モノスポリウム・アピオスペルムム *Monosporium apiospermum* と呼ばれていた）の有性世代（テレオモルフ）で、淡褐色から黒色の球形の閉子嚢殻 cleistothecium（直径140～200μm）を形成する。

【顕微鏡的所見】閉子嚢殻内に産生された子嚢（しのう）ascus は亜球形、壁は薄い。内部の子嚢胞子 ascospore は卵円形、ラクビーボール形、表面平滑で淡黄褐色から銅色、大きさは7～7.5 x 4～4.5 μm で、その内部に赤褐色の大きい顆粒が1個認められる。

無性世代（アナモルフ）であるセドスポリウム・アピオスペルムムから産生される分生子 conidium は卵円形、表面平滑で色調は褐色から黒褐色、大きさは5～14 x 3.5～6 μm、菌糸先端あるいは菌糸側壁に生じた細い分生子柄 conidiophore の先端に単性あるいは短鎖または小塊をなして産生される。

菌種によって分生子柄束 synnema が観察され、同定の鍵の1つとなる。分生子柄束上の分生子 conidium はアネロ型で無色、棍棒状から円筒形、大きさは5～7 x 2～3 μm である。

【病原性】 足菌腫 mycetoma、内臓疾患、角膜真菌症 keratomycosis、副鼻腔炎の原因菌となる。最近角膜潰瘍（かいよう）、皮膚真菌症、菌血症からセドスポリウム・アピオスペルムムが分離され日和見真菌として注目されてる。

【危険度】 **日本医真菌学会の「危険度分類表」では class 2a、環境菌でのランクは「病原度2a」**

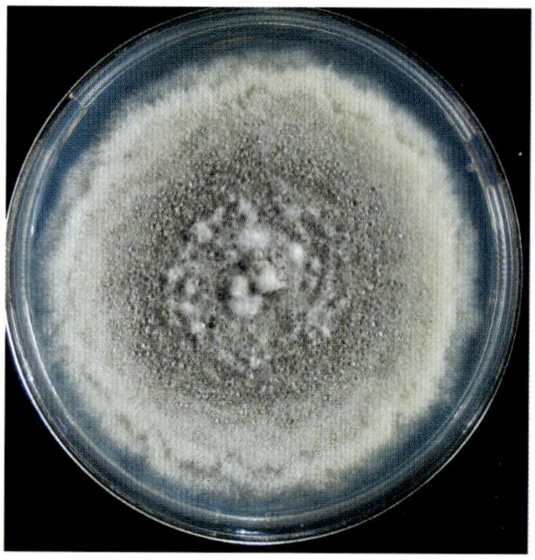

写真 IV － 30 － 1　セドスポリウム・アピオスペルムム *Scedosporium apiospermum* の集落　PDA、25℃、21日間培養

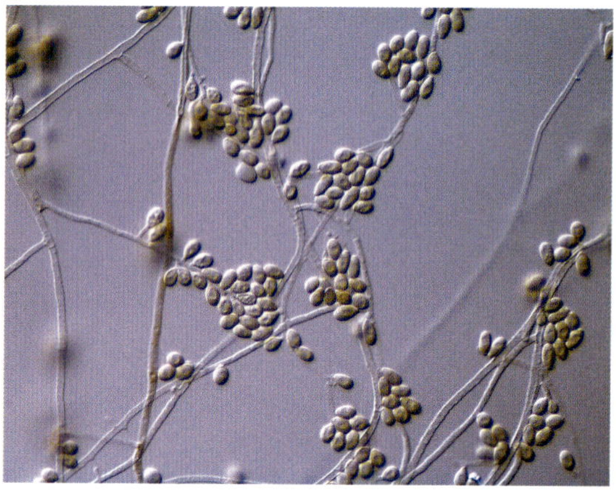

写真 IV － 30 － 2　セドスポリウム・アピオスペルムム *Scedosporium apiospermum* の分生子　ラクトフェノール、x400

23. シリンドロカルポン

Cylindrocarpon Wollenweber 1913

【生態】 普遍的に生息し、中温菌で環境汚染菌。

【集落の形態】 発育は速く、集落は白色、灰白色で膜様、表面にしわがよる。

【顕微鏡的所見】 顕微鏡で観察すると分生子 conidium はフサリウム属 *Fusarium* の大分生子 macroconidium と似た形態をとるが、両端が丸味を帯びカーブしていない点が異なる。

【病原性】 病原性はほとんどないが、シリンドロカルポン・リケニコーラ *Cylindrocarpon lichenicola*、シリンドロカルポン・デストルクタンス *Cylindrocarpon destructans* がごく小数の患者の角膜真菌症 keratomycosis から分離されている。

【危険度】 **日本医真菌学会の「危険度分類表」では class 1、環境菌でのランクは「病原度1」**

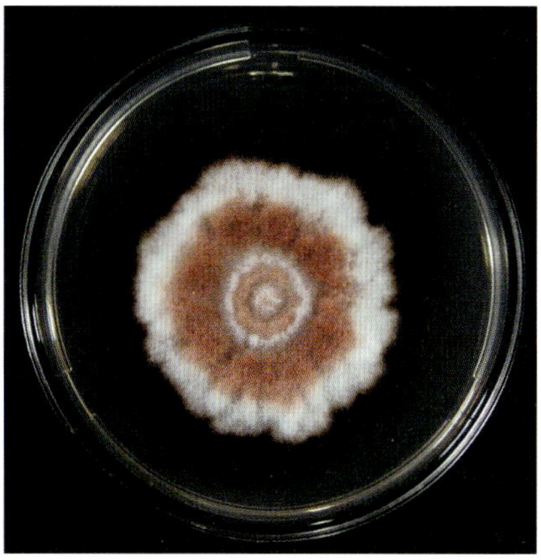

写真IV－31－1　シリンドロカルポン・リケニコーラ *Cylindrocarpon lichenicola* の集落　PDA、25℃、8日間培養

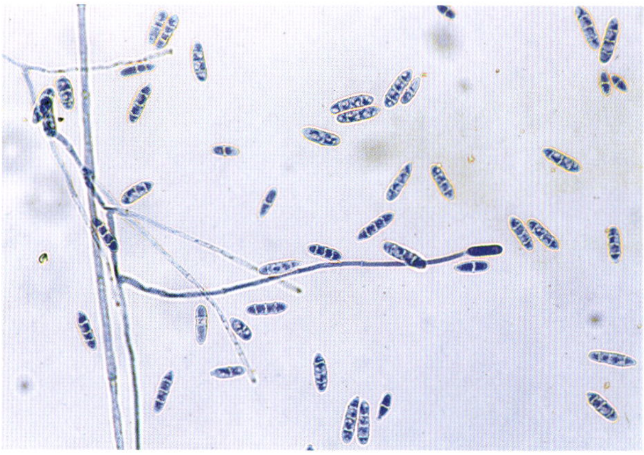

写真IV－31－2　シリンドロカルポン・リケニコーラ *Cylindrocarpon lichenicola* の分生子　ラクトフェノールコトンブルー、x 200

24. シンセファラストルム・ラセモースム

Syncephalastrum racemosum Cohn ex Schroter 1886

【生態】土壌真菌で普遍的に生息している。

【集落の形態】発育はきわめて速く、綿毛状、灰色から淡黒色の集落を形成する。稀に皮膚に病変を起こし、牛の流産の原因菌にもなる。

【顕微鏡的所見】胞子嚢柄 sporangiospore は分枝、湾曲し、先端に頂嚢 vesicle をつくる。この頂嚢から円筒形、あるいは指状の分節胞子嚢 merosporangium が多数形成され、5～10個の胞子嚢胞子 sporangiospore を1列に生ずる。隔壁部分で分離、個々の胞子嚢胞子となる。胞子嚢胞子は無色で亜球形、表面は平滑、直径3～7μm である。交配によりムーコル属 *Mucor* に似た接合胞子 zygospore を形成する。

【危険度】日本医真菌学会の「危険度分類表」では class 1、環境菌でのランクは「病原度1」

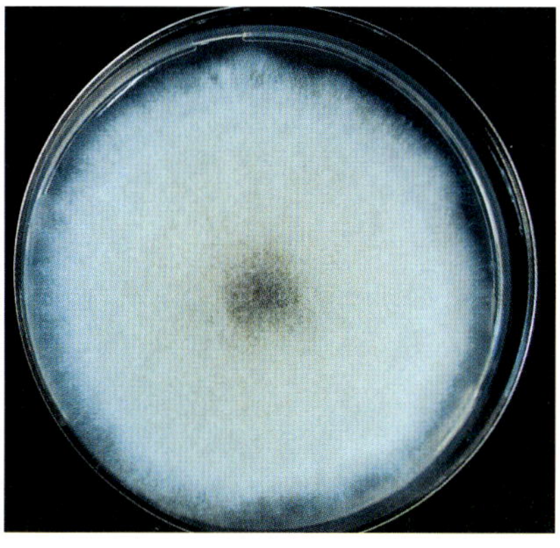

写真IV－32－1　シンセファラストルム・ラセモースム *Syncephalastrum racemosum* の集落　PDA、25℃、3日間培養

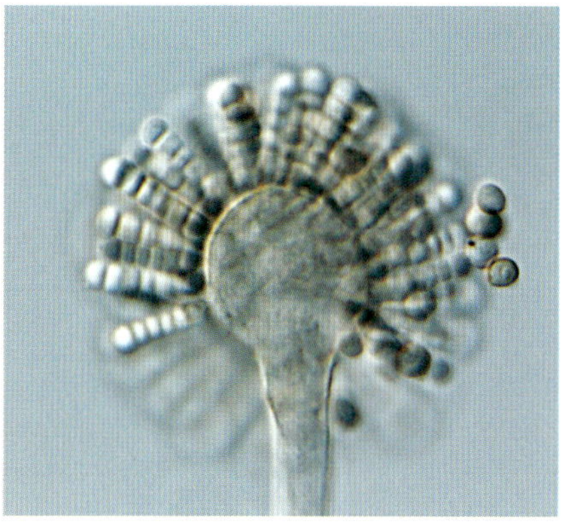

写真IV－32－2　シンセファラストルム・ラセモースム *Syncephalastrum racemosum* の分節胞子嚢　ラクトフェノール、x 400

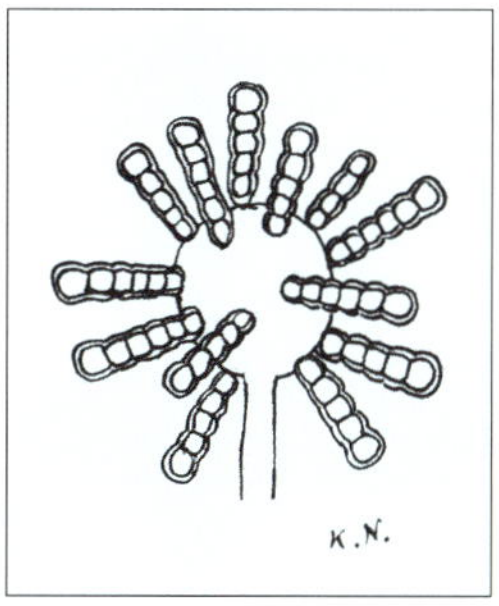

図IV－8　シンセファラストルム *Syncephalastrum* sp.の模式図　分節胞子嚢は頂嚢全体に密生する（その一部を示す）

25. スコプラリオプシス

Scopulariopsis Bainier 1907

発育は中等度。顆粒状から粉状で、淡褐色あるいは淡黄茶褐色となる。分生子柄 conidiospore は単枝性および分枝性でペニシルス penicirus を形成する。先端はアネライド annellide となり、アネロ型分生子 annelloconidium を産生する（求基的分生子連鎖 basipetal conidial chain）。分生子 conidium は1細胞性で球形から洋梨状、表面粗ぞうのものが多い。

1）スコプラリオプシス・ブルムプティ

Scopulariopsis brumptii Salvanet-Duval 1935

【生態および病原性】土壌真菌で、普遍的に生息している。病原性はない。

【集落の形態】発育は中等度、集落は灰色、灰褐色で扁平、ビロード状、表面粉状である。

【顕微鏡的所見】分生子 conidium は大きさ4～5.5 x 3.5～4.5 μm）は褐色、表面は粗、卵形で基端は裁断状、アネロ型分生子は連鎖している（求基的分生子連鎖 basipetal conidial chain）。

【危険度】日本医真菌学会の「危険度分類表」では class 1、環境菌でのランクは「病原度1」

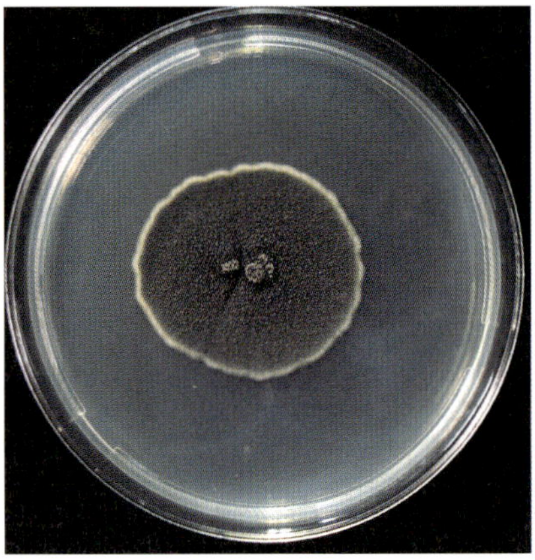

写真 IV － 33 － 1　スコプラリオプシス・ブルムプティ *Scopulariopsis brumptii* の集落　PDA、25℃、21日間培養

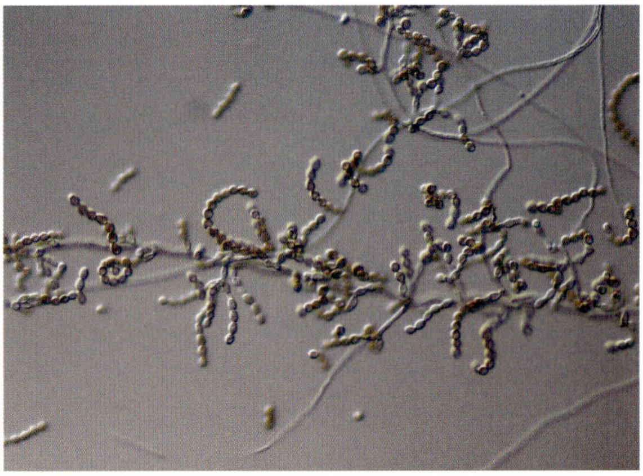

写真 IV － 33 － 2　スコプラリオプシス・ブルムプティ *Scopulariopsis brumptii* の分生子　ラクトフェノール、x 200

2）スコプラリオプシス・ブレビカウリス

Scopulariopsis brevicaulis (Saccardo) Bainier 1907

【生態】土壌真菌で普遍的に生息している。

【集落の形態】発育は速く、フェルト状、粉末状、黄褐色、淡赤褐色の集落を形成する。表面は顆粒状から粉状で淡褐色、淡黄褐色、灰褐色となる。

【顕微鏡的所見】分生子柄 conidiophore の先端部にメツラ metula、その上にアネライド annellide（分生子産生装置の1つ）を形成し、一見ペニシリウム *Penicillium* に似ている。分生子 conidium（大きさは5～8 x 5～7 μm）は球形から洋梨形、培養が進むにつれ表面は粗となる。

【病原性】稀に爪、角膜、外耳道の真菌症の原因菌となる他、免疫不全患者の肺に感染を起こす。
【危険度】日本医真菌学会の「危険度分類表」では**class** 1、環境菌でのランクは「病原度1」

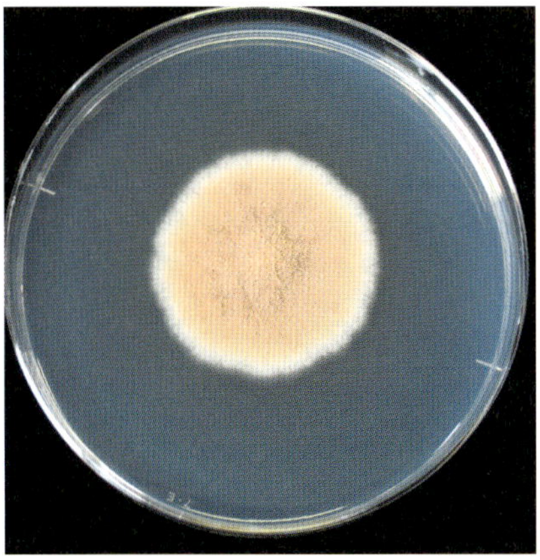

写真 IV － 34 － 1　スコプラリオプシス・ブレビカウリス *Scopulariopsis brevicaulis* の集落　PDA、25℃、14日間培養

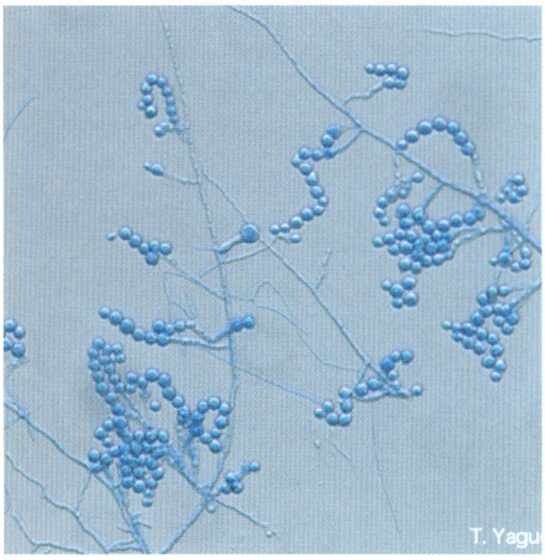

写真 IV － 34 － 2　スコプラリオプシス・ブレビカウリス *Scopulariopsis brevicaulis*　の分生子　ラクトフェノールコトンブルー、x 200（提供：千葉大学真菌医学研究センター矢口貴志博士）

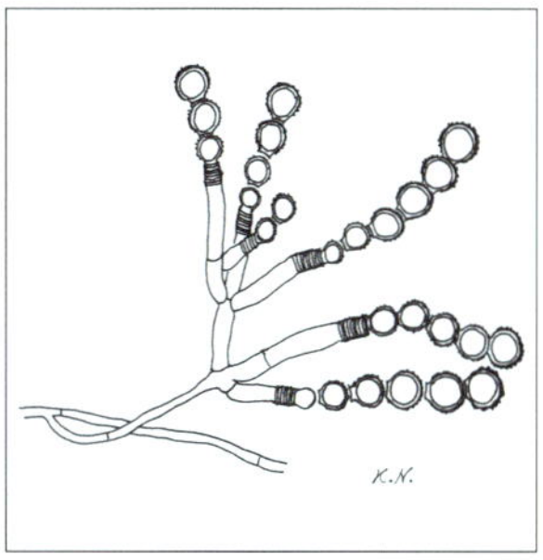

図 IV － 9　スコプラリオプシス・ブレビカウリス *Scopulariopsis brevicaulis* の模式図　環紋とアネロ型分生子

26. スタキボトリス

Stachybotrys Corda 1837

【生態】黒色真菌群の1菌属。中温菌で環境中に広く分布している。セルロース分解性が強く、紙、繊維製品を汚染する。
【集落の形態】集落は薄いフェルト状で灰黒褐色、緑黒色、表面に黒い粉状の胞子塊が観察される。
【顕微鏡的所見】無色の菌糸から暗緑褐色の分生子柄 conidiophore が立ち上がり、頂端に3～7個のフィアライド phialide（分生子産生装置の1つ）を形成する。産生された黒褐色の分生子 conidium は1細胞

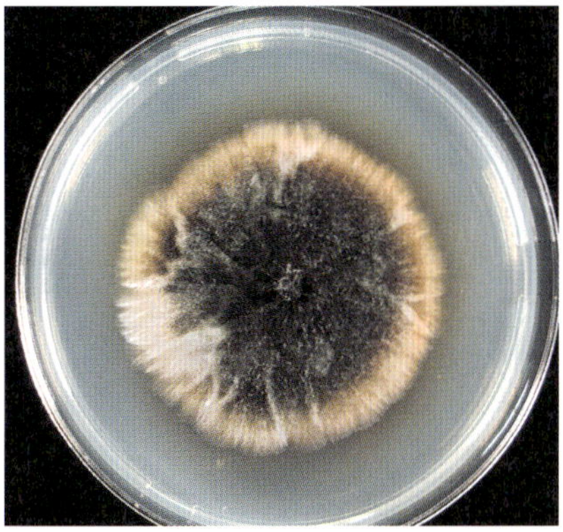

写真 IV － 35 － 1　スタキボトリス・チャルタルム *Stachybotrys chartarum* の集落　PDA、25℃、14日間培養

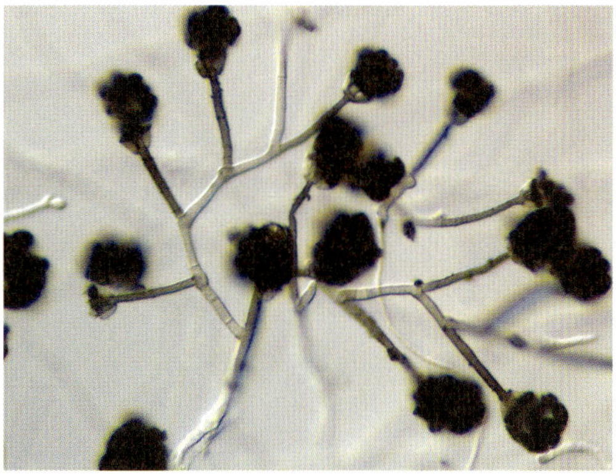

写真 IV － 35 － 2　スタキボトリス・チャルタルム *Stachybotrys chartarum* の分生子の集塊　ラクトフェノール、x 400

性、球形、卵形あるいはレモン形、粘液に包まれフィアライド先端で集塊をなす。

【病原性】通常病原性はない。ただ米国で水に浸かったアパートの地下室に水が引いた後スタキボトリスが大発生し、そこに設置されていた空調機から胞子が各家庭にばらまかれ、乳児の死亡例が報告されている。またタイプ種スタキボトリス・アトラ *Stachybotrys atra* からはカビ毒の産生が報告されている。

【危険度】日本医真菌学会の「危険度分類表」には無し、環境菌でのランクは「病原度１」

27. ステムフィリウム

Stemphylium Wallroth 1833

【生態および病原性】普遍的に生息し、病原性はない。

【集落の形態】発育は中等度、淡褐色、オリーブ緑色から黒色となる。

【顕微鏡的所見】分生子柄 conidiophore は暗黒色、隔壁があり、分枝し、葉脈状となる。先端部は膨らみ、石垣状、淡褐色から黒色の分生子 conidium を形成する。中央部には軽いくびれがあり、表面は粗ぞうあるいは平滑である。

【危険度】日本医真菌学会の「危険度分類表」では class １、環境菌でのランクは「病原度１」

28. スポロトリクム

Sporotrichum Link ex Gray 1821

【生態および病原性】環境中に広く分布する腐生菌。病原性はない。本菌属はスポロトリックス *Sporothrix* と混同されていた。

【集落の形態】発育は中等度、ビロード状から顆粒状、シナモンあるいはピンク色を帯びた淡黄色あるいは橙色の集落を形成する。

【顕微鏡的所見】分生子 conidium は１細胞性、広い基底部をもち、裁断状で、単性し、黄金色の厚い壁をもちレモン形である。また菌糸にかすがい連結 clamp conection が見られる点が特徴となる。

【危険度】日本医真菌学会の「危険度分類表」には無し、環境菌でのランクは「病原度１」

29. スポロトリックス・シェンキイ

Sporothrix schenckii Hektoen et Perkins 1900

【生態】亜熱帯、温帯に生息し、樹木の寄生菌か腐生菌。

【集落の形態】発育は中等度、しわのある湿性膜様集落を形成し、色調は灰白色、培養が進むにつれ灰褐色、黒褐色となる。本菌を栄養に富んだ特別な培地において温度３７℃で培養すると白色から灰白色の酵母様集落を形成する（二形性真菌 dimorphism）。

【顕微鏡的所見】菌糸は無色、幅１～２μmと細く、分生子柄 conidiophore の先端部には点々と小歯 denticleが生じ、鶏のとさか状に膨れている。分生子conidiumは2種類あり前述の小歯上に単生し、全体として花弁状に見えるものと、分生子柄の壁に沿って並んで生じるものがあり、もう1つは菌糸壁の小歯から生じる壁の厚い比較的大きな球形あるいは円錐形の分生子（直径1～3μm）である。

酵母細胞は球形、卵形あるいは葉巻形（大きさは1～3 x 3～10μm）で多極性出芽multiple buddingにより増殖する。

【病原性】病原性が強く、皮膚、皮下組織にリンパ管にそって潰瘍（かいよう）を形成する。

【危険度】日本医真菌学会の「危険度分類表」ではclass 2b、環境菌でのランクは「病原度2b」

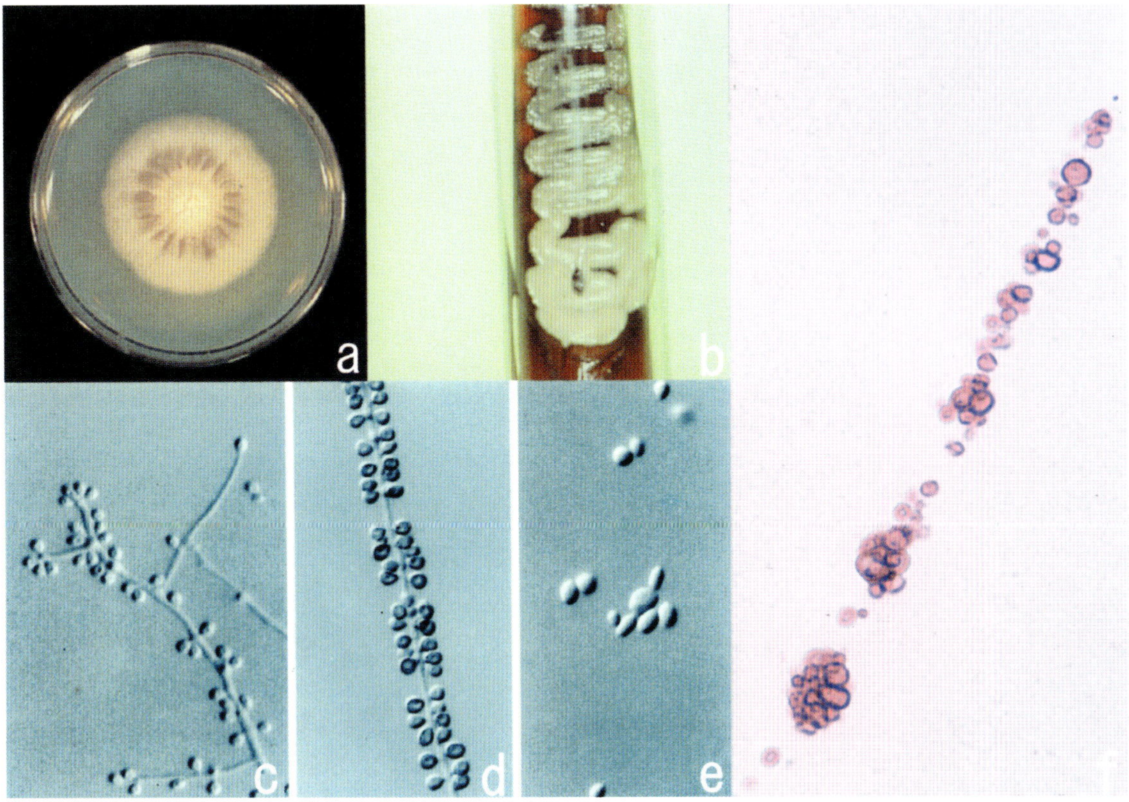

写真IV－36　スポロトリックス・シェンキイ *Sporothrix schenkii*　a: 菌糸状集落、b: 酵母状集落、c・d: 菌糸状集落の顕微鏡写真、e: 酵母細胞、f: 菌糸側壁から酵母細胞が産生される（寒天埋没法）

30. 接合菌類

Zygomycetes

【生態】世界中、普遍的に生息している。病原性接合菌はムーコル（ケカビ）目、エントモフトラ（ハエカビ）目およびモルティエレラ目のいずれかに属する。アブシジア属*Absidia*、ムーコル属*Mucor*、リゾムーコル属*Rhizomucor*、リゾップス属*Rhizopus*、カニングハメラ属*Cunninghamella*はムーコル目に属する。中温菌が多く、病原性菌種は37℃でよく発育し、特にリゾムーコルは55℃で発育可能である。また一部のムーコルは嫌気的条件下では酵母形として発育していく。

一方カニングハメラはムーコル目に属するとはいえ、上記菌種が属するムーコル科ではなくカニングハメラ科に属する。

【集落の形態】 いずれの菌属も発育が速く、４、５日で培地一面を被う。灰白色からクモの巣状、綿飴状の集落を形成する。リゾップスなどではやがて褐色の小顆粒が現れてくる。

【顕微鏡的所見】 菌糸は太く（５～２０μm）、隔壁 septum はほとんど見られない。気生菌糸 aerial hypha（空中に伸びている菌糸）が培地に接したところに根状の菌糸が生じ、この部分を仮根（かこん）rhizoid という。仮根から仮根へと苺のつる状に伸びている菌糸をほふく枝（つる）stolon と呼び、アブシジア、リゾムーコル、リゾップスに見られる（ムーコルには見られない）。なお胞子嚢柄 sporangiophore は分枝する菌（アブシジア、リゾムーコル、ムーコル）と分枝しない菌（リゾップス）がある。

菌糸から伸びた胞子嚢柄の先端には袋状に肥大した胞子嚢 sporangium となり、内部で細胞分裂の結果、胞子嚢胞子 sporangiospore が形成される。胞子嚢内に突出した胞子嚢柄先端部は柱軸（ちゅうじく）columella といい、ムーコルでよく発達している。胞子が成熟し胞子嚢内に充満すると、嚢の壁が破れ胞子嚢胞子は放出される。なおアブシジア、ムーコル、リゾップスでは破れた胞子嚢の付着部がカラー collar となって残る。胞子嚢は各菌属により特徴があり、アブシジアでは洋梨形（直径１０～４０μm）、柱軸は円錐形で胞子嚢柄先端の胞子嚢移行部は漏斗状に肥大し、胞子嚢下嚢（アポフィーシス apophysis）と呼ばれている。なおムーコルおよびリゾムーコルの胞子嚢（直径４０～１００μm）は球形、リゾップス（直径５０～３６０μm）では球形あるいは洋梨形である。

【病原性】 病原性がある菌種が少なからずあり、特に糖尿病、血液疾患などを患っている患者に感染し、生体内、特に血管内で急速に発育、血管壁を破壊し、組織中に侵入していく。侵入門戸は肺、眼窩（がんか）、鼻腔などである。日和見感染症の第３番目あるいは４番目の原因菌となる。

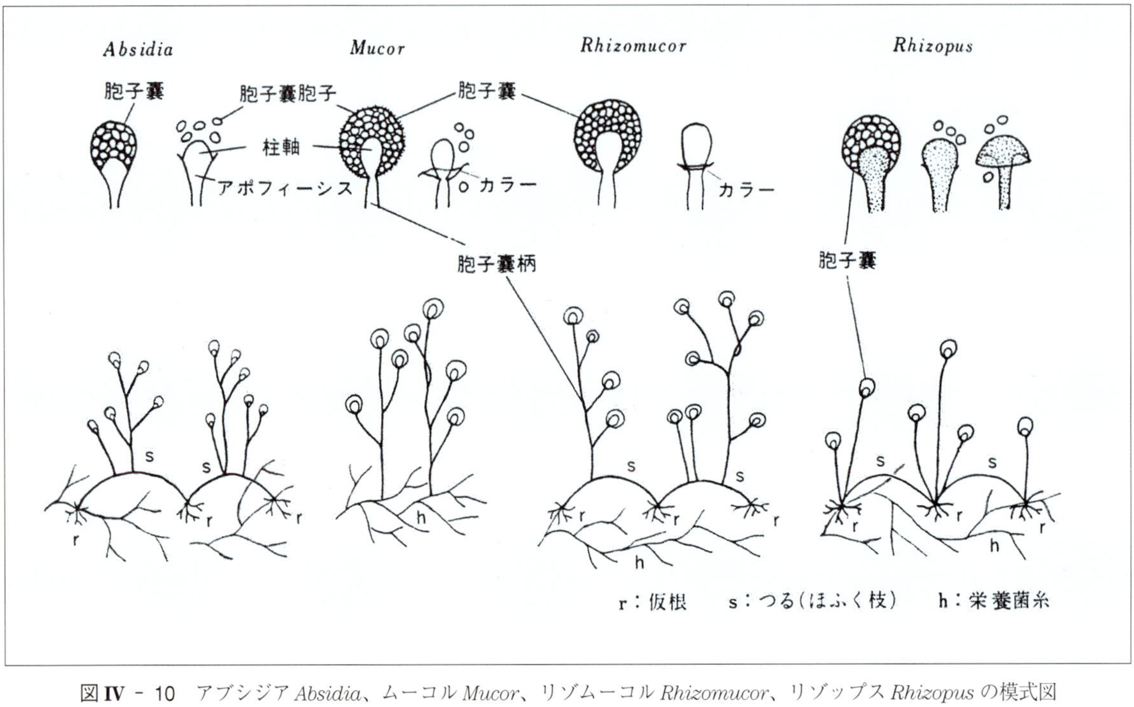

図IV－10　アブシジア *Absidia*、ムーコル *Mucor*、リゾムーコル *Rhizomucor*、リゾップス *Rhizopus* の模式図

1）アブシジア・コリムビフェラ

Absidia corymbifera (Cohn) Sacc. & A. Trotter 1912

【生態】接合菌門 Zygomycota、ムーコル（ケカビ）目 Mucorales、ムーコル（ケカビ）科 Mucoraceae に属する。世界中に普遍的に存在する、土壌および空中真菌 air-borne fungus である。穀類、野菜および果実に腐生する。また堆肥フローラの一員でもある

【集落の形態】最高発育温度は４８～５２℃、発育はきわめて速い。羊毛状で灰白色である。

【顕微鏡的所見】ほふく枝 stolon（つる）は無色から褐色で表面平滑である。ほふく枝の途中から胞子嚢柄 sporangiophore が起こる。胞子嚢柄はほとんど無色、４０～５００ｘ３～１３μm、壁表面は平滑で著しく分枝し胞子嚢柄が胞子嚢 sporangium に移行する部分で膨れている（アポフィーシス apophysis）。胞子嚢は洋梨形で直径１２０μm まで、成熟すると灰色から灰褐色となる。壁は透明で平滑ないしやや粗。柱軸 columella の直径は７～３０μm、カラー collar のあるものとないものがある。小型の柱軸の先端にはしばしば１ないし数個の乳頭状突起がある。胞子嚢胞子 sporangiospore は亜球形から長楕円形、無色あるいはわずかに灰色で、2.5～７ x 2.5～4.5μm、表面平滑である。

　有性生殖を行ない（＋）と（－）株の交配により接合胞子 zygospore を生ずる。接合胞子は球形、褐色を帯び、直径４０～９０μm、表面やや粗、壁は厚く中央部に１～数本の隆起がある。一般にアブシジア属 *Absidia* の接合胞子には支持柄 suspensor から生じた付属支 appendage があるが、本菌種にはない。

【病原性】全身性ムコール症 systemic mucormycosis の主なる原因菌で、牛の流産および鳥類のムーコル症 mucormycosis の原因ともなる。

【危険度】日本医真菌学会の「危険度分類表」では class ２a、環境菌でのランクは「病原度２a」

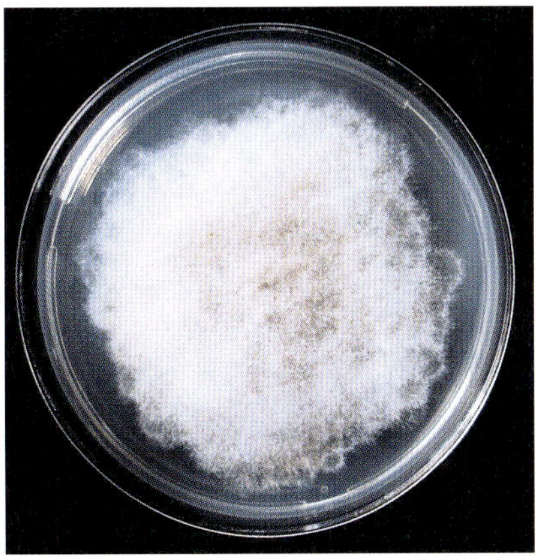

写真 IV－37－1　アブシジア・コリムビフェラ *Absidia corymbifera* の集落　PDA、３７℃、２日間培養

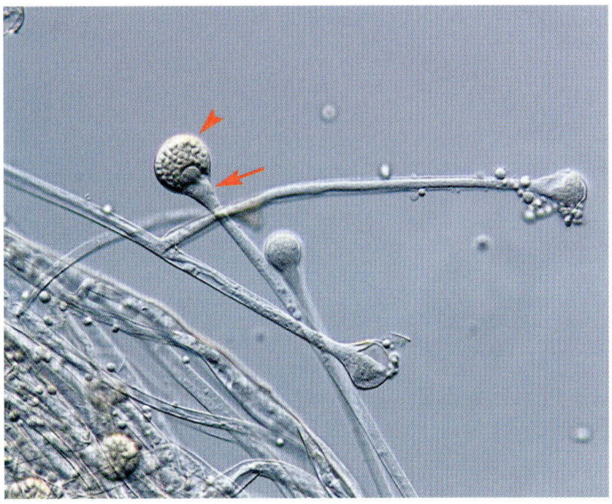

写真 IV－37－2　アブシジア・コリムビフェラ *Absidia corymbifera* の胞子嚢　ラクトフェノール、x 200　矢印はアポフィーシス、矢頭は胞子嚢を示す

2）カニングハメラ

Cunninghamella Matruchot 1903

【生態】世界中普遍的に生息している。接合菌類の１菌属でムーコル（ケカビ）目 Mucorales、カニングハメラ（クスダマカビ）科 Cunninghamellaeae に属する。

【集落の形態】 発育は速く白色綿毛状で培養が進むにつれ中心部から灰色から灰褐色になっていく。最高発育温度は44～46℃。

【顕微鏡的所見】 菌糸は太く隔壁 septum はまばら、胞子嚢柄 sporangiophore が空中に立ち上がり先端が球状に膨らみ頂嚢 vesicle となる。胞子嚢柄は先端や途中でほぼ同じ高さで多数分枝しているのが特徴となる。頂嚢の表面には小柄 pedicel が生じて先端に1細胞性の小胞子嚢が整然と密生する。

【病原性】 カニングハメラは病原性が強く、特にカニングハメラ・ベルトレティアエ *Cunninghamella bertholletiae* は血管侵襲性が強く免疫不全があると患者は短期間に死の転帰をとることが多い。

カニングハメラ・ベルトレティアエ *Cunninghamella bertholletiae* Stadel 1911 およびカニングハメラ・エレガンス *Cunninghamella elegans* Lendner 1908 が原因菌になる。しかしながら、両菌種は同一種カニングハメラ・ベルトレティアエ *C. bertholletiae* とする意見もある。わが国では感染例が増えている。今後注意すべき接合菌である。

【危険度】日本医真菌学会の「危険度分類表」では class 1、環境菌でのランクは「病原度2a」

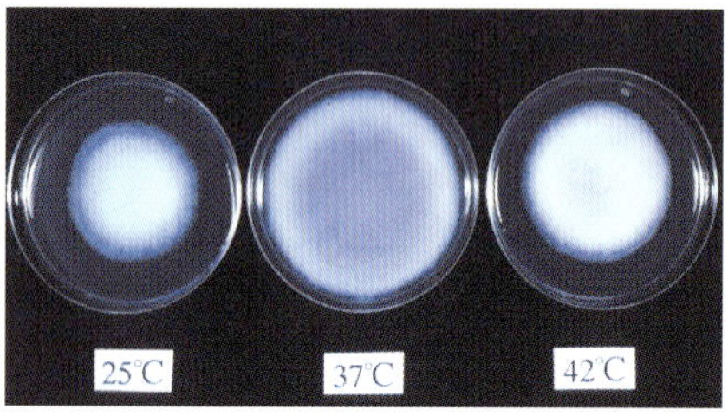

写真 IV－38－1 カニングハメラ・ベルトレティアエ *Cunninghamella bertholletiae* の集落 3日間培養

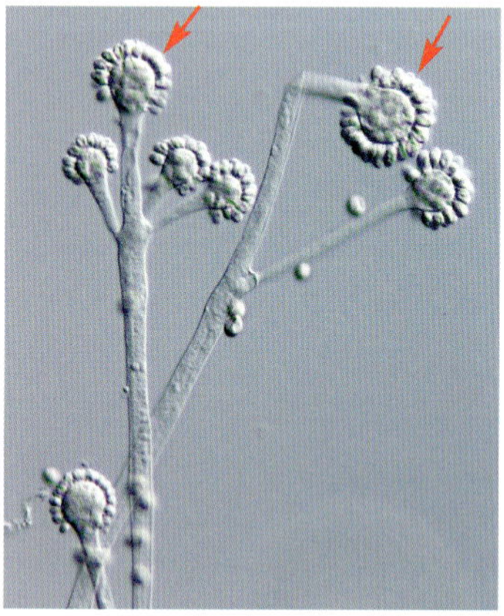

写真 IV－38－2 カニングハメラ・ベルトレティアエ *Cunninghamella bertholletiae* ラクトフェノール、x200 頂嚢に多数の小突起が生じ、その先端に1個の胞子をもつ球形の胞子嚢（矢印）が生じる

3）サクセナエア・バシフォルミス

Saksenaea vasiformis Saksena 1895

【生態】 普遍的に存在している。接合菌門 Zygomycota、ムーコル目 Mucorales、サクセナ科に属する。テレオモルフは不明。最高発育温度は44℃。

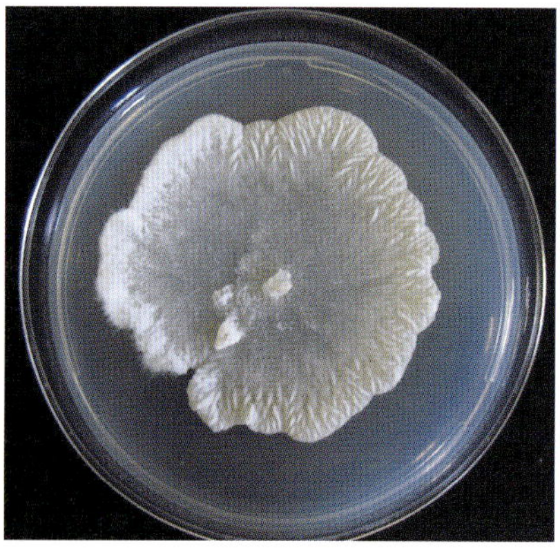

写真 IV－39 サクセナエア・バシフォルミス *Saksenaea vasiformis* の集落 PDA、30℃、3日間培養

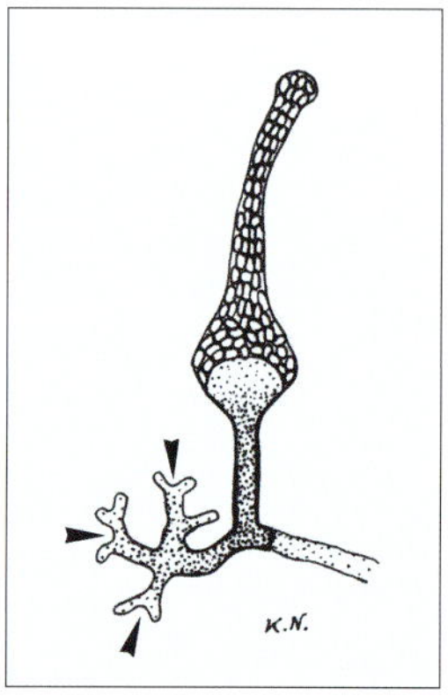

図 IV－11 サクセナエア・バシフォルミス *Saksenaea vasiformis* 烏帽子形の胞子嚢と褐色の胞子嚢柄と仮根（矢頭）

【集落の形態】発育は速く、初め灰黄色、膜様の集落を形成し、やがて周辺部に気生菌糸 aerial hypha が立ち上がり、綿毛状となる。

【顕微鏡的所見】胞子嚢柄（ほうしのうへい）sporangiophore は仮根（かこん）rhizoid と対生する。褐色で短く、上端はアポフィーシス apophysis となる。胞子嚢 sporangium は特徴的で烏帽子（えぼし）形あるいはフラスコ形である。

【病原性】接合菌症 zygomycosis の原因菌の１つで、皮下、眼窩（がんか）の病巣より分離されている。

【危険度】日本医真菌学会の「危険度分類表」には無し、環境菌でのランクは「病原度２a」

４）ムーコル・ラモシッシムス

Mucor ramosissimus Samutsevitsch 1927

【生態】世界中に普遍的に生息している。ムーコル症 mucormycosis の原因菌の１つ。ムーコル・シルシネロイデス *Mucor circinelloides* グループに属する。３６℃での生育は不良。

【集落の形態】発育は速い。灰白色で羊毛状である。

【顕微鏡的所見】胞子嚢柄 sporangiophore は粗でシンポジアル sympodial に次々分枝する。胞子嚢 sporangium は球形から扁平になった球形、黄色から黒色を呈する。大きさは直径８０μm まで。大型のものは扁平な柱軸 columella をもつが、小型のものは柱軸を欠く。胞子嚢胞子 sporangiospore は亜球形、楕円形で淡褐色、大きさは５～８ x ４.５μm である。

【病原性】患者の報告もあるが、病原性はきわめて弱い。

【危険度】日本医真菌の「危険度分類表」では class １、環境菌でのランクは「病原度１」

５）ムーコル・ロウキシイ

Mucor rouxii (Calmette) Wehmer sensu Wehmer 1900

【生態】世界中に普遍的に生息している。ムーコル・ロウキシアヌス *Mucor rouxianus* ともいわれる。ムーコル・インディクス *Mucor indicus* の異名であるが、*rouxii* の方が使用されている。

【集落の形態】発育は速く、集落は淡黄灰色である。本菌種は二形性菌 dimorphic fungi で、低酸素分圧、または単一炭素源としてヘキソース hexose を与えると酵母形になる。

【顕微鏡的所見】胞子嚢柄 sporangiophore は黒褐色、シンポジアル sympodial に分枝する。胞子嚢 sporangium は淡黄褐色、球形で直径は２０～１００μm、柱軸 columella は扁平である。胞子嚢胞子 sporangiospore は亜球形、大きさは４～５μm である。

【病原性】病原性はない。

【危険度】日本医真菌学会の「危険度分類表」では class １、環境菌でのランクは「病原度１」

６）モルティエレラ・ウォルフイ

Mortierella wolfii Mehrotra & Baijal 1963

【生態】接合菌類の１菌種で、モルティエレラ目 Mortierellales、モルティエレラ科 Mortierellaceae に属している。土壌真菌で糞生菌（動物の糞に好んで発育する）である。しばしばニンニク臭を放散する。居住環境からもしばしば分離される。高温菌で４２℃での発育は良好である。

【集落の形態】発育は速い。色調は白色でバラの花びら状である。

【顕微鏡的所見】仮根（かこん）rhizoid から立ち上がる胞子嚢柄 sporangiophore の長さは９０～３５０μm、先端にいくにしたがい細くなり、輪状に分枝し先端に胞子嚢 sporangium をつける。胞子嚢胞子 sporangiospore の壁は平滑、楕円形（4～12 x 2.5～5.5 μm）である。

【病原性】 人に対する病原性はない。牛の胎盤感染の原因菌となる。

【危険度】日本医真菌学会の「危険度分類表」では class 1、環境菌のランクでは「病原度 1」

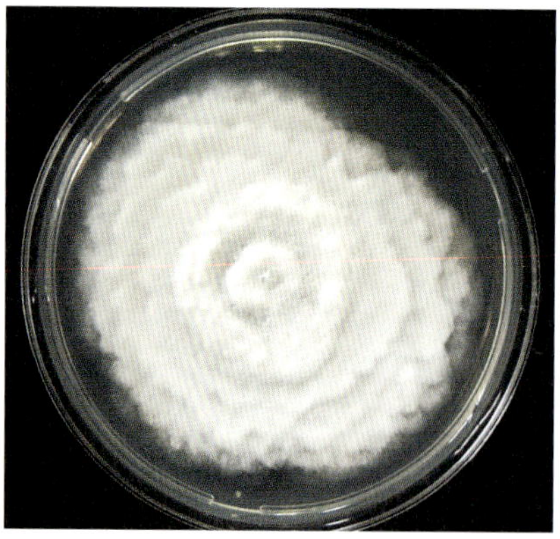

写真 IV － 40　モルティエレラ・ウォルフィ *Mortierella wolfii* の集落　PDA、37℃、3日間培養

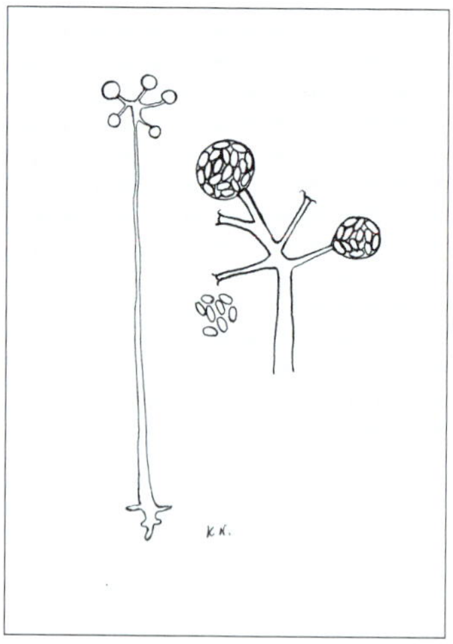

図 IV － 12　モルティエレラ・ウォルフィ *Mortierella wolfii* 胞子嚢柄の先端から不規則に分枝が輪生し、各先端に小さい球形の胞子嚢を形成する。ごく小さいカラーをつけた痕跡的な柱軸が特徴的である。

7）リゾップス・オリザエ

Rhizopus oryzae Went et Prinsen-Geerligs 1895

【生態】 世界中に普遍的に分布しているが、特に熱帯、亜熱帯に生息している。土壌真菌で穀物、果実、野菜にも腐生する。

【集落の形態】 発育は速い。集落は褐色を帯びた灰色、クモの巣状を呈する。培養が進むにつれ褐色の胞

写真 IV － 41 － 1　リゾップス・オリザエ *Rhizopus oryzae* の集落　PDA、25℃、4日間培養

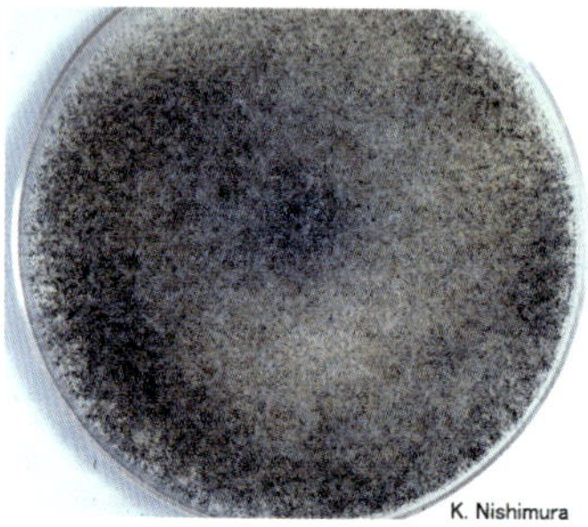

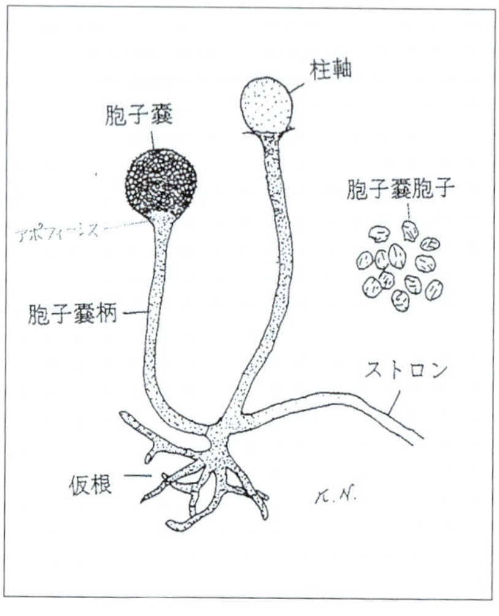

図 IV － 13　リゾップス・オリザエ *Rhizopus oryzae* の模式図

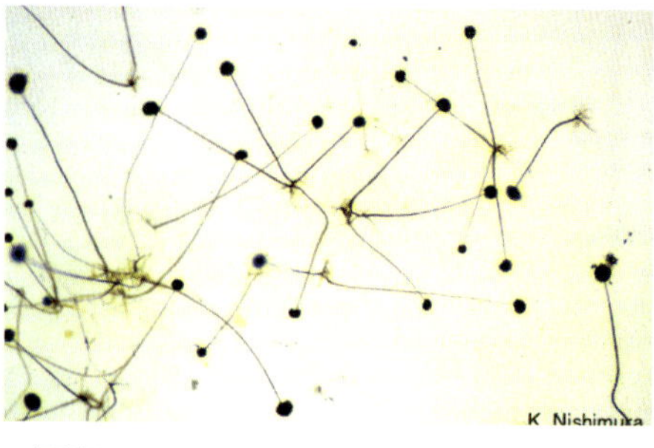

写真 IV － 41 － 2　リゾップス・オリザエ *Rhizopus oryzae* 実体顕微鏡像

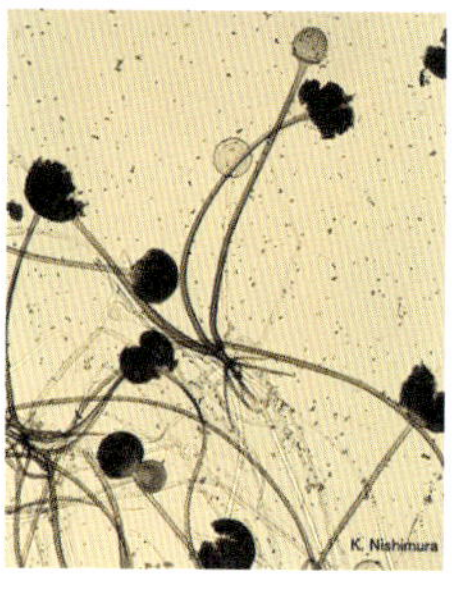

写真 IV － 41 － 3　リゾップス・オリザエ *Rhizopus oryzae* 胞子嚢　ラクトフェノール　x400

子嚢胞子 sporangiospore が表面に多産される。温度42℃～44℃まで発育は可能である。

【顕微鏡的所見】 ほふく枝 stolon（つる）は平滑あるいはやや粗で無色から黄褐色である。仮根（かこん）rhizoid は淡褐色、褐色の胞子嚢柄 sporangiophore は単生または群生（5本まで）、通常分枝しないが2つに分枝していることもある。胞子嚢 sporangium は球形から亜球形（直径50～200μm）、表面は棘状で褐色である。胞子嚢胞子 sporangiospore は球形あるいは卵形、直径30～120μm である。

【病原性】 最も電撃的な感染経過をとる鼻脳ムーコル症 rhinocerebral mucormycosis の唯一の原因菌である。

【危険度】 日本医真菌学会の「危険度分類表」では **class 2a**、環境菌でのランクは「**病原度2a**」

8）リゾップス・ストロニフェル

Rhizopus stolonifer (Ehrenberg) Vuillemin 1902

【生態・病原性】 世界的に普遍的に生息している。稀に病原菌として分離されている。

【集落の形態】 発育は速い。クモの巣状の灰色集落である。最高発育温度は36℃。

【顕微鏡的所見】 仮根（かこん）rhizoid がよく発達し、胞子嚢柄 sporangiophore が3mm と長く、胞子嚢 sporangium の直径が250～275μm と大きい。胞子嚢胞子 sporangiospore は角形、大小があり、直径6～8μm、線条の溝がある。

【危険度】 日本医真菌学会の「危険度分類表」では **class 1**、環境菌でのランクは「**病原度1**」

9）リゾップス・ミクロスポルス

Rhizopus microsporus Tieghem 1875

【生態・病原性】 普遍的に生息している。ごく稀に人や動物の病巣から病原菌として分離される。4変種が報告されている。

【集落の生態】 発育は速い。淡褐色から灰色、高温菌で52℃まで発育する菌種もある。

【顕微鏡的所見】 他のリゾップスと比べて仮根（かこん）rhizoid が単純で胞子嚢柄 sporangiophore が0.5 mm 以内と短く、胞子嚢 sporangium が直径100μm 以内と小さいのが特徴となる。胞子嚢胞子 sporangiospore は亜球形から角形である。

【危険度】 日本医真菌学会の「危険度分類表」では **class 1**、環境菌でのランクは「**病原度1**」

10）リゾムーコル・プシルス

Rhizomucor pusillus (Lindt) Schipper 1978

【生態・病原性】 普遍的に生息している。頻度はあまり高くないが、肺、全身性に感染した症例から原因菌として分離されている。本菌種の特徴は家畜に感染を起こすことであり、特に牛に胎盤感染を起こし、流産の原因となっている。

【集落の形態】 発育は速い。褐色、フェルト状集落を形成する。最高発育温度は54～58℃、最低発育温度は20℃である。

【顕微鏡的所見】 胞子嚢柄 sporangiophore は褐色、幅15μm で基部の壁は粗である。胞子嚢 sporangium は球形、灰色、光沢があり、直径は80μm になる。柱軸 columella は倒卵形、洋梨形で45～38μm である。胞子嚢胞子 sporangiospore は亜球形、直径は3～4μm。

【危険度】日本医真菌学会の「危険度分類表」では**class** 2a、環境菌でのランクは「病原度１」

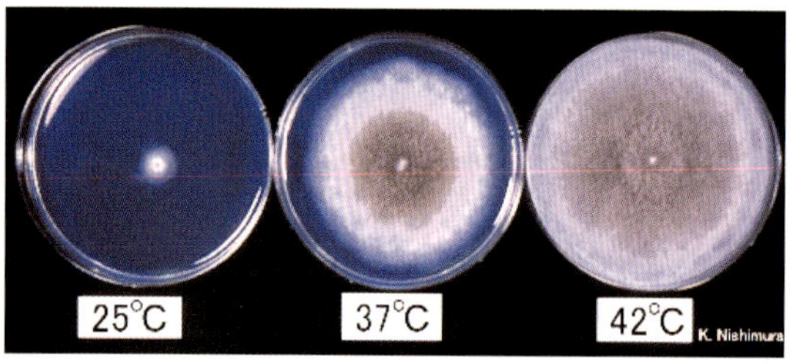

写真 IV － 42 － 1　リゾムーコル・プシルス
Rhizomucor pusillus　各温度での集落
PDA、４日間培養

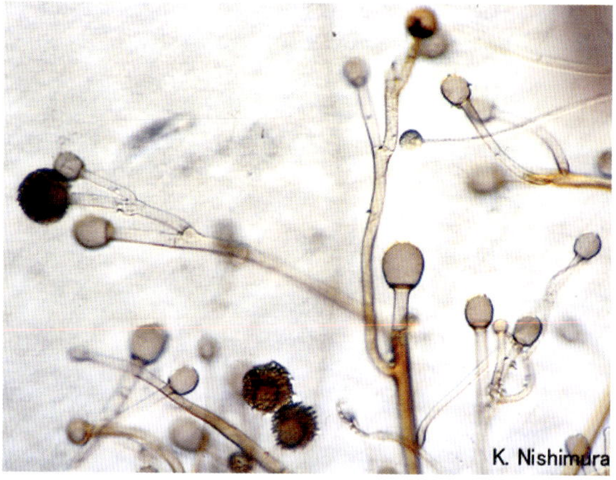

写真 IV － 42 － 2　リゾムーコル・プシルス
Rhizomucor pusillus の胞子嚢　ラクトフェノール、x 400

11）リゾムーコル・ミエヘイ

Rhizomucor miehei (Cooney et Emerson) Schipper 1978

【生態・病原性】普遍的に生息している。きわめて稀に病原菌として分離されている。

【集落の形態】発育は比較的速い。暗緑褐色、フェルト状集落を形成する。最高発育温度は55℃、最低発育温度は24℃である。

【顕微鏡的所見】リゾムーコル・プシルスによく似るが、ほふく枝は幅7μmまでと細く、胞子嚢柄 sporangiophore の幅も7μmと細い。胞子嚢 sporangium は40μmまで、柱軸 columella は28～25μmと小さく、胞子嚢胞子 sporangiospore の直径は2～4μmである。

【危険度】日本医真菌学会の「危険度分類表」には無し、環境菌でのランクは「病原度１」

31. セペドニウム

Sepedonium Link ex Greville 1809

【生態】土壌中に広く生息している。

【集落の形態】発育は比較的速く、淡黄色、フェルト状の集落を形成し菌種によっては黄色の色素が培地に拡散し、また黄色の水滴が集落上に散見される。

【顕微鏡的所見】無色の分生子柄 conidiophore は菌糸様、長短さまざまで、分枝性である。分生子 conidium は大きく、1細胞性、単生する。球形から卵円形で、表面粗、厚い細胞壁をもち、無色から琥珀色である。

【病原性】病原性はない。

【危険度】日本医真菌学会の「危険度分類表」には無し、環境菌でのランクは「病原度１」

32. トリコスポロン

Trichosporon Behrend 1890

【生態】酵母様真菌で普遍的に存在し、炊事場付近、床下など湿性な環境を好む。本菌属は人の正常菌叢の構成菌の１つでもある。近年の属は遺伝子解析により細分化され、多数の菌種が記載されている。

【集落の形態】発育は速く、クリーム色、蝋様、隆起性のしわのある集落を形成する。

【顕微鏡的所見】酵母細胞は球形、亜球形、ソーセージ様とさまざま。仮性菌糸 pseudohypha、真性菌糸 true hypha が見られ、出芽型分生子 blastoconidium および分節型分生子 arthoroconidium を産生する。硝酸塩を資化し、糖発酵性は菌種によりさまざまである。分節型分生子は円筒形、大きさは３～９ｘ２～４μm、ゲオトリクム *Geotrichum* と異なり、分節型分生子は出芽により分生子 conidium を産生する。

【病原性】本菌属のうちトリコスポロン・アサヒイ *Trichosporon asahii* はアレルギー疾患である過敏性肺臓炎の原因にもなり、医学上問題となっている。また近年、日和見真菌症原因菌として重要性が増し、肺その他内臓真菌症、皮膚真菌症、真菌血症を起こすことがある。

１）トリコスポロン・アサヒイ

Trichosporon asahii Akagi ex Sugita ea al. 1995

【生態】自然界に広く分布し、人の正常菌叢にも見られる。従来のトリコスポロン・クタネウムがユビキノンと遺伝子解析の結果から１５種以上に細分され、その中でトリコスポロン・アサヒイ・バライエティ・アサヒイ *Trichosporon asahii* variety *asahii* が最も病原性が高く、内臓、血液、尿などから高頻度に分離されている。

【集落の形態】発育は速く、クリーム色、蝋様、隆起性のしわのある集落を形成する。

【顕微鏡的所見】酵母細胞の他に仮性菌糸 pseudohypha、真性菌糸 ture hypha およびこれから形成される分節型分生子 arthoroconidium の連鎖がみとめられる。分節型分生子は円筒形、大きさは３～９ｘ２～４μm である。ゲオトリクムと異なり分節型分生子は出芽し、１細胞性の出芽型分生子 blastoconidium を

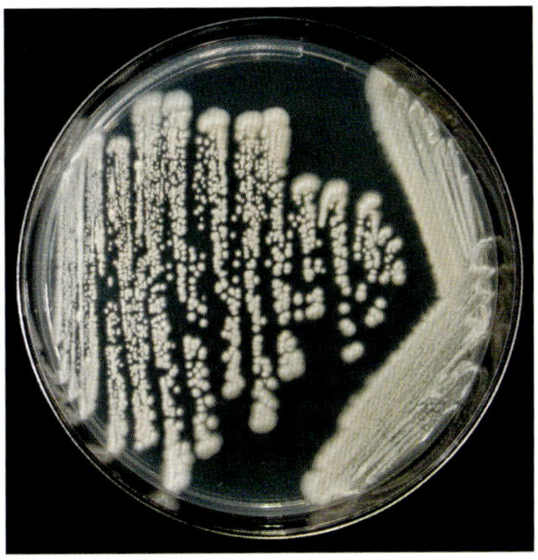

写真 IV － 43 － 1　トリコスポロン・アサヒイ *Trichosporon asahii* の集落　PDA、２５℃、４日間培養

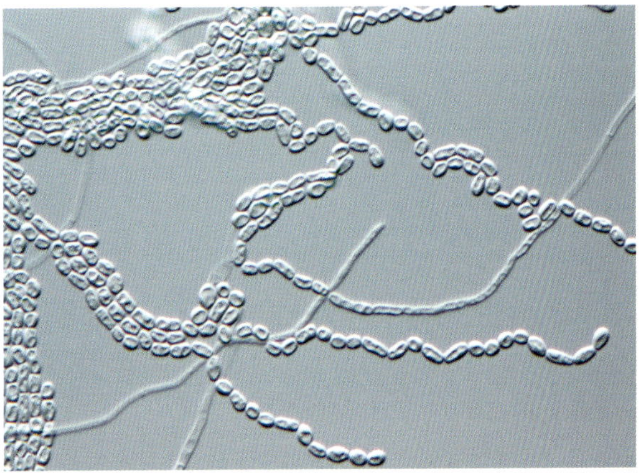

写真 IV － 43 － 2　トリコスポロン・アサヒイ *Trichosporon asahii* の分節型分生子　ラクトフェノール、x 400

産生する。糖発酵能はない。ウレアーゼ試験は陽性、ジアゾニウム・ブルー呈色反応は陽性、ＧＣ含量は５５～６５%と高く、担子菌系酵母であると推測される。

【病原性】最近、日和見感染の原因菌として全身感染症、真菌血症、心内膜炎などが知られるようになり、また過敏性肺臓炎のアレルゲンになり得ることが判ってきた。

【危険度】日本医真菌学会の「危険度分類表」には無し、環境菌でのランクは「病原度２a」

２）トリコスポロン・カピタツム

Trichosporon capitatum Diddens et Lodder 1942

【生態】自然界に広く存在し、人の正常菌叢の一員として生息していることもある。

【集落の形態】トリコスポロン・ベイゲリイ *Trichosporon beigelii* と類似する。

【顕微鏡的所見】酵母細胞は楕円形、ソーセージ形、大きさは７.４～１２.３ x ３.５～６.７μm、仮性菌糸 pseudohypha と真性菌糸 true hypha も混在する。後者は分節化し分節型分生子 arthoroconidium に変わる。隔壁 septum あるいは菌糸先端部から菌糸内部に出芽して内生胞子 endospore を生ずる。ウレアーゼ、ギアゾニウム・ブルーB呈色反応は陰性、GC含量は約３２%と低く、子嚢菌系であることが推測される。

【病原性】稀に日和見真菌感染の原因菌として真菌血症、全身感染症の患者から分離されている。

【危険度】日本医真菌学会の「危険度分類表」では class １、環境菌でのランクは「病原度１」

３）トリコスポロン・クタネウム

Trichosporon cutaneum (de Beurmann et al.) Ota 1926

一時期トリコスポロン・ベイゲリイ *Trichosporon begelii* が正名とされたが、現在は用いられていない。かつての‘cutaneum’が細分化され、一部の菌株が狭義のトリコスポロン・クタネウムとして残されたためである。

【病原性】皮膚感染と白色砂毛 white piedra の原因菌となる。

【危険度】日本医真菌学会の「危険度分類表」には無い、環境菌でのランクは「病原度1」

---

33. トリコテシウム

Trichothecium Link ex Gray 1821

【生態】普遍的に存在する腐生菌。

【集落の形態】発育は速く、ピンク色の顆粒状集落を形成する。

【顕微鏡的所見】菌糸より分生子柄 conidiophore は直立し、ジグザクしながら２細胞性の分生子 conidium を産生し先端に分生子が着生すると成長を止める。分生子は棍棒形から卵円形、無色から淡い色を呈し、互い違いに生ずる。

【病原性】病原性はない。

【危険度】日本医真菌学会の「危険度分類表」には無し、環境菌でのランクは「病原度１」

34. トリコデルマ

Trichoderma Persoon 1801

【生態】 土壌中に普遍的に生息している。木材を腐食し、椎茸栽培の汚染菌となる。セルラーゼ活性が高く、同酵素の生産に用いられている。9菌種が報告されており、トリコデルマ・ビリデ *Trichoderma viride* が代表的菌種である。

【集落の形態】 発育は速く、集落は初め白色扁平、やがて羊毛状になり、表面に点々と緑色の分生子 conidium の塊が見られる。

【顕微鏡的所見】 菌糸より直立した分生子柄 conidiophore は輪生状に分枝し、次いでその先端部にフィアライド phialide と呼ばれる分生子産生装置が形成され、緑色の分生子 conidium が次々と産生し、分生子は先端部で集塊をなす。

【病原性】 病原性はない。

【危険度】 日本医真菌学会の「危険度分類表」には無し、環境菌でのランクは「病原度１」

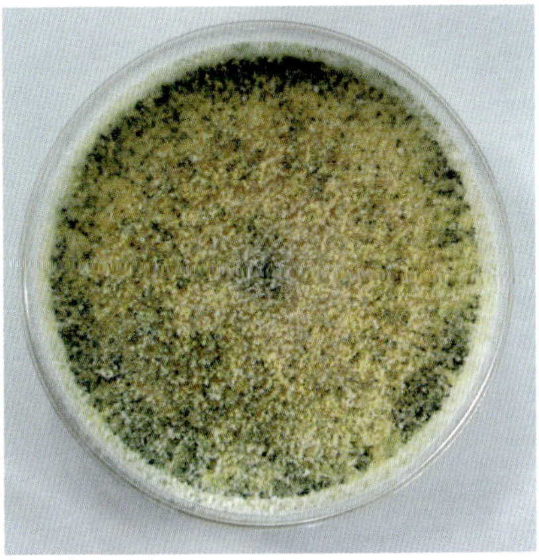

写真Ⅳ－44－1　トリコデルマ *Trichoderma* sp.の集落　PDA、25℃、7日間培養

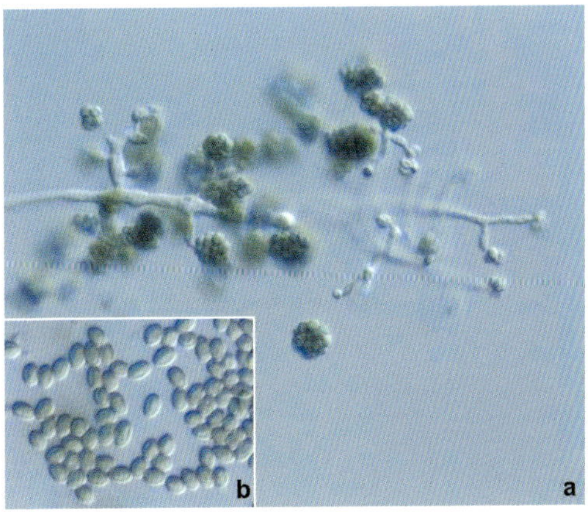

写真Ⅳ－44－2　トリコデルマ *Trichoderma* sp.の分生子　a: ラクトフェノール　x 200、b: ラクトフェノール、x 600

35. ドレクスレラ

Drechslera Ito 1930 nom. cons.

【生態】 黒色真菌群の１菌属で、普遍的に存在している。なお1986年にはドレクスレラ・ハワイエンシス *Drechslera hawaiiensis* とドレクスレラ・スピシフェラ *Drechslera spicifera* はそれぞれビポラリス *Bipolaris* 属へ、ドレクスレラ・ロストラータ *Drechslera rostrata* はエクセロヒルム *Exserohilum* 属に移されている。本属ではドレクスレラ・ビセプタータ *Drechslera biseptata* が唯一の病原菌種となっている。

【集落の形態】 発育は速く、集落はビロード状から羊毛状、初め白色、培養が進むにつれ、黄褐色から黒色に変わる。

【顕微鏡的所見】 褐色な分生子柄 conidiophore は関節状に屈曲しながら伸びシンポジアル sympodial に分生子 conidium を着生する。分生子は４～８細胞性のポロ型分生子、紡錘形から円筒形、淡褐色から暗褐色で均一に着色する。

【病原性】 ドレクスレラ・ビセプタータが副鼻腔炎から分離されている。ビポラリス・ハワイエンシス、エクセロヒルム・ロストラーツム、ビポラリス・スピシフェラが皮下組織の病変、内臓病変および副鼻腔や頭蓋骨洞の菌球 fungus ball、角膜真菌症 keratomycosis より分離されている。

【危険度】 日本医真菌学会の「危険度分類表」では class １、環境菌でのランクは「病原度１」

36. ニグロスポラ

Nigrospora Zimmerman 1902

【生態および病原性】 黒色真菌群の１菌属で広く分布している。病原性はないが、アレルギー疾患のアレルゲンとなることがある。

【集落の形態】 発育は速く、羊毛状で暗緑灰色の集落を形成する。

【顕微鏡的所見】 菌糸は暗緑褐色、先端や側壁に先端が腫大した淡色の短い分生子柄 conidiophore を形成し、その先端に黒色でやや平たい球形（厚い凸レンズ様）の分生子 conidium を着生する。分生子の大きさは直径１２～２２μm。

【危険度】 日本医真菌学会の「危険度分類表」には無し、環境菌でのランクは「病原度１」

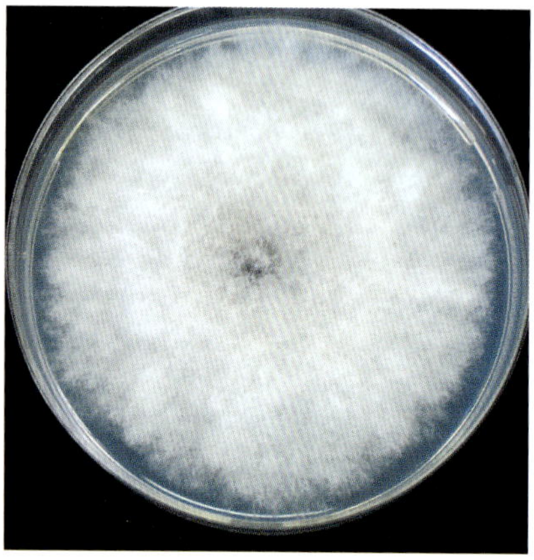

写真 IV － 45 － 1 ニグロスポラ *Nigrospora* sp.の集落 PDA、２５℃、４日間培養

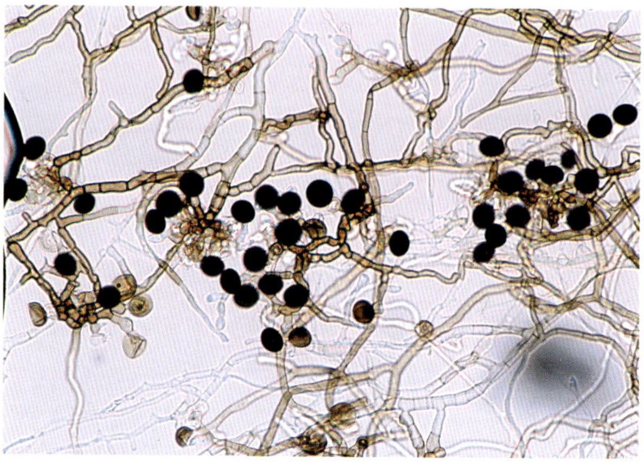

写真 IV － 45 － 1 ニグロスポラ *Nigrospora* sp. ラクトフェノール、x 600

37. ネオサルトリア

Neosartorya Malloch et Cain 1972

【生態および病原性】 普遍的に生息している。アスペルギルス・フミガーツス *Aspergillus fumigatus* と酷似し、以前は混同されていた。病原性があり稀であるが日和見真菌感染症の原因菌となる。

【集落の形態】 発育は速く、培養が進むにつれ青緑色となる。アスペルギルス・フミガーツスのテレオモルフはネオサルトリア・フィシェリィ *Neosartorya fischeri* と推測されていたが、現在は否定されている。

【顕微鏡的所見】 菌糸より分生子柄 conidiophore が伸び、その先端に頂嚢 vesicle を形成、表面に一段のフィアライドが並び、分生子 conidium を産生、分生子連鎖を形成する。本菌属は有性生殖により１５０～２００μm の閉子嚢殻（へいしのうかく）cleistothecium を形成し、子嚢は８個の子嚢胞子を含有し、球形で１０～１３μm、壁は薄く消失しやすい。子嚢胞子はレンズ形、無色で赤道部に土星の輪のような隆起が２つある。

【危険度】 日本医真菌学会の「危険度分類表」には無し、環境菌のランクでは「病原度１」

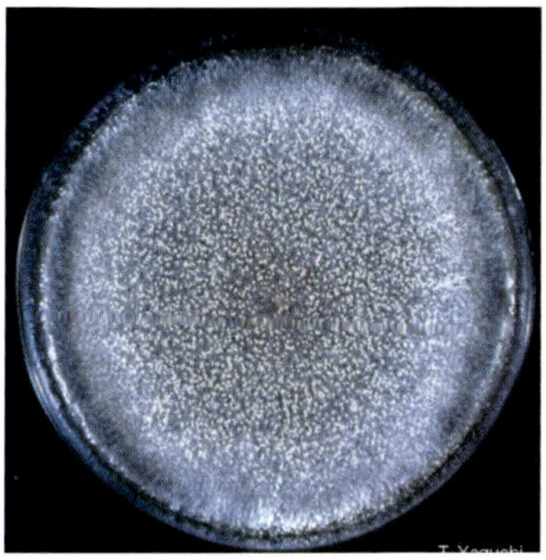

写真Ⅳ－46－1 ネオサルトリア・フィッシェリイ *Neosartoria fischerii* の集落 MEA（麦芽エキス寒天培地）、２５℃、４５日間培養。白色の小顆粒は閉子嚢殻である（提供：千葉大学真菌医学研究センター矢口貴志博士）

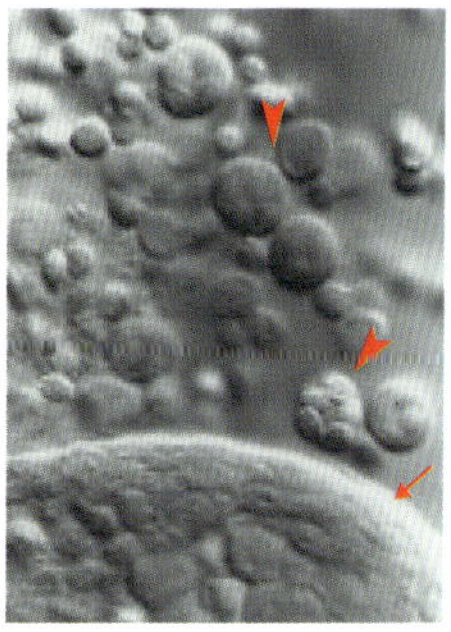

写真Ⅳ－46－2 ネオストリア・フィッシェリイ *Neosartoria fischerii* ラクトフェノール、x 400、矢印は閉子嚢殻、矢頭は子嚢を示す（提供：千葉大学真菌医学研究センター矢口貴志博士）

38. パエシロミセス

Paecilomyces Bainier 1907

【生態および病原性】 ペニシリウム *Penicillium* に近縁の菌属。普遍的に存在し、室内を汚染する。中温菌で発育最高温度は４５～５５℃、病原性があり、代表菌種としてパエシロミセス・リラシヌス *Paecilomyces lilacinus*、パエシロミセス・バリオッティ *Paecilomyces variotii* が挙げられる。

【集落の形態】 発育は速く集落はフェルト状、綿毛状、粉状、色調は黄色、黄緑色、黄緑褐色、ピンク色あるいは赤紫色と多彩である。

【顕微鏡的所見】 顕微鏡的には分生子柄 conidiophore は先端で分枝し、対生、群生または輪生しペニシルス penicillus（箒状体）を形成、先端に分生子産生装置の１つであるフィアライド phialide をつける。このフィアライドは基部が膨らみ先端に向かって細くなる。分生子 conidium は１細胞性、無色から暗色、卵円形から紡錘形で連鎖を形成している。

1）パエシロミセス・バリオッティ

Paecilomyces variotii Bainier 1907

【生態および病原性】普遍的に生息している。角膜真菌症 keratomycosis、内眼球炎、ごく稀に心内膜炎から分離されている。

【集落の形態】発育は速く、粉状あるいは綿毛状、黄緑色、黄緑褐色、甘い芳香のある集落を形成する。

【顕微鏡的所見】菌糸の壁はやや厚く、幅３.０～５.５μｍと太い。菌糸先端や介在性に褐色の厚膜胞子 clamydospore を産生する。分生子柄 conidiophore は輪生したり、不規則に枝分れし、各先端部に２～７個のフィアライド pyialide をつける。フィアライドは円筒形、長楕円形、大きさは１２～２０x 2.5～5.0μm、先端は先細りになり頸部となる。分生子 conidium は黄色または黄褐色、亜球形、楕円形、棍棒状で大きさは3.2～5.0 x 2.0～4.0μm、表面平滑である。

【危険度】日本医真菌学会の「危険度分類表」では class １、環境菌のランクでは「病原度１」

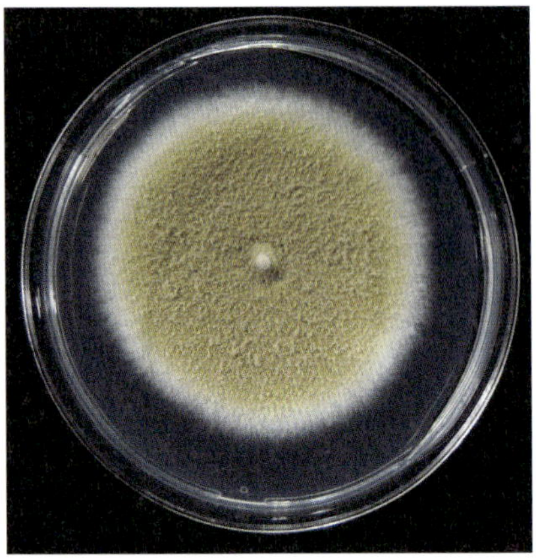

写真 IV - 47 - 1　パエシロミセス・バリオッティ *Paecilomyces variotii* の集落　PDA、２５℃、１４日間培養

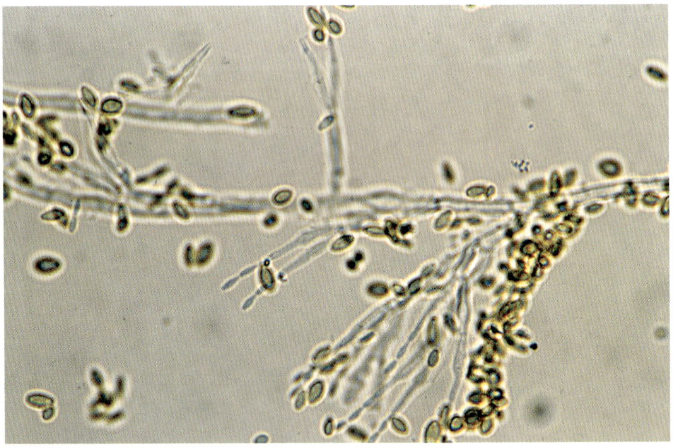

写真 IV - 47 - 2　パエシロミセス・バリオッティ *Paecilomyces variotii*　ラクトフェノール、x 400

2）パエシロミセス・リラシヌス

Paecilomyces lilacinus (Thom) Samson 1974

【生態および病原性】角膜真菌症 keratomycosis の主要原因菌の１つで、眼内炎、皮下病巣からもときに分離される。本菌種はパエシロトキシン paecilotoxin と名づけられた低分子毒素を産生する。

【集落の形態】発育は速く、綿毛状、赤紫色の集落を形成する。

【顕微鏡的所見】菌糸は無色、壁は平滑、幅２.５～４.０μｍである。分生子柄 conidiophore は単生あるいはゆるい束を成す。黄色から紫色、壁はやや厚く表面は粗、先端で分

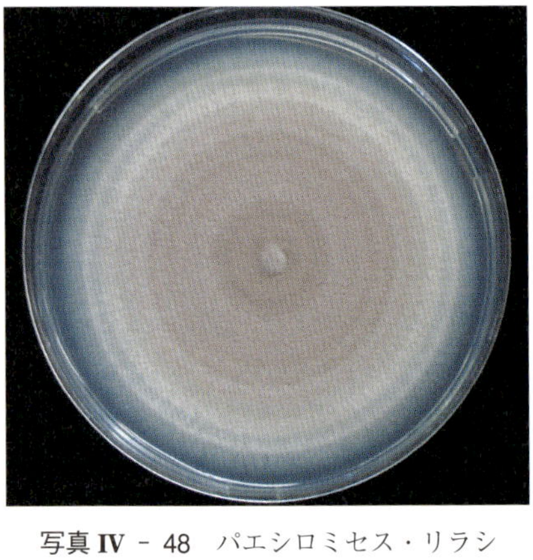

写真 IV - 48　パエシロミセス・リラシヌス *Paecilomyces lilacinus* の集落　PDA、２５℃、１４日間培養

枝を３、４段輪生し、各分生子 conidium 先端に２～４個のフィアライド phialide を着生する。フィアライドは7.5～9.0 x 2.5～3.0 μm、基部は膨らみ、先細りになり、細い頸部となる。分生子は楕円形、紡錘形で無色から紫色、表面平滑か粗、大きさは2.5～3.0 x 2.0～2.2 μm である。各分生子鎖 conidial chain は拡がり互いにもつれあう。厚膜胞子 clamydospore の形成はない。

【危険度】日本医真菌学会の「危険度分類表」では **class** 1、環境菌のランクでは「病原度１」

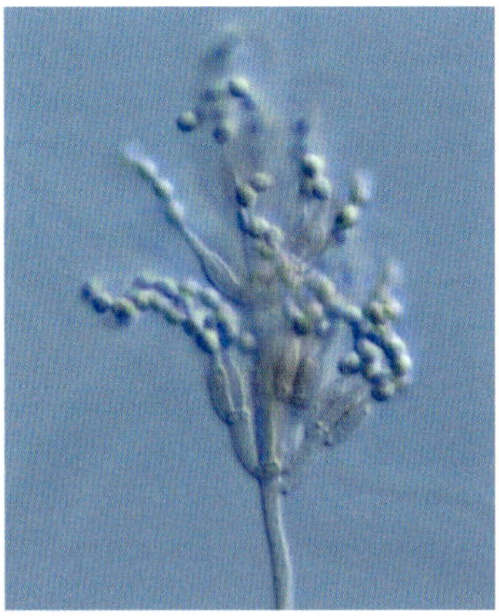

写真 **IV** - 49 パエシロミセス・リラシヌス *Paecilomyces lilacinus* ラクトフェノール、x400

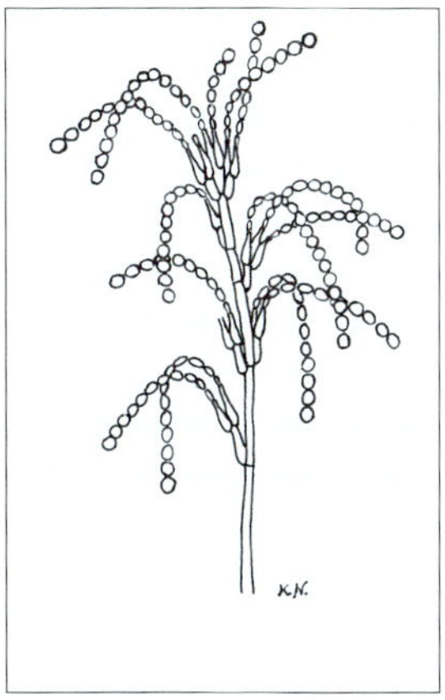

図 **IV** - 14 パエシロミセス・リラシヌス *Paecilomyces lilacinus* の模式図

39. 皮膚糸状菌

dermatophyte

皮膚糸状菌症（白癬）の原因菌であり、現在約３0種が知られている。これら菌種はおもに大分生子の形態によりミクロスポルム（小胞子菌）*Microsporum*、トリコフィトン（白癬菌）*Trichophyton*、エピデルモフィトン（表皮菌）*Epidermophyton* に分けられている。

現在まで判明しているテレオモルフ（有性世代）はすべてアルスロデルマ属 *Arthroderma* に属する。

１）エピデルモフィトン

Epidermophyton Sabouraud 1907

皮膚糸状菌の１つでエピデルモフィトン・フロッコースム *Epidermophyton floccosum* がただ１つの菌種である。

①エピデルモフィトン・フロッコースム

Epidermophyton floccosum (Harz) Langeron et Milochevitch 1930

【生態】患者の居間、風呂場の入り口に置いてあるマットなどから分離されている。

【集落の形態】発育はやや遅く、ビロード状から羊毛状、培養が進むにつれスエード状になり、中心にしわがよってくる。集落の色調はカーキ色からオリーブ色あるいは黄褐色。

【顕微鏡的所見】大分生子 macroconidium のみ観察される。棍棒形で３～５細胞性、大きさは５～１２x ８～４０μm となる。表面平滑で単生およびバナナの房状に群生する。小分生子は産生されない。

【病原性】好人性皮膚糸状菌で陰股部、足部に感染し、陰股部白癬 tinea cruris、足白癬 tinea pedis、爪白癬 tinea unguium になる。毛髪は侵さない。毛髪穿孔テスト hair perforation は陰性である。

【危険度】日本医真菌学会の「危険度分類表」では **class 2a**、環境菌でのランクは「病原度 2 **a**」

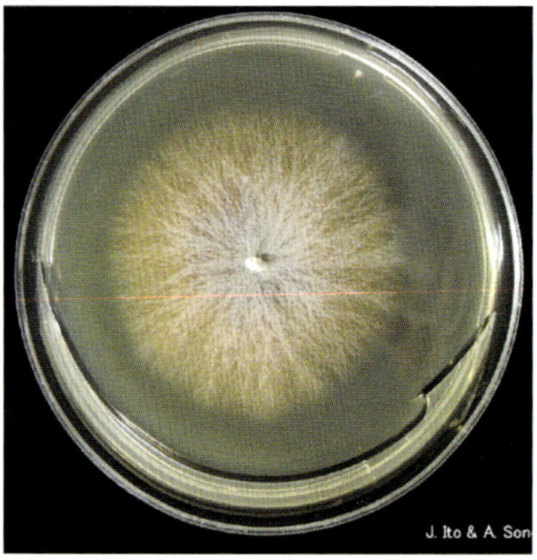

写真 IV - 50 - 1　エピデルモフィトン・フロッコースム *Epidermophyton floccosum* の集落　SDA、25℃、14日間培養

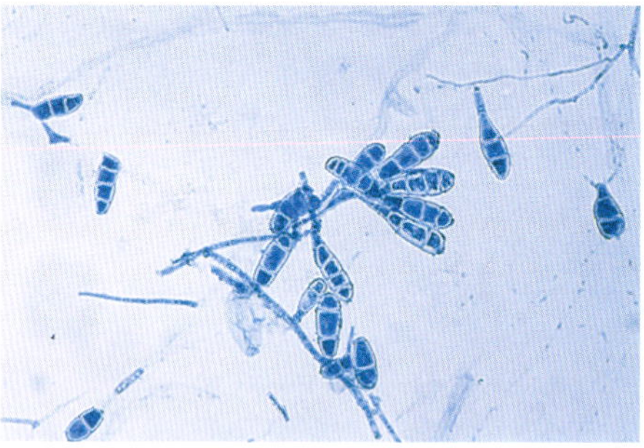

写真 IV - 50 - 2　エピデルモフィトン・フロッコースム *Epidermophyton floccosum* 大分生子　ラクトフェノールコトンブルー、x 400

2）トリコフィトン

Trichophyton Malmsten 1845

皮膚糸状菌（白癬菌）と総称される菌群の１菌属、俗にいう水虫、タムシ、インキン、シラクモなどの原因菌である。代表的菌種としてはトリコフィトン・メンタグロフィテス *Trichophyton mentagrophytes*、トリコフィトン・ルブルム *Trichophyton rubrum*、トリコフィトン・シェーンライニィ *Trichophyton schoenleinii*、トリコフィトン・トンスランス *Trichophyton tonsurans*、トリコフィトン・ビオラセウム *Trichophyton violaceum* などが挙げられる。

発育は速いものから遅いものまであり、全体的にみると中等度である。集落は白色綿毛状あるいは粉状で、トリコフィトン・ルブルムの場合、培養が進むにつれ紅色になっていく。大小の分生子 conidium を産生し、大分生子 macroconidium はソーセージ形あるいはペンシル形で、表面は平滑、細胞壁は薄い。小分生子 microconidium は球形、洋梨形あるいは棍棒形である。

①トリコフィトン・トンスランス

Trichophyton tonsurans Malmsten 1845

【生態および病原性】特にヨーロッパ、両アメリカ大陸、アジア大陸においてブラック・ドット・リングワーム black dot ringworm、頭部白癬などから分離されている。日本では稀であったが、近年、柔道選手などが欧米で感染し、日本で感染が拡がっている。好人性で毛内菌 endothrix である。

【集落の形態】集落は扁平あるいはしわがより粉状、フェード状で色調はクリーム色、灰色、黄褐色、黄色とさまざまである。

【顕微鏡的所見】顕微鏡的には大分生子 macroconidium の産生は少ない。２つの形があり、棍棒状、３～４細胞性、大きさが約 28 x 10 μm のものと、もう１つは大きく、９細胞性までのものがある。壁は厚く、不整形で細胞はバラケやすい。小分生子 microconidium は豊富で他のトリコフィトンと比べて大きく（3～7 x 2～7μm)、形も種々で、糸状、涙滴形、棍棒形、風船玉形、有茎性でマッチの軸状に見える。菌糸側壁に並んで生じたり、集塊をなす場合もある。分節型分生子 arthoroconidium、らせん体 racemate が観察される。テレオモルフは不明。

【危険度】 日本医真菌学会の「危険度分類表」では **class** 2a、環境菌でのランクは「病原度2a」

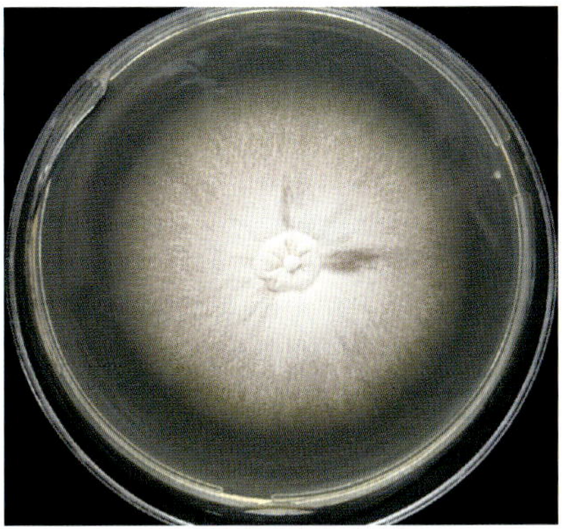

写真 IV - 51 - 1 トリコフィトン・トンスランス *Trichophyton tonsurans* の集落 PDA、25℃、14日間培養

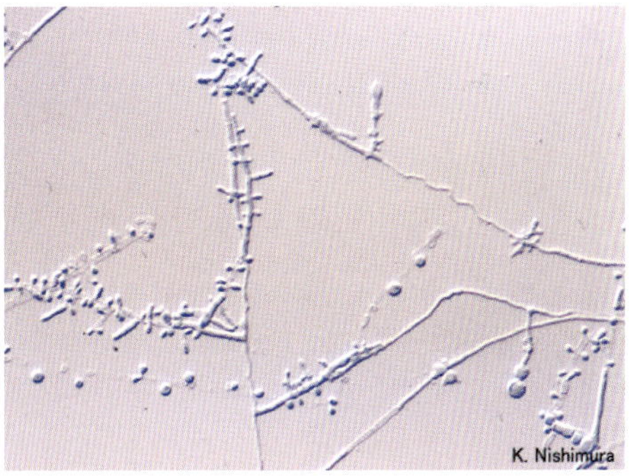

写真 IV - 51 - 2 トリコフィトン・トンスランス *Trichophyton tonsurans* 分生子 ラクトフェノール、x 200

②トリコフィトン・ベルコースム

Trichophyton verrucosum Bodin 1902

【生態および病原性】 皮膚糸状菌症の原因菌の１つで、好獣性である。おもに牛の皮膚糸状菌症から分離され、酪農家に感染例が多く見られる。

【集落の形態】 発育は遅い。初め無毛性、次第に隆起すると同時にしわができ、塊状となる。色調は白色、ときにサーモン色から黄色となる。温度37℃での発育は良好で、栄養素としてチアミンを要求する。なお株によりイノシトールを要求するものもある。毛髪穿孔テスト hair perforation は陰性。

【顕微鏡的所見】 顕微鏡的には大分生子 macroconidium はきわめて稀である。富栄養培地でときに産生さ

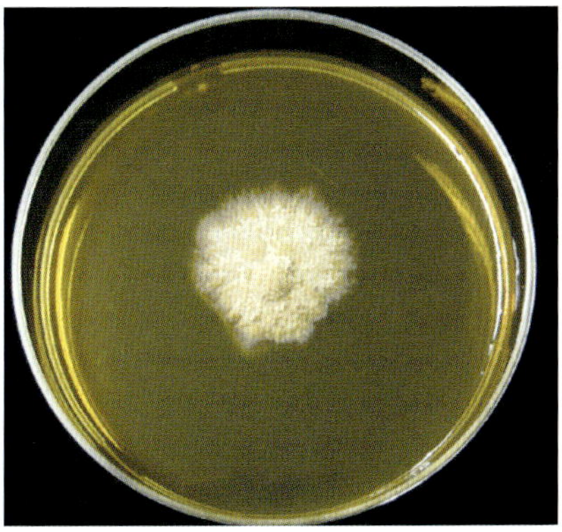

写真 IV - 52 - 1 トリコフィトン・ベルコースム *Trichophyton verrucosum* の集落 SDA、25℃、28日間培養

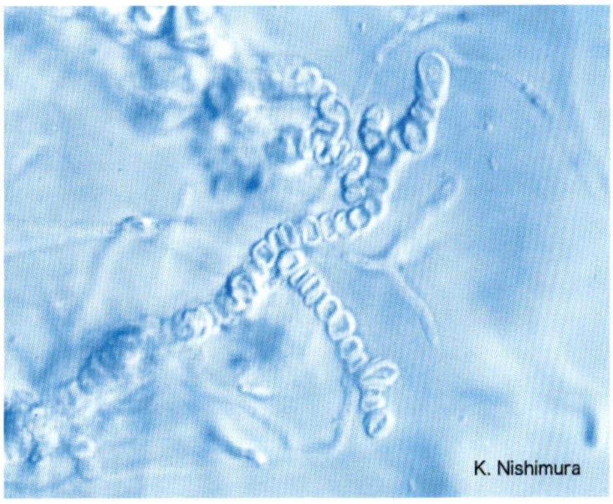

写真 IV - 52 - 2 トリコフィトン・ベルコースム *Trichophyton verrucosum* の厚膜胞子の連鎖 ラクトフェノールコトンブルー、x 600

れる。紡錘形で先端部は先細り、4～7細胞よりなり壁は薄く、表面は平滑である。小分生子 microconidium の着生も悪い。1細胞性で卵円形から洋梨形である。厚膜胞子 clamydospore が多数産生されるのが特徴的である。

【危険度】日本医真菌学会の「危険度分類表」では **class** 2a、環境菌でのランクは「病原度 2a」

③トリコフィトン・メンタグロフィテス

Trichophyton mentagrophytes (Robin) Blanchard 1896

【生態】皮膚糸状菌症（白癬）の主要原因菌の1つで、分布は世界的である。多くの菌株は好獣性 zoophilic であるが、白色綿毛状の菌株は好人性 anthropophilic である。本菌種のテレオモルフはアルスロデルマ・ベンハミアエ *Arthroderma benhamiae* とアルスロデルマ・バンブルーセゲミ *Arthro-derma vanbreuseghemi* の2菌種があり、北欧の菌株はアルスロデルマ・ベンハミアエと、日本を含めた温帯、亜熱帯の菌株はアルスロデルマ・バンブルーセゲミと交配が成立する傾向がある。

【集落の形態】発育は中等度。集落は扁平、粉状あるいは綿毛状で白色から淡黄色を呈する。粉状の集落の場合、同心円状の輪が形成されることがある。毛髪穿孔テスト hair perforation は陰性、発育にニコチン酸を要求しない。従来、白色綿毛状の集落を形成する菌は独立種トリコフィトン・インテルジギターレ *Trichophyton interdigitale* としていたが、交配試験の結果、トリコフィトン・メンタグロフィテスの1変種であることが判明した。

【顕微鏡的所見】大分生子 macroconidium は比較的に少ない。3～8細胞性、棍棒状から葉巻型で大きさは18～50 x 4～12 μm、壁は薄く表面平滑である。

小分生子 microconidium は豊富に産生され、1細胞性、球形、亜球形、大きさは3～4 x 2～3 μm、ブドウの房状に産生されているものと、菌糸側壁に単生しているものがある。またコイル状の菌糸（らせん体 racemate）がしばしば認められる。

【危険度】日本医真菌学会の「危険度分類表」では **class** 2a、環境菌でのランクは「病原度 2a」

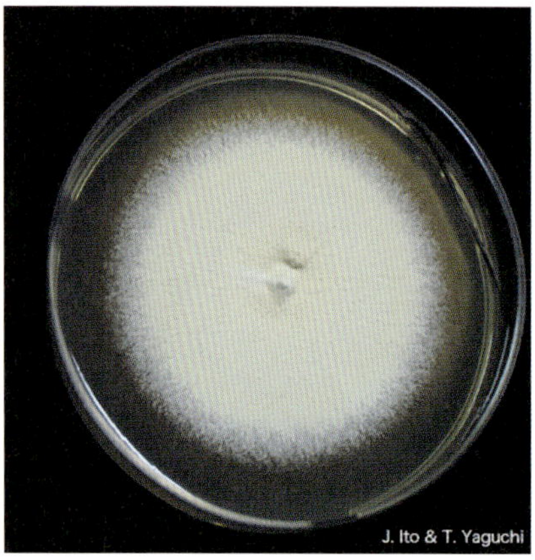

写真 IV－53－1 トリコフィトン・メンタグロフィテス *Trichophyton mentagrophytes* の集落 PDA、25℃、14日間培養

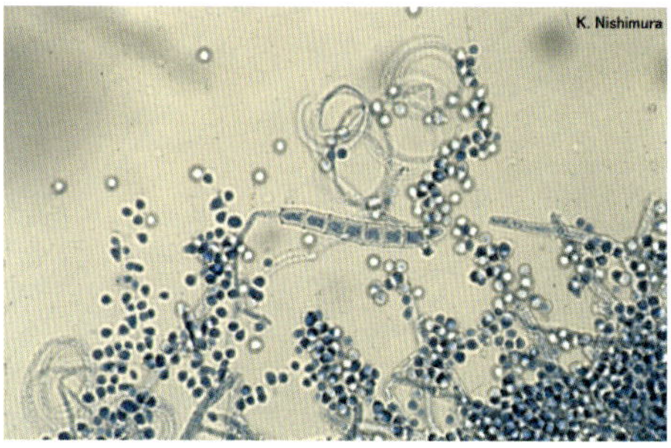

写真 IV－53－2 トリコフィトン・メンタグロフィテス *Trichophyton mentagrophytes* の大・小分生子とらせん体 ラクトフェノールコトンブルー、x 400

④トリコフィトン・ルブルム

Trichophyton rubrum (Castellani) Sabouraud 1911

【生態】 皮膚糸状菌の主要原因菌の１つ。患者は世界中に拡がっている。好人性である。

【集落の形態】 発育は中等度。集落は綿毛状、少ないが粉状のものもある。隆起性で白色、ときに淡紅色、淡黄色を示す。コーンミールデキストロース（１％）寒天、オートミール寒天、ポテトデキストロース寒天で培養すると、鮮紅色の色素を産生する。毛髪穿孔テスト hair perforation は陰性。

【顕微鏡的所見】 顕微鏡的には大分生子 macroconidium の産生は少ない。円筒形から葉巻形で菌糸と区別しにくいことがある。３～１１細胞性、大きさは１５～６０ｘ４～８μm、壁は平滑で薄い。小分生子 microconidium は１細胞性、卵円形、棍棒形または洋梨形で５～７ｘ１～3.5μm、菌糸側壁から産生される。テレオモルフは不明。

【病原性】 汗疱状白癬（水虫）、爪水虫などの主要原因菌。

【危険度】 日本医真菌学会の「危険度分類表」では **class** ２a、環境菌のランクでは「病原度２a」

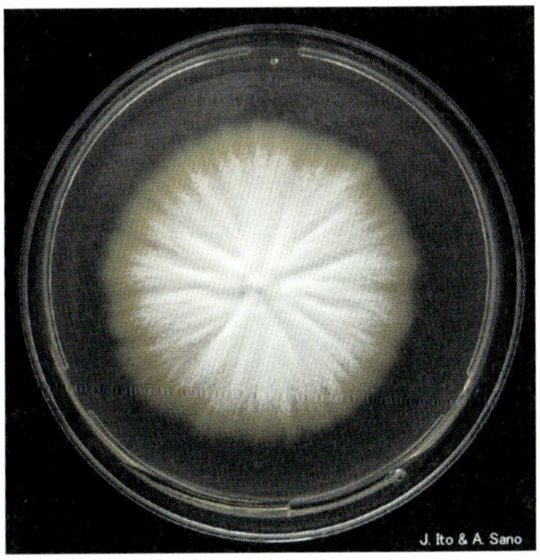

写真 IV - 54 - 1　トリコフィトン・ルブルム *Trichophyton rubrum* の集落 PDA、２５℃、１４日間培養

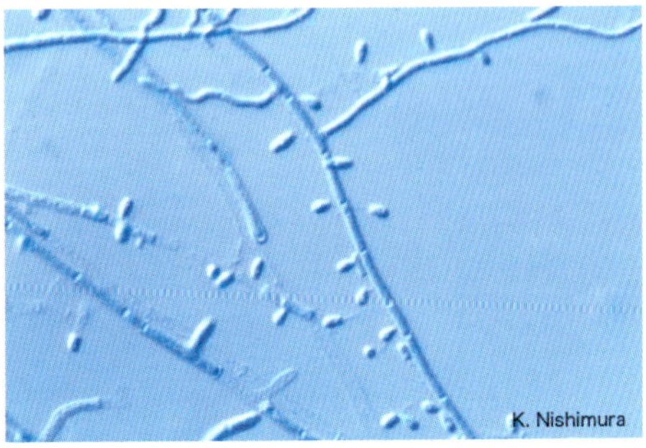

写真 IV - 54 - 2　トリコフィトン・ルブルム *Trichophyton rubrum* の小分生子　ラクトフェノールコトンブルー、x 400

３）ミクロスポルム

Microsporum Gruby 1843

ケラチン分解菌で土壌中に広く生息している。この菌属は紡錘形の横隔壁をもつ大分生子 macroconidium によって特徴づけられている。人、動物の皮膚糸状菌症の原因菌ともなり、一般に以下の３菌種が患者より分離されている。

①ミクロスポルム・カニス

Microsporum canis Bodin 1902

【生態および病原性】 皮膚糸状真菌症の原因菌で、動物に好んで感染し、罹患獣から人への感染が起こる。

【集落の形態】 発育は比較的速く、集落は黄色から黄褐色で、培地上で菌糸は放射状、樹枝状に広がり、辺縁が鋸歯状になる。

【顕微鏡的所見】大分生子 macroconidium は紡錘形、表面は粗ぞうで、外壁に比べて横隔壁はやや薄い。小分生子 microconidium は棍棒状から洋梨状、大きさは4～7 x 2.5～3.5 μm、菌糸側壁にそって産生される。

【危険度】日本医真菌学会の「危険度分類表」では **class** 2a、環境菌のランクでは「病原度2a」

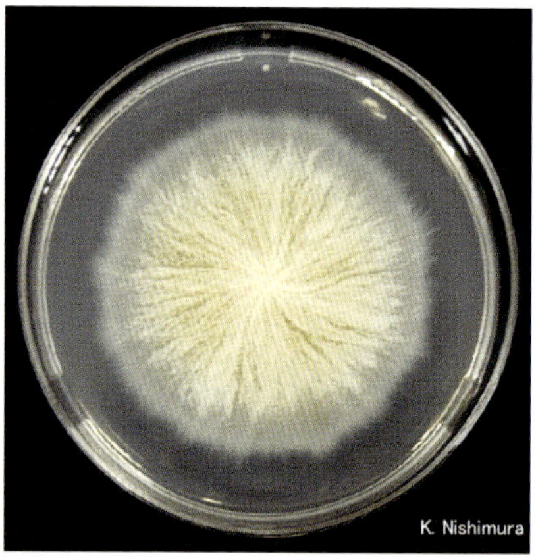

写真 IV - 55 - 1 ミクロスポルム・カニス *Microsporum canis* の集落 PDA、25℃、14日間培養

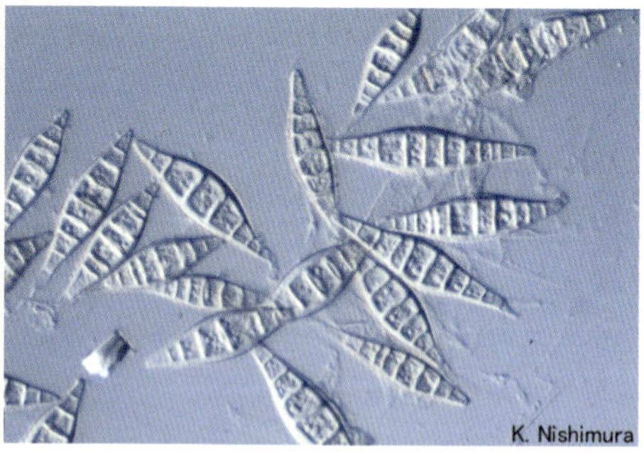

写真 IV - 55 - 2 ミクロスポルム・カニス *Microsporum canis* の大分生子 ラクトフェノール、x 400

②ミクロスポルム・ギプセウム

Microsporum gypseum (Bodin) Guiart et Grigoraki 1928

【生態および病原性】通常土壌中に生息し（好土壌性真菌）、人に接触することにより感染を起こす。

【集落の形態】発育は速く、集落は粉状あるいは顆粒状で、赤褐色の集落を形成する。

【顕微鏡的観察】大分生子 macroconidium は紡錘形、表面粗ぞうで3～9個の小室に分隔されている。外壁、横隔壁ともには薄。大きさは24～80 x 6～18 μm、基端に環状の縁飾りをもつ。小分生子 microconidium は棍棒状、有茎性、大きさは4～6 x 2.5 x 3 μm で、菌糸側壁に着生している。

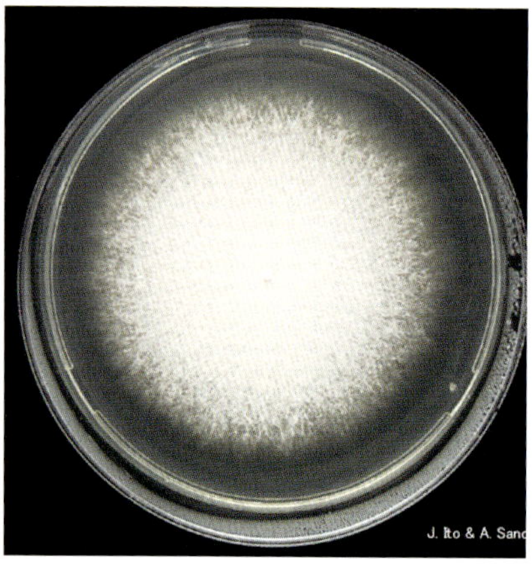

写真 IV - 56 - 1 ミクロスポルム・ギプセウム *Microsporum gypseum* の集落 PDA、25℃、14日間培養

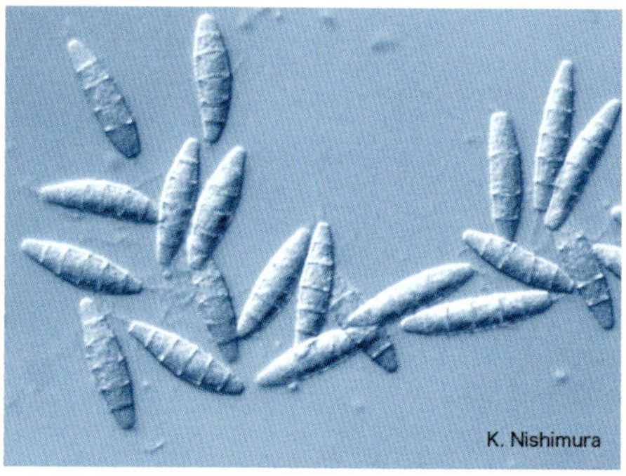

写真 IV - 56 - 2 ミクロスポルム・ギプセウム *Microsporum gypseum* の大分生子 ラクトフェノール、x 400

【危険度】日本医真菌学会の「危険度分類表」では class 2a、環境菌のランクでは「病原度2a」

③ミクロスポルム・フェルルギネウム

Microsporum ferrugineum Ota 1921

【生態】頭部白癬の原因菌で好人性である。患者は東アジア、東ヨーロッパに多い。

【集落の形態】分離菌により、２つのタイプの集落が形成される。第１のタイプの集落は黄色から錆色、隆起し、無毛で皺襞（しわひだ）がある。第２のタイプは白色扁平で皮革状である。毛髪穿孔テスト hair perforation はともに陰性である。

【顕微鏡的所見】顕微鏡的には大小の分生子 conidium は通常形成されない。特殊な培地を使用すると、紡錘形の大分生子が産生されることがある。菌糸は不規則に分枝し、しばしば細胞壁が厚くなり、多数の隔壁が観察される。

【危険度】日本医真菌学会の「危険度分類表」では class 2a、環境菌のランクでは「病原度2a」

---

40. ピレノカエタ

Pyrenochaeta de Notaris 1849

【生態および病原性】普遍的に生息している汚染菌。稀に菌腫、爪白癬からピレノカエタ・マッキノンニイ *Pyrenochaeta mackinnonii*、ピレノカエタ・ロメロイ *Pyrenochaeta romeroi*、ピレノカエタ・ウングイス・ホミニス *Pyrenochaeta unguis-hominis* が分離されるが、病原性はほとんどない。

【集落の形態】発育は中等度で羊毛状から綿毛状、緑色ないし黄灰色の集落から分生子殻（ぶんせいしかく）pycnidium を形成する。

【顕微鏡的所見】褐色、黒色の分生子殻は球形からフラスコ形、上部は剛毛に被われている（フォーマ属 *Phoma* との鑑別点）。孔口があり、内部でフィアライド phialide から分生子 conidium が産生される。

【危険度】日本医真菌学会の「危険度分類表」では class 1、環境菌のランクでは「病原度1」

---

41. フィアロフォーラ

Phialophora Medlar 1915

黒色真菌群の１菌属で木材腐朽菌。カラレット collarette を有するフィアライド phialide（分生子産生装置の１つ）が特徴となる。多くの菌種（20菌種以上）が含まれているが、そのなかで病原性のある菌種が少なからず報告されている。

これまでに人病原性菌種として報告された菌種には、フィアロフォーラ・ベルコーサ *Phialophora verrucosa*、フィアロフォーラ・リチャルドシアエ *Phialophora richardsiae*（プレウロストモフォーラ・リチャルドシアエ *Pleurostomophora richardsiae*）、フィアロフォーラ・レペンス *Phialophora repens*（プレウロストモフォーラ・レペンス *Pleurostomophora repens*）、フィアロフォーラ・パラシティカ *Phialophora parasitica*（ファエオアクレモニウム・パラシティクム *Phaeoacremonium parasiticum*）、フィアロフォーラ・シアネッセンス *Phialophora cyanescens* などがある。

1）フィアロフォーラ・パラシティカ

Phialophora parasitica Ajello, Georg, Steigbigel et Wang 1974

【生態および病原性】 土壌真菌で木材腐朽菌。最初、腎移植患者の皮下の嚢腫性病変から分離された。本菌は現在ファエオアクレモニウム・パラシティクム *Phaeoacremonium parasiticum* に移されている。

【集落の形態】 発育は黒色真菌群のなかでは速く（一般的には中等度）、淡褐色から灰緑色の集落を形成する。

【顕微鏡的所見】 フィアライド phialide は瓶形から棍棒状、３０～４５x２～３μm、先端にごく浅いカップ状のカラレット collarette をつける。分生子 conidium は１細胞性、楕円形から円形、あるいはソーセージ形、大きさは２～８ x １～４μm である。なお本菌種はカラレットのつけ根にくびれがある点がフィアロフォーラ・レペンスと異なる。

【危険度】日本医真菌学会の「危険度分類表」では class 2a、環境菌のランクでは「病原度2a」

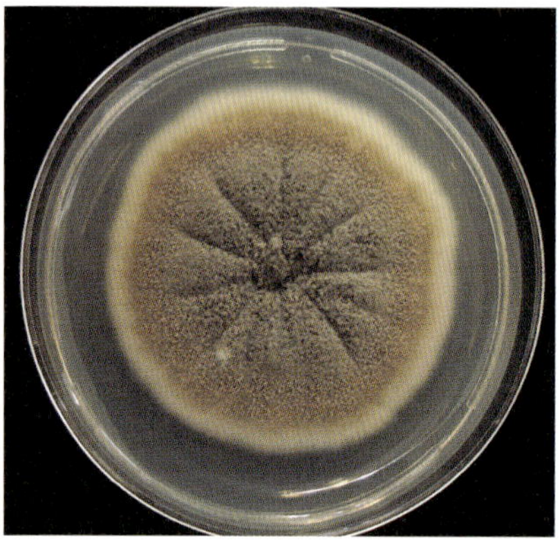

写真 IV － 57　ファエオアクレモニウム・パラシティカ *Phaeoacremonium parasitica* の集落 PDA、２５℃、１４日間培養

2）フィアロフォーラ・ベルコーサ

Phialophora verrucosa Medlar 1915

【生態および病原性】 フィアロフォーラ属のタイプ種で、木材腐朽菌として知られている。皮膚病巣、皮下膿瘍、角膜真菌症 keratomycosis から分離されている。

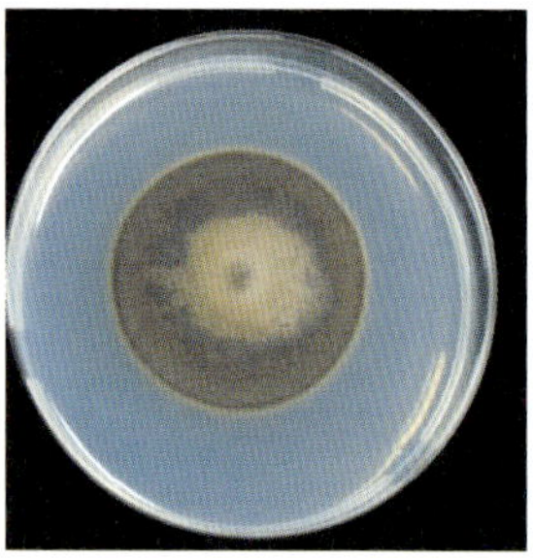

写真 IV － 58 － 1　フィアロフォーラ・ベルコーサ *Phialophora verrucosa* の集落 PDA、２５℃、２１日間培養

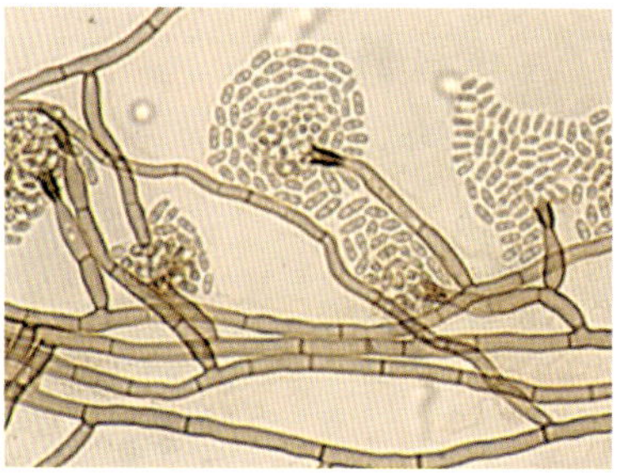

写真 IV － 58 － 2　フィアロフォーラ・ベルコーサ *Phialophora verrucosa* ラクトフェノール、x 400

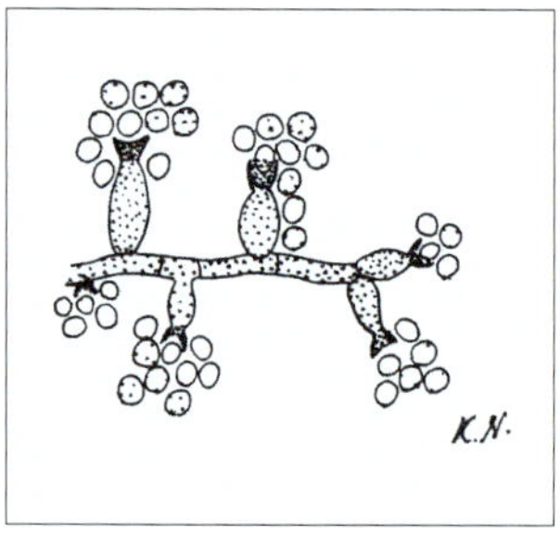

図 IV － 15　フィアロフォーラ・ベルコーサ *Phialophora verrucosa* の模式図

【集落の形態】発育はやや遅く、集落は黒褐色あるいは黒色で、表面には短い気生菌糸 aerial hypha が密集している。

【顕微鏡的所見】フィアライド phialide はフラスコ形で、先端に暗褐色のカラレット collarette をつけ、全体として徳利のように見える。大きさは8.0～26 x 2.0～7.0 μm)。分生子 conidium はフィアライドの開口部から次々に産生され、粘液に包まれて団子状になり、先端部に付着する。亜球形の分生子 conidium は1細胞性、無色から淡褐色、大きさは1.2～3.0 x 2.0～9.0 μm である。

【危険度】日本医真菌学会の「危険度分類表」では class 2a、環境菌のランクでは「病原度1」

3）フィアロフォーラ・リチャルドシアエ

Phialophora richardsiae (Nannfeldt) Conant 1937

【生態および病原性】本菌種は現在プレウロストモフォーラ・リチャルドシアエ *Pleurostomophora richardsiae* に移されている。黒色真菌群の1菌属で木材腐朽菌。木材を青変させる。減抵抗性患者の皮下膿瘍（のうよう）から分離されている。

【集落の形態】発育は中等度、灰緑褐色で表面は粗く、毛羽だっている。

【顕微鏡的所見】2種類のフィアライド phialide が形成される。1つは受け皿のような広く底が浅い、濃褐色のカラレット collarette をもつフィアライドで褐色、球形の分生子 conidium（1.8～6.5 x 0.8～3.2 μm）を産生し、他は痕跡的なカラレットを有する細い小形の無色のフィアライドで、無色ソーセージ形の分生子 conidium（2.0～6.5 x 0.8～3.2 μm）を産生する。

【危険度】日本医真菌学会の「危険度分類表」では class 2a、環境菌のランクでは「病原度1」

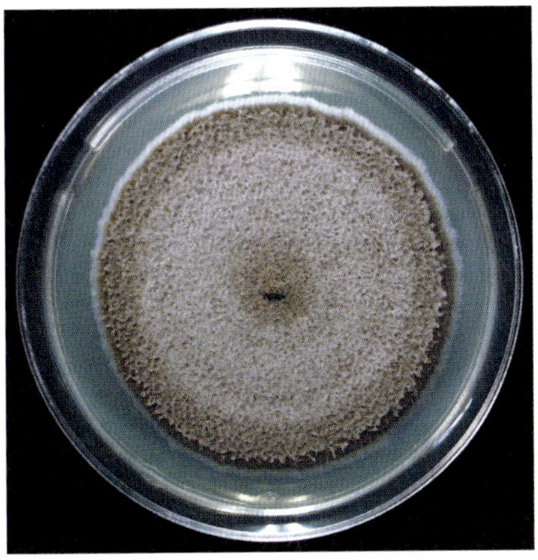

写真 IV - 59 - 1 プレウロストモフォーラ・リチャルドシアエ *Pleurostomophora richardsiae* の集落 PDA、25℃、21日間培養

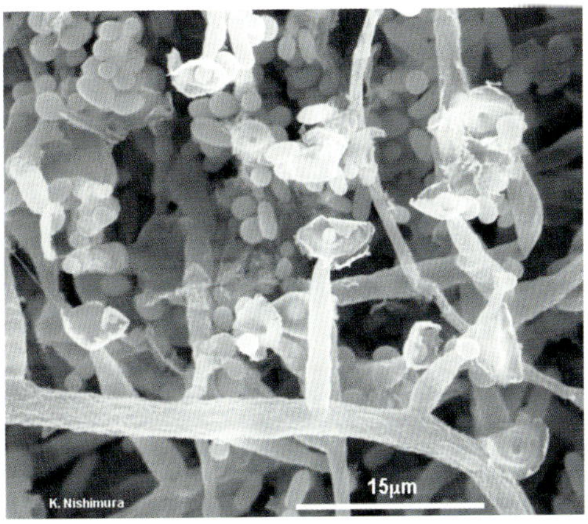

写真 IV - 59 - 2 プレウロストモフォーラ・リチャルドシアエ *Pleurostomophora richardsiae* 走査型電子顕微鏡写真

4）フィアロフォーラ・レペンス

Phialophora repens (Davidson) Conant 1937

【生態および病原性】本菌は現在プレウロストモフォーラ・レペンス *Pleurostomophora repens* に移されている。黒色真菌群の1つで木材腐朽菌。木材を青変する。結節癩患者の皮下膿瘍から分離されたこと

がある。最近わが国でも皮下病巣から分離されている。

【集落の形態】発育は中等度、集落の色調は灰褐色。

【顕微鏡的所見】フィアライド phialide は円筒形、先細りでやや短く（10～50 x 1～4 μm)、カラレット collarette は基部にくびれがない。先端開口部より、やや屈曲したソーセージ形、2.5～8 x 1.3～8 μm の分生子が産生される。

【危険度】日本医真菌学会の「危険度分類表」では class 2a、環境菌でのランクでは「病原性 2a」

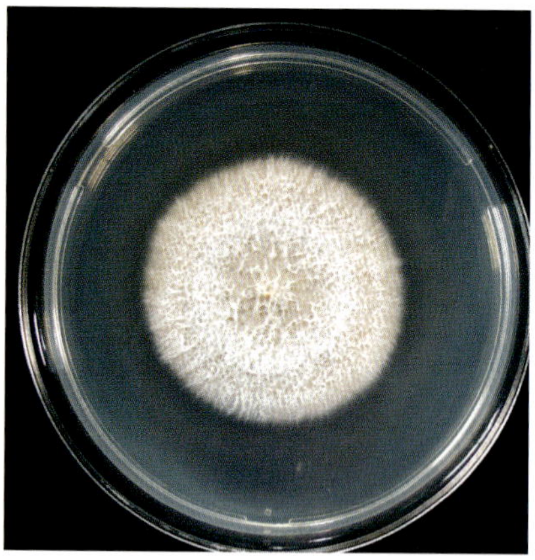

写真 IV - 60 - 1　プレウストモフォーラ・レペンス *Pleurostomophora* (*Phialophora*) *repens* の集落　PDA、25℃、21日間培養

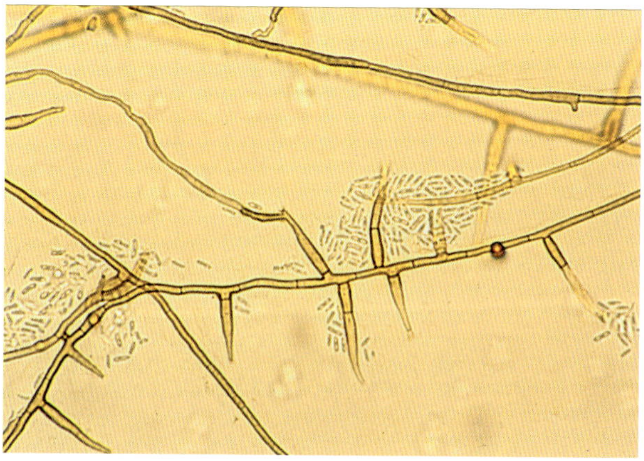

写真 IV - 60 - 2　プレウストモフォーラ・レペンス *Pleurostomophora* (*Phialophora*) *repens*　ラクトフェノール、x 600

42. フォーマ

Phoma Sacchardo 1880 nom. cons.

【生態】普遍的に存在する植物病原菌。臨床検体から汚染菌としてしばしば分離される（皮膚病巣にできたかさぶたなどに付着、発育している例がある）。

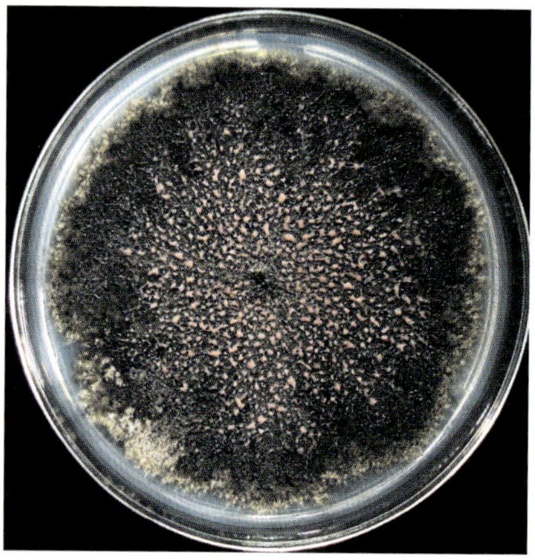

写真 IV - 61　フォーマ・グロメラータ *Phoma glomerata* の集落　PDA、25℃、28日間培養　ピンク色の粘液塊は分生子殻から放出された多数の分生子

【集落の形態】発育は中等度、羊毛状から綿毛状、培養が進むと緑褐色、黒褐色となり、黒色の小さな点状の顆粒が現れてくる。一部の菌種には紫紅色から黄褐色の拡散性の色素が見られることがある。

【顕微鏡的所見】分生子殻 pycnidium（分生子産生器官の1つ）は球形から亜球形で、壁は膜様、暗褐色あるいは黒色、分生子殻の壁の最内層細胞がフィアロ型分生子 phialoconidium を生ずる。分生子殻の壁には1ないし数個の孔口 ostiole が見られ、この孔口から内部で産生された分生子 conidium が放出されてくる。分生子は1細胞性、球形、亜球形あるいは短円筒形で細胞内に1～2個の油滴が観察される。

【病原性】感染を起こすことはきわめて稀。フォーマ・グロメラータ *Phoma glomerata* が足菌腫から、フォーマ・ヒベルニカ *Phoma hibernica* が皮下病巣、角膜潰瘍から分離されている。

【危険度】日本医真菌学会の「危険度分類表」では class 1、環境菌のランクでは「病原度1」

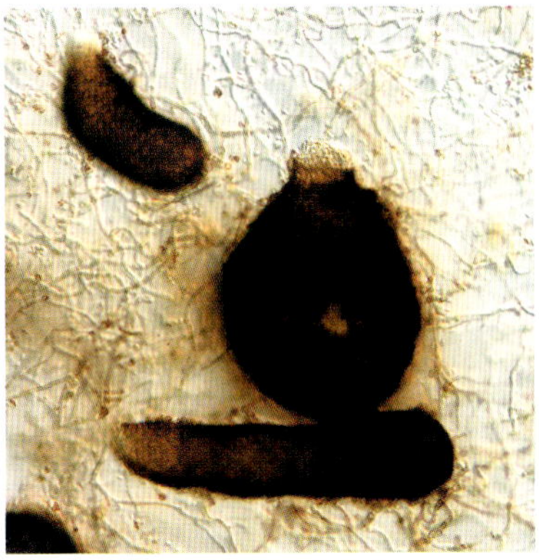

写真 IV - 62 - 1　フォーマ・グロメラータ *Phoma glomerata* の分生子殻　ラクトフェノール、x 200

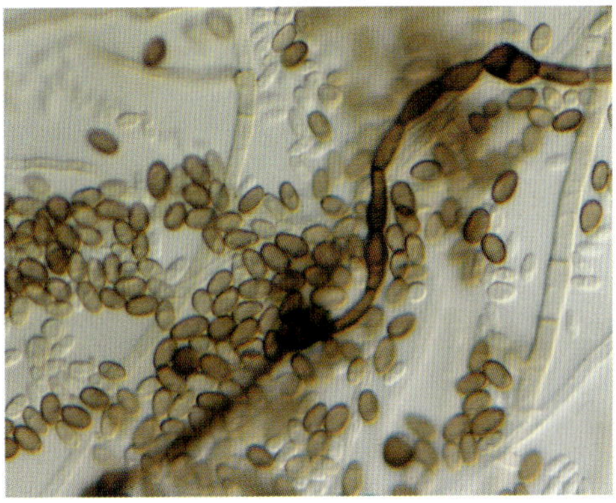

写真 IV - 62 - 2　フォーマ・グロメラータ *Phoma glomerata* の分生子　ラクトフェノール、x 600

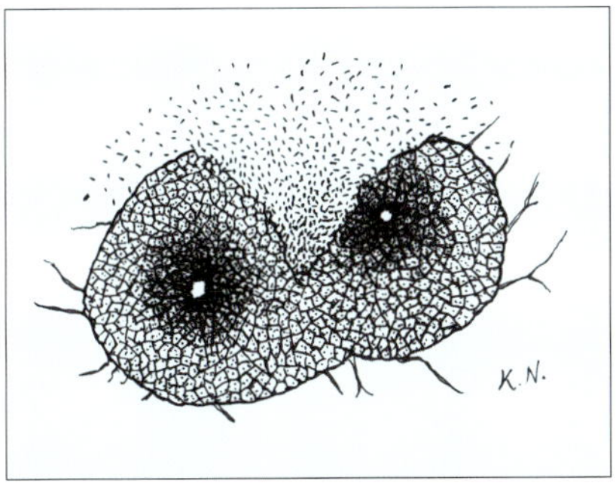

図 IV - 16 - 1　フォーマ属菌種 *Phoma* sp.の分生子殻と分生子

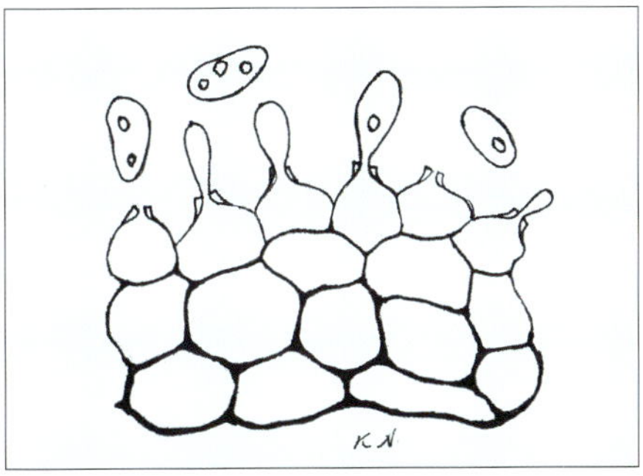

図 IV - 16 - 2　フォーマ属菌種 *Phoma* sp.の分生子殻　分生子殻の最内層の細胞がフィアライドとして機能し、分生子を産生する。

43. フサリウム

Fusarium Link ex Gray 1821

【生態および病原性】土壌真菌で植物病害菌として知られ、また貯蔵穀物を汚染しカビ毒（トリコテセン）を産生する。1部の菌種にはテレオモルフが知られており、カロネクトリア属 *Calonectria*、ジベレラ属

Gibberella、ネクトリア属 *Nectria*、プレクストスファエレラ属 *Plectosphaerella* などに分類されている。

人や動物の病原菌で特にフサリウム・ソラニ *Fusarium solani*、フサリウム・モニリフォルメ *Fusarium moniliforme*、フサリウム・オキシスポルム *Fusarium oxysporum*、フサリウム・ニバーレ *Fusarium nivale* は角膜真菌症 keratomycosis の原因菌となる。

【集落の形態】 発育は比較的速く、集落の色調は菌種によりさまざまである。

【顕微鏡的所見】 特徴ある大小分生子が観察される。大分生子 macroconidium は両端が細くなりカーブし、隔壁で仕切られた多細胞からなる円筒形あるいは三日月形である。小分生子 microconidium は亜球形、ソーセージ形で１細胞性（稀に２細胞性）、いずれもフィアロ型 phialoconidium である。その他厚膜胞子 clamydospore を産生する菌種としない菌種がある。

１）フサリウム・オキシスポルム

Fusarium oxsporum Sehlecht 1824

【生態および病原性】 土壌中に普遍的に生息している。植物病害菌で角膜真菌症 keratomycosis の原因菌である。

【集落の形態】 発育は速く、羊毛状あるいはフェルト状で、気生菌糸 aerial hypha は粗。色調は白色、桃色、サーモン色、ブドウ色を帯びた灰色、紫色、スミレ色などさまざまである。

【顕微鏡的所見】 小分生子 microconidium は卵形、楕円形から円形でカーブしているものもある。大きさは５～１２x ２.２～３.５μm。菌糸側壁上の短いフィアライド phialide あるいは短く分枝した分生子柄 conidiophore 上のフィアライドから産生される。大分生子 macroconidium は２７～６０x ３～５μm、三日月形あるいは紡錘形で多少カーブし、両端はとがっている。基部細胞は小柄状で足細胞 foot cell という。通常３～５個の隔壁を有する。厚膜胞子 clamydospore は直径５～１５μm、無色、球形で、１個あるいは数個連鎖し、介在性あるいは側枝上に生ずる。

【危険度】 **日本医真菌学会の「危険度分類表」では class １、環境菌のランクでは「病原度１」**

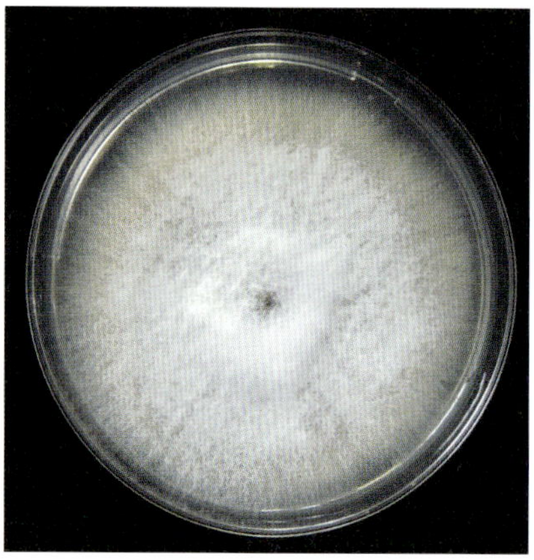

写真 IV － 63 － 1　フサリウム・オキシスポルム *Fusarium oxysporum* の集落　PDA、25℃、8日間培養

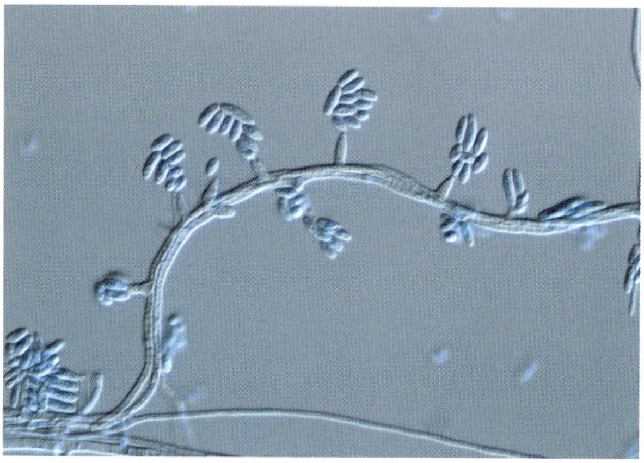

写真 IV － 63 － 2　フサリウム・オキシスポルム *Fusarium oxysporum* の小分生子　ラクトフェノールコトンブルー、x 400

2）フサリウム・ソラニ

Fusarium solani (Martius) Saccardo 1881 emend. Snyder et Hansen 1941

【生態および病原性】世界中に広く分布する土壌（ただし農耕土壌）真菌である。テレオモルフはネクトリア・ハエマトコッカ *Nectria haematococca* である。植物病害菌で人に対しておもに角膜真菌症 keratomycosis の原因菌となる。その他稀に爪真菌症の原因菌となる。最近血液からの分離が報告され始めている。

【集落の形態】発育は中等度、集落は羊毛状、ときに皮革状で灰白色から青色、ときに青味を帯びた褐色となる。通常気生菌糸は密であるが、ときに粗のこともある。

【顕微鏡的所見】小分生子 microconidium は卵形から円筒形、通常隔壁はないが、１個の隔壁 septum をもつものもあり（8～１６ x ２～４μm）、細長い分生子柄 conidiophore（カラレットをもたないフィアライド）先端部から産生されていく。分生子 conidium はときに輪生している。大分生子 macroconidium は三日月形からカーブした円筒形である。大きさは３５～６５x 4.5～６μm、ただし８～９の隔壁のある大型のものは長径が１００μm 前後なることもある。短い、数多くの分枝した分生子柄（この場合フィアライド）の先端開口部より生ずる。分生子柄は宿主植物体上で密生し、分生子子座 spordochium を形成する。厚膜胞子 clamydospore は、大きさが９～１２x ８～１０μm、球形あるいは卵形、無色で表面は平滑か粗、１つあるいは連鎖して短い側枝上あるいは介在性に生ずる。

【危険度】日本医真菌学会の「危険度分類表」では class ２a、環境菌のランクでは「病原度２a」

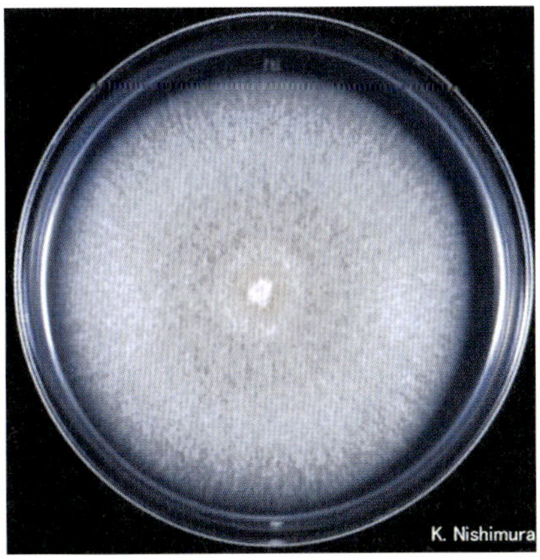

写真 IV - 64 - 1　フサリウム・ソラニ *Fusarium solani* の集落　PDA、27℃、７日間培養

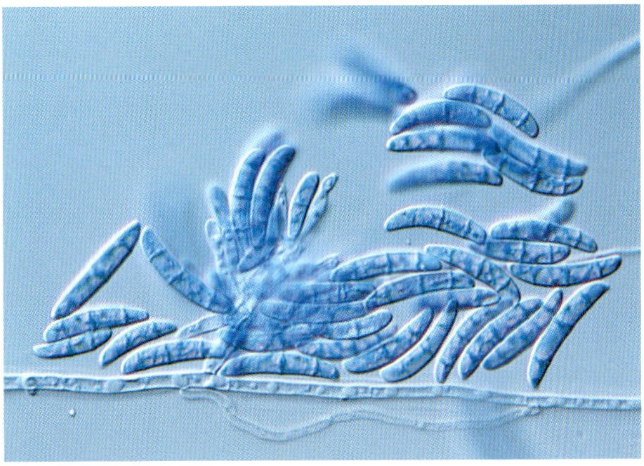

写真 IV - 64 - 2　フサリウム・ソラニ *Fusarium solani* の大分生子　ラクトフェノールコトンブルー、x 600

3）フサリウム・ニバーレ

Fusarium nivale (Fries) Cesat 1850

【生態および病原性】土壌中に普遍的に生息している。テレオモルフはミクロネクトリエラ・ニバーリス *Micronectriella nivalis* である。角膜真菌症 keratomycosis の原因菌。カビ毒ブテノライド butenolide をつくる菌株もある。

【集落の形態】発育はやや遅く、集落の色調は白色から青味を帯びた桃色、ときには黄赤色となる。

【顕微鏡的所見】小分生子 microconidium は産生されず、大分生子 macroconidium のみ観察される。大分生子の幅は広く、鎌形で１～３の隔壁 septum をもつ。大きさは１０～３０x 2.5～５μm。
【危険度】日本医真菌学会の「危険度分類表」では class １、環境菌のランクでは「病原度１」

４）フサリウム・モニリフォルメ

Fusarium moniliforme Sheldon 1904

【生態および病原性】現在フサリウム・ベルティシリオイデス *Fusarium verticillioides* に移されている。イネ馬鹿苗病その他の農作物の病害の原因菌。テレオモルフはジベレラ・フジクロイ *Gibberella fujikuroi* である。人においては足菌腫 mycetoma、角膜真菌症 keratomycosis の原因菌となる。
【集落の形態】発育は比較的速く、集落の色調はサーモン色、ブドウ色を帯びた灰色からスミレ色である。
【顕微鏡的所見】小分生子 microconidium は紡錘形から棍棒状（５～１２x 1.5～2.5μm)、普通は隔壁 septum をもたないが、１隔壁のものも見られることもある。菌糸側壁に生じた菌糸様の細長いフィアライド phialide から連鎖を成して産生される。しばしば小分生子はフィアライド上に横に並んでいるのが観察される。フィアライドの長さは２０～３０μm である。大分生子 macroconidium は三日月形あるいは紡錘形でカーブしている。壁は薄く、３～７の隔壁を有し、大きさは２５～６０x 2.5～４μm である。ただし大分生子が産生されにくい菌種もある。厚膜胞子 clamydospore は産生されない。
【危険度】日本医真菌学会の「危険度分類表」では class １、環境菌のランクでは「病原度１」

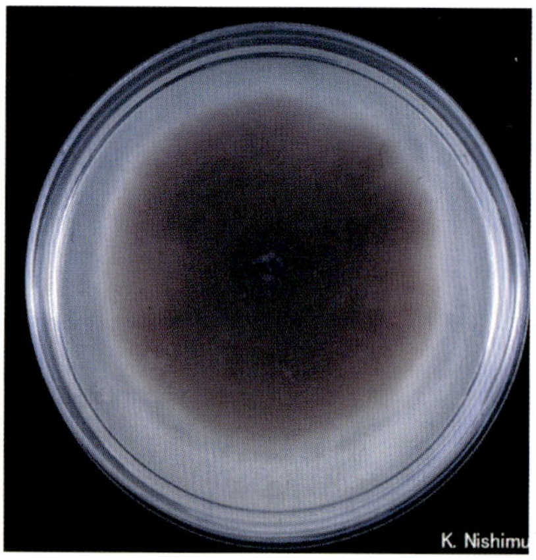

写真 IV - 65 - 1　フサリウム・モニリフォルメ *Fusarium moniliforme* の集落 PDA、２５℃、１０日間培養

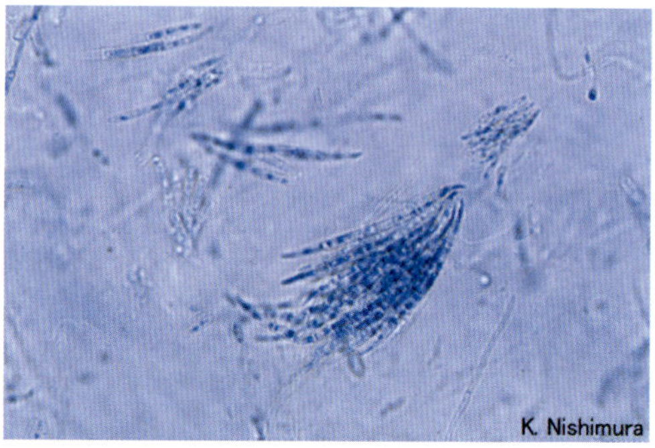

写真 IV - 65 - 2　フサリウム・モニリフォルメ *Fusarium moniliforme* 大分生子　ラクトフェノールコトンブルー、x 400

44. ペスタロティオプシス

Pestalotiopsis Steyaert 1949

【生態】植物病原菌で、落ち葉、枯木からも分離されている。また、室内環境からも分離される。
【集落の形態】発育は速い。初め白色綿毛状で発育が進につれて殻褐色の粘液塊（特徴あるアネロ型分生子を含んだ）が出現してくる。

【顕微鏡的所見】 分生子柄 conidiophore はジュウタンのごとく織りなしている子実体構造の菌糸から形成される。分生子 conidium は５細胞性で、両端の細胞は透明、中間の３個の細胞は暗褐色である。特徴的なのは、先端に２～３本の付属糸が見られることである。

【病原性】 ヒトに対する病原性はない。

【危険度】 環境菌のランクでは「病原度１」

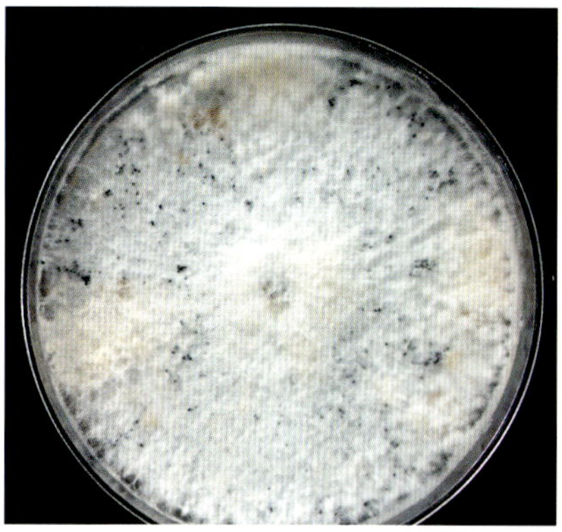

写真 IV － 66 － 1　ペスタロティオプシス・ビスミアエ *Pestalotiopsis vismiae* の集落 PDA、25℃、16日間培養

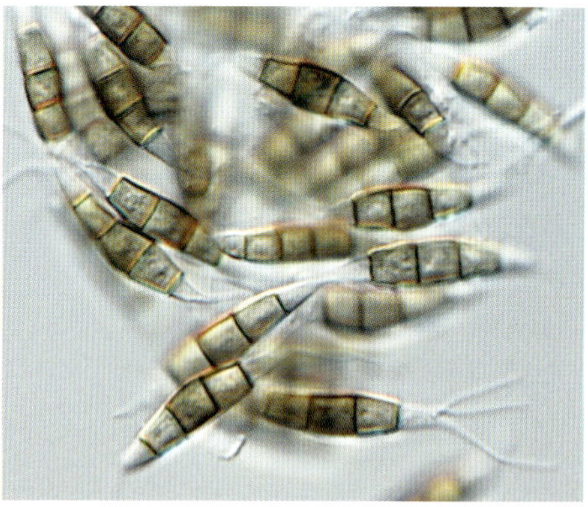

写真 IV － 66 － 2　ペスタルティオ・ビスミアエ *Pestalotiopsis vismiae*　ラクトフェノール、x 600

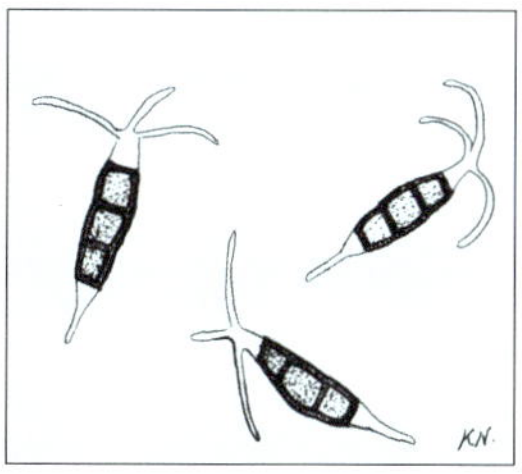

図 IV － 17　ペスタロティオプシス・ディッセミナータ *Pestalotiopsis* sp.の分生子　先端に３本、基端に１本の付属糸を有す。

45. ペニシリウム

Penicillium Link ex Gray 1821

【生態および病原性】 ペニシリウムは２００種を超える大きな菌群（菌属）で世界中の土壌、空中に分布している。しかしペニシリウム・マルネッフェイ *Penicillium marneffei* を除けば病原菌はない。有用菌類としてチーズの製造、抗生物質（ペニシリンなど）の産生などに利用されている。ただし一般的な食

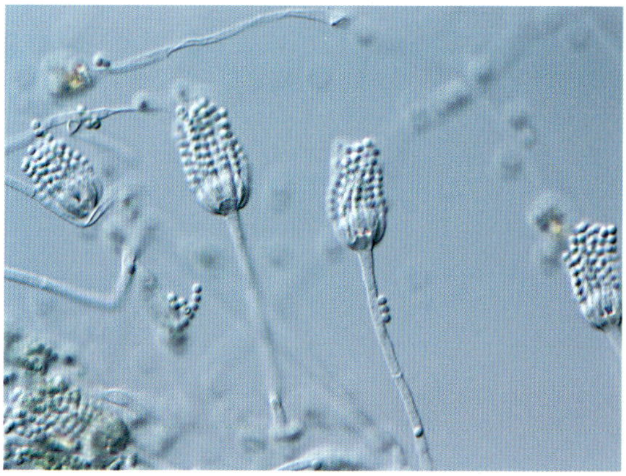

写真 IV － 67　ペニシリウム・フレクエンタンス *Penicillium frequentans*　ラクトフェノール、x200

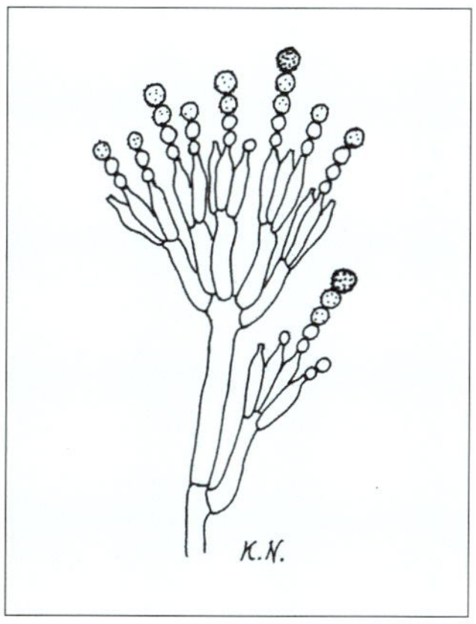

図 IV － 18　ペニシリウム *Penicillium* sp.の模式図

品を汚染し、かつ穀類などに繁殖しカビ毒を産生する二次代謝産物の産生菌として注意が必要である。

【集落の形態】発育は速く、集落は扁平、ビロード状、羊毛状あるいは綿毛状で、青緑色、灰緑色、オリーブがかった灰色あるいは黄色、黄褐色など、菌種によりさまざまな色調を呈する。菌種により水滴、菌核 sclerotium あるいは閉子嚢殻 cleistothecium が認められる。

【顕微鏡的所見】菌糸から伸びた分生子柄 conidiophore の先端に円筒形の細胞が1～数段分枝しながら連なり、ペニシルス penicillus（箒状体）を形成する。ペニシルスの先端には小瓶形のフィアライド phialide があり、球形、紡錘形あるいは円筒形の分生子 conidium を次々に産生していく。

1）ペニシリウム・イスランディクム

Penicillium islandicum Sopp 1912

【生態および病原性】黄変米の原因菌の一菌種。菌株により、カビ毒ルテオスカイリン luteoskyrin、イスランジトキシン islanditoxin を産生する。

【集落の形態】発育は速い。黄色、橙赤色、褐色、暗黄緑色のビロード状集落を形成する。

【顕微鏡的所見】ペニシルス penicillus（箒状体）は対称性でメツラ metula とフィアライド phialide からなる。分生子 conidium は楕円形、3.4～4.5 x 2.0～2.8μm、表面平滑である。

【危険度】日本医真菌学会の「危険度分類表」には無し、環境菌のランクでは「病原度2a」

2）ペニシリウム・エクスパンスム

Penicillium expansum Link ex Gray emend. Thom

【生態および病原性】普遍的に生育している。角膜真菌症 keratomycosis からの分離が報告されている。またカビ毒パツリン patulin、ロックフォルチンC roquefortine C を産生する。

【集落の形態】発育は速い。黄緑色、灰緑色、粉状集落を形成する。

【顕微鏡的所見】分生子柄 conidiophore が束状に集まる菌株では緑色粉末が同心円状、顆粒状に観察される。ペニシルス penicillus は非対称性で枝 ramus、メツラ metula、フィアライド phialide よりなる。分生子 conidium は亜球形、直径3～4μm、表面平滑である。

【危険度】日本医真菌学会の「危険度分類表」では class 1、環境菌のランクでは「病原度1」

3）ペニシリウム・グリセオフルブム

Penicillium griseofulvum Dierckx 1901

【生態および病原性】普遍的に生育している。皮膚糸状菌の内服治療薬として使用されているグリセオフルビン griseofulvin の産生菌。

【集落の形態】発育はやや遅く、緑色、放射状溝をもつフェルト状集落を形成する。集落周辺には赤黄褐色の色素が拡散する。

【顕微鏡的所見】ペニシルス penicillus（箒状体）は非対象性に拡がり、枝 ramus、メツラ metula、フィアライド phialide からなる。分生子 conidium は亜球形、2.5～3.5 x 2.3～2.5μm、表面平滑である。

【危険度】日本医真菌学会の「危険度分類表」には無し、環境菌のランクでは「病原度1」

4）ペニシリウム・クリソゲヌム

Penicillium chrysogenum Thom 1910

【生態および病原性】 ペニシリン penicillus 産生菌種であるが、人工弁置換術後の心内膜炎からの分離報告がある。

【集落の形態】 発育は速く、深青緑色、ビロード状で黄金色の水滴のある集落を形成する。培地内には黄色色素を拡散する。

【顕微鏡的所見】 ペニシルス（箒状体）は非対象性で枝 ramus、メツラ metula、フィアライド phialide よりなる。分生子 conidium は亜球形、直径3.0～4.0μm、壁は平滑で、求頂的分生子連鎖 acropetal conidial chain を形成する。

【危険度】日本医真菌学会の「危険度分類表」には無し、環境菌のランクでは「病原度１」

5）ペニシリウム・コミューネ

Penicillium commune Thom 1910

【生態および病原性】 普遍的に生息している。病原性は弱い。稀に急性白血病の患者の肺と脳から分離されている。

【集落の形態】 比較的発育の遅い、褐色を帯びた青緑色の同心円状および放射状のしわを呈する集落を形成する。

【顕微鏡的所見】 ペニシルス penicillus（箒状体）は非対称性、枝 ramus、メツラ metula、フィアライドよりなる。分生子柄 conidiophore、枝およびメツラの壁表面は顆粒状である。分生子 conidium は亜球形、楕円形、3～4 x 4～7μm、表面は平滑である。

【危険度】日本医真菌学会の「危険度分類表」では class 1、環境菌のランクでは「病原度１」

6）ペニシリウム・シトリヌム

Penicillium citrinum Thom 1910

【生態および病原性】 カビ毒シトリニン citrinin を産生する。柑橘類の他、広く食品を汚染する。ごく稀に角膜真菌症 keratomycosis の原因菌となる。

【集落の形態】 発育は速く、青緑色、青灰色、同心円状あるいは放射状の溝のある集落を形成する。

【顕微鏡的所見】 ペニシルス penicillus（箒状体）は非対称性、散開性のメツラ metula とフィアライド phialide からなる。分生子 conidium は球形で直径3.0～3.8μm、表面は平滑である。

【病原度】日本医真菌学会の「危険度分類表」では class 1、環境菌のランクでは「病原度１」

7）ペニシリウム・シトレオビリデ

Penicillium citreoviride Biourge 1923

【生態】 黄変米の原因菌でマイコトキシンであるシトレオビリジン citreoviridin を産生する。

【集落の形態】 発育は速く、青緑色の粉をふいたような集落を形成する。

【顕微鏡的所見】 ペニシリス penicillus（箒状体）はフィアライド phialide のみからなる。分生子 conidium は亜球形、直径2.0～3.0μm で壁は平滑である。

【危険度】日本医真菌学会の「危険度分類表」には無し、環境菌のランクでは「病原度１」

8）ペニシリウム・ロックフォルテイ

Penicillium roqueforti Thom 1906

【生態および病原性】ブルーチーズの製造に使用されている。病原性はない。

【集落の形態】発育は速く、青緑色のビロード状の集落を形成する。

【顕微鏡的所見】分生子柄 conidiophore、枝 ramus、メツラ metula の表面は粗、だだしフィアライド phialide の表面は平滑である。ペニシルス penicillus（箒状体）は非対称性で、拡がっている場合もある。分生子 conidium は球形、直径3.5 x 5.0 μm である。

【危険度】日本医真菌学会の「危険度分類表」では class 1、環境菌のランクでは「病原度１」

46. ベルティキリウム

Verticillium Nees 1817

【生態および病原性】普遍的に生息する植物病原菌。人に対する病原性はない。数菌種のネクトリア属 *Nectria* のアナモルフである。

【集落の形態】発育は速く灰黒色、緑色、黄緑色、淡褐色の集落を形成する。

【顕微鏡的所見】分生子柄 conidiophore の途中と先端部で分枝が輪生して生じ、その先端で無色、淡褐色、１細胞性のフィアロ型分生子 phialoconidium が小集塊をなして着生する。黒褐色の小菌核 microsclerotium が形成される。

【危険度】日本医真菌学会の「危険度分類表」には無し、環境菌のランクでは「病原度１」

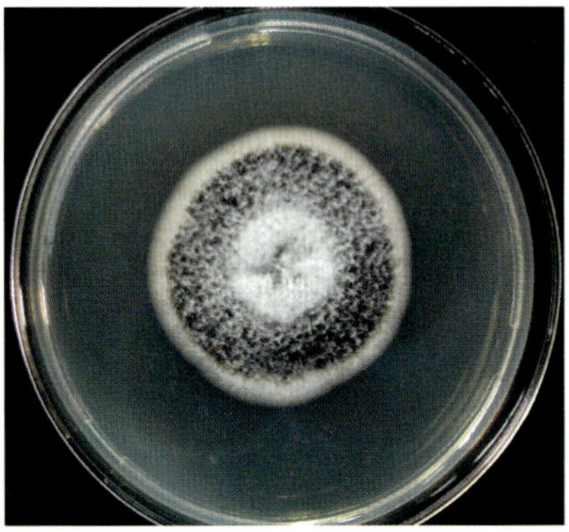

写真 IV - 68 - 1 ベルティキリウム・ダーリアエ *Verticillium dahliae* の集落 PDA、25℃、16日間培養

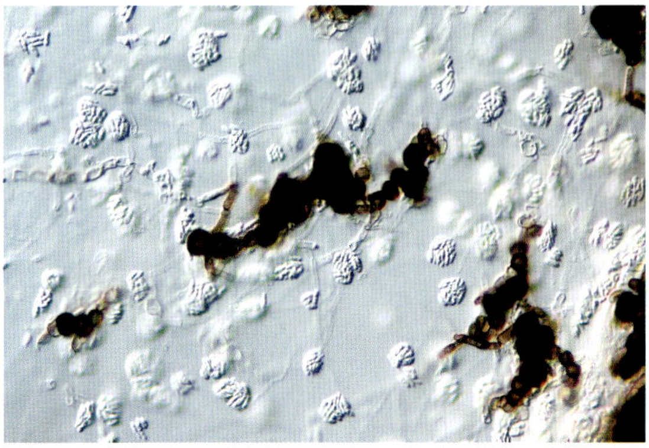

写真 IV - 68 - 2 ベルティキリウム・ダーリアエ *Verticillium dahliae* ラクトフェノール x 200

47. ヘルミントスポリウム

Helminthosporium Link 1809 nom. cons

【生態】普遍的に生息している。黒色真菌群の１菌属で植物病原菌。人に対して病原性はない。

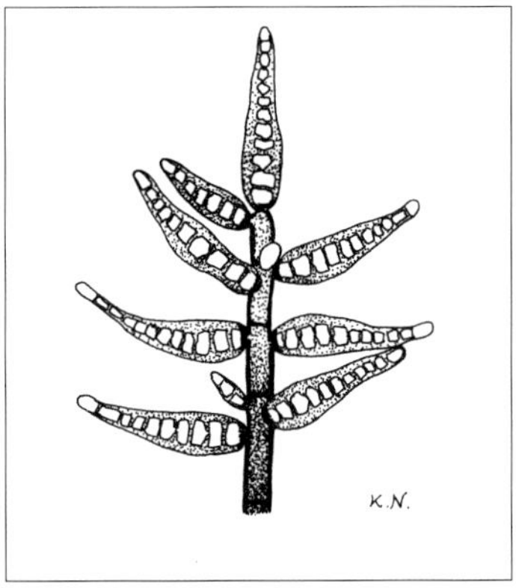

図IV－19　ヘルミントスポリウム *Helminthosporium* の模式図

【集落の形態】発育は速く、ビロード状から羊毛状、色調はオリーブ緑色から黒色を呈す。

【顕微鏡的所見】褐色から暗褐色の分生子柄 conidiophore が直立し、倒棍棒形で淡褐色から暗褐色の大型の分生子 conidium が分生子柄の周囲に単生する。ただし分生子柄の先端に分生子が形成されると分生子柄は成長を停止する。

【危険度】日本医真菌学会の「危険度分類表」には無し、環境菌のランクでは「病原度 1」

48. ボトリチス

Botrytis Micheli ex Persoon 1801

【生態および病原性】不完全菌門 Deutermycota の 1 菌属。土壌真菌で農作物の腐敗の原因菌である。しかし、ブドウの実に寄生し、貴腐ワインの生産に関与する。灰色カビ病菌（ボトリチス・シネレア *Botrytis cinerea*）がタイプ種である。人の対する病原性はない。

【集落の形態】発育は速く、綿状の集落を形成する。通常灰色から灰褐色で黒色の菌核 sclerotium を産生する。

【顕微鏡的所見】分生子柄 conidiophore は太く、短い分枝を生じ、先端部に多数の房状出芽型分生子 botryoblastconidium* を産生する。

注＊：出芽型分生子の一種で、分生子柄先端の腫大部より多数の分生子が同時に出芽するとき房状出芽型分生子と呼んでいる。

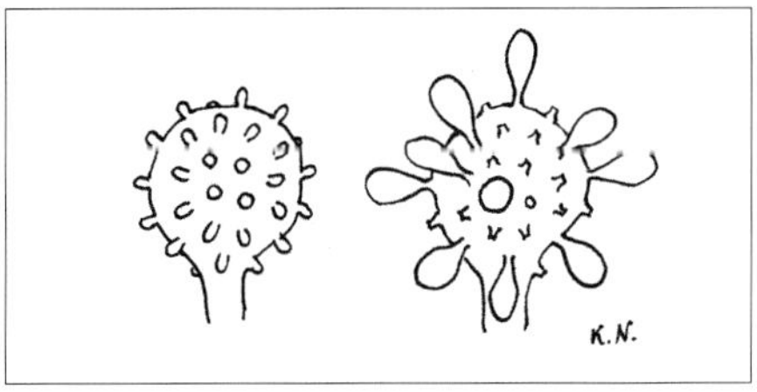

図IV－20　ボトリチス *Botrytis* sp.の房状出芽　親細胞から多数の芽がいっせいに出て（左）、分生子（右）を着生する。

【危険度】日本医真菌学会の「危険度分類表」には無し、環境菌のランクでは「病原度 1」

49. ポリパエシリウム

Polypaecilium G. Smith 1961

【生態】土壌真菌で普遍的に存在している。

【集落の形態】発育は非常に遅い。色調はビロード状あるいは灰緑色。

【顕微鏡的所見】分生子柄 conidiophore は直立しあるいはカーブする。壁の表面は平滑、青褐色で 150 μm 前後に達する。隔壁 septum はなく 2 ～ 3 分枝し、チューブ状で膨らんでいるが、先細りしている。分生子 conidium は球状あるいは洋梨状、底部は切頭状で青褐色、直径 4 ～ 7 μm、表面平滑あるいは疣（いぼじょう）状、求基的分生子連鎖 basipetal conidial chain を形成する。

【病原性】人病原種としてはポリパエシウム・インソリツム *Polypaecilium insolitum* が知られ、肺、外耳道、爪の病巣部から分離されている。

【危険度】日本医真菌学会の「危険度分類表」には無し、環境菌のランクでは「病原度１」

50. ホルタエア・ウェルネッキイ

Hortaea werneckii (Horta) Nishimura et Miyaji 1984

【生態および病原性】熱帯、亜熱帯に多発する黒癬（こくせん）の原因菌で、おもに手掌に淡褐色の色素斑が生じる。近年沖縄、九州、四国、中国、関東で患者が見出されている。わが国ではハウスダスト、水泳プールの床から分離されているが、自然界では海岸の砂、海水から分離されている。本菌種は以前エクソフィアラ属 *Exophiala* に属していたが、主たる分生子形成法が独特なシンポジオ型 sympodial であるので、新属ホルタエア属 *Hortaea* が設けられ、本属に移された。不完全菌門 Deuteromycota に属する。

【集落の形態】集落は初めは黒緑色、やがて金属光沢のある漆黒糊状集落を形成する。培養が進むと菌糸が生育してきて約半分の菌株では気生菌糸を生じてフェルト状になる。

【顕微鏡的所見】菌糸は太く幅2.5～8 μm、隔壁 septum が多い。シンポジュラ sympodula は菌糸先端や、側枝として、あるいは介在性に生じ、突起を形成しながら分生子 conidium を産生していく。走査型電子顕微鏡で観察するとこの部分は半月状、鱗状の出芽痕 bud scar がシンポジュアル sympodiual に配列している。分生子は初め１細胞性、淡褐色、楕円形、成熟すると２細胞性、褐色、暗褐色、ピーナッツ形あるいは紡錘形になり、大きさは3.8～8.5 x 2.0～4.0 μm である。隔壁の色調は濃い。酵母集落は分生子と同じ形態の細胞からなる。なお少数ではあるが菌糸形 mycelial form、酵母形 yeast form、ともに不規則な環紋様構造をもつ細胞が散見される。

【危険度】日本医真菌学会の「危険度分類表」では **class** 2a、環境菌のランクでは「病原度１」

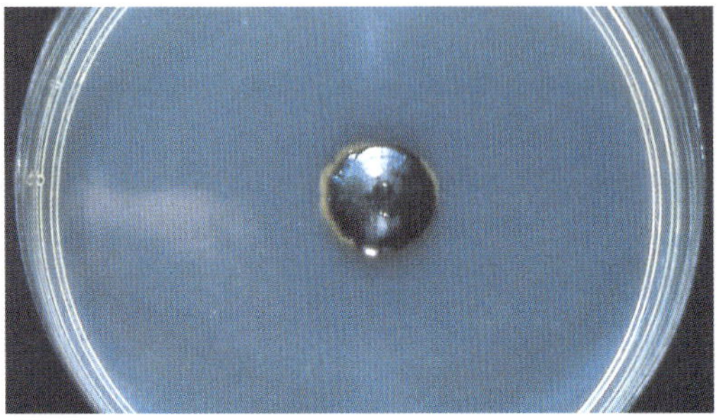

写真 IV － 69 － 1　ホルタエア・ウェルネッキイ *Hortaea werneckii* の集落　PDA、２７℃、２７日間培養

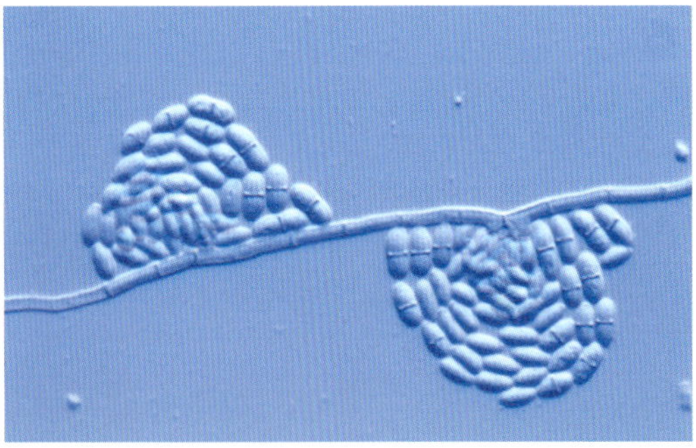

写真 IV － 69 － 3　ホルタエア・ウェルネッキイ *Hortaea werneckii* の分生子　ラクトフェノール、x 400

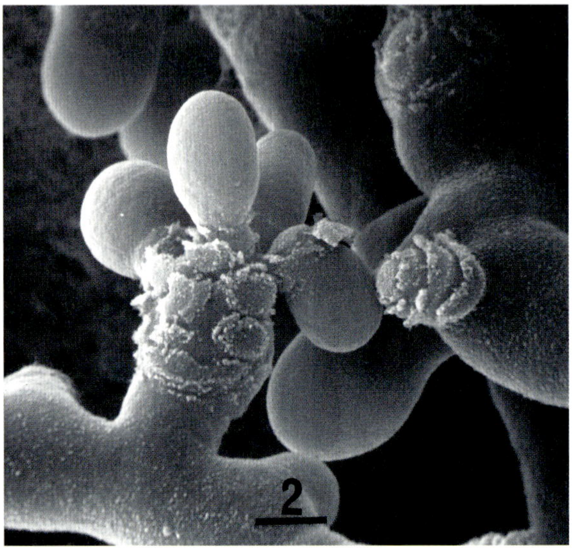

写真 IV － 69 － 2　ホルタエア・ウェルネッキイ *Hortaea werneckii* の走査型電子顕微鏡像、バーは μm

51. マラッセチア

Malassezia Baillon 1889

【生態】 マラッセチアは酵母様真菌で、現在（平成２０年）、１３菌種が知られている。マラッセチアはその発育に脂質を必要とするため、皮脂の分泌旺盛な頭部に常在している。そのうち人から分離されるのは９菌種（マラッセチア・グロボーサ *Malassezia globosa*、マラッセチア・レストリクタ *Malassezia restricta*、マラッセチア・フルフール *Malassezia furfur*、マラッセチア・シンポジアリス *Malassezia sympodialis*、マラッセチア・オブツサ *Malassezia obtusa*、マラッセチア・スローフィアエ *Malassezia slooffiae*、マラッセチア・ジャポニカ *Malassezia japonica*、マラッセチア・ヤマトエンシス *Malassezia yamatoensis*、マラッセチア・デルマティス *Malassezia dermatis*）、動物からの分離は４菌種〔マラッセチア・パキデルマティス *Malassezia pachydermatis*、マラッセチア・ナナ *Malassezia nana*、マラッセチア・カプラエ *Malassezia caprae*、マラッセチア・エクイナ *Malassezia equina*（いずれも皮膚の常在菌）〕である。これらマラッセチアの分類は遺伝子解析により行なわれている。

本菌種の分離には真菌用培地に検体を接種し、オリーブ油を重層する。マラッセチア・パキデルマティスのみは油を要求しない。培養温度は３２℃。

【集落の形態】 集落は酵母状、色調はクリーム色から淡黄色。

【顕微鏡的所見】 酵母細胞は卵形、長楕円形あるいは円筒形（２～８ x ２～１２μm）。

【病原性】 本菌が異常に増殖した場合、癜風（でんぷう）、脂漏性皮膚炎を起こす。またアトピー性皮膚炎悪化の要因ともなる可能性が指摘されている。

頻繁に分離される菌種はマラッセチア・グロボーサ、マラッセチア・レストリクタで、疾患により、分離菌種に特徴が見られる。癜風の場合はマラッセチア・グロボーサが、脂漏性皮膚炎ではマラッセチア・レストリクタがおもに分離され、またアトピー性皮膚炎では両菌種がほぼ同じ割合で分離されてくる。

【危険度】 日本医真菌学会の「危険度分類表」では **class** １、環境菌のランクでは「病原度１」

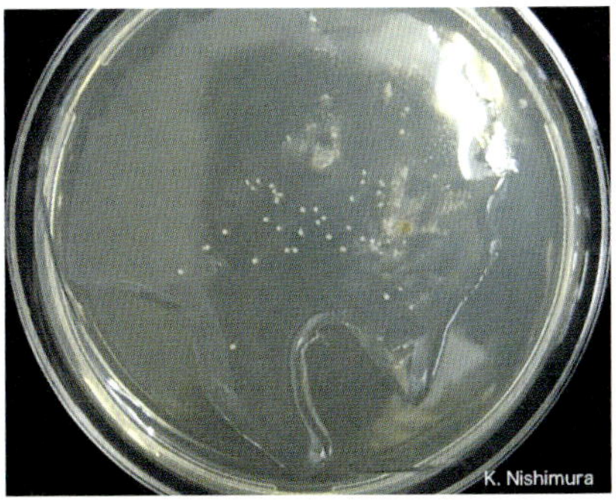

写真 IV － 70 － 1　マラッセチア属菌種 *Malassezia* sp.の集落　培地上に病巣部の鱗屑を置き、オリーブ油を滴し、２５℃、３日間培養。白色の酵母集落が発育してくる。

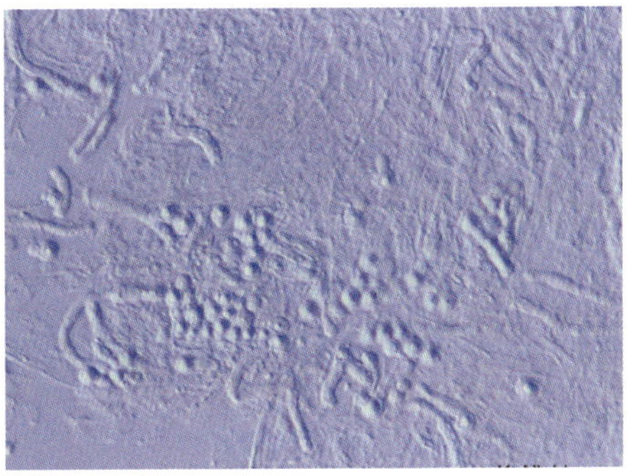

写真 IV － 70 － 2　マラッセチア属菌種 *Malassezia* sp.の短い菌糸と分生子　ラクトフェノール、x 400

52. ヤロウィア・リポリティカ

Yarrowia lipolytica (Wickerham et al.) van der Walt & v. Arx 1981

【生態】 普遍的に生息している。汚染菌。菌体内に脂質を産生するため、産業用酵母として使用されている。無性世代（アナモルフ）はカンジダ・リポリテゥカ *Candida lipolytica* である。

【集落の形態】 酵母様集落を形成。色調は淡茶色を帯びた白色。

【顕微鏡的所見】 菌糸はまっすぐで、カーブしない。幅は２～４μm。子嚢 ascus は楕円形で６～15 x ５～８ μm。なかに２～４個の子嚢胞子 ascospore を産生する。3.5～６ x ３～４μm。

【病原性】 人口栄養のため挿入されているカテーテルからの感染例、また全身感染を起こした例もある。

【危険度】 日本医真菌学会の「危険度分類表」には無し、環境菌のランクでは「病原度１」

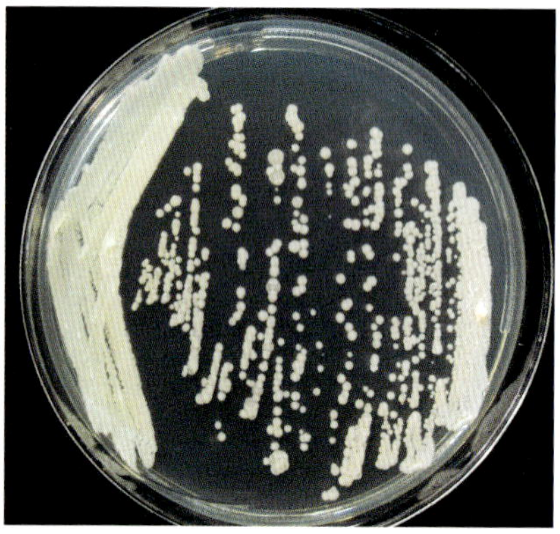

写真 IV － 71 － 1　ヤロウィア・リポリティカ *Yarrowia lipolytica* の集落 PDA、25℃、２日間培養

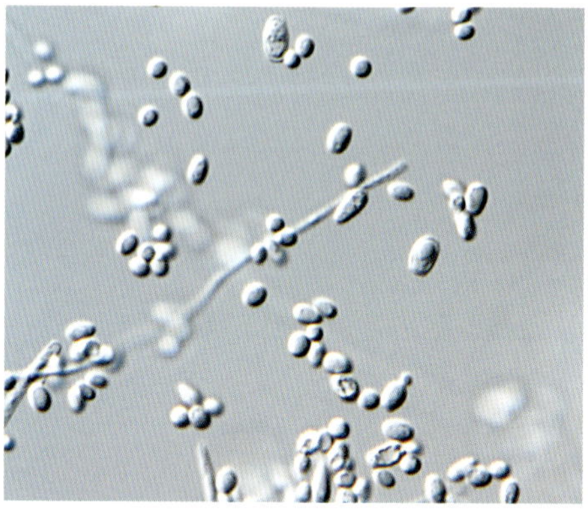

写真 IV － 71 － 2　ヤロウィア・リポリティカ *Yarrowia lipolytica*　ラクトフェノール、x 600

53. ユーロチウム・レペンス

Eurotium repens de Bary 1897

【生態】 アルペルギルス・レプタンス *Aspergillus reptans* などの好稠性（こうちゅうせい）アスペルギルスのテレオモルフの名称。好乾性である。鰹節製造に使用される一方、貯蔵食品を汚染し、カビ毒を産生する菌種も報告されている。

【集落の形態】 発育はきわめて遅い。くすんだ緑色を呈する。多数の黄色の子嚢殻 cleistothecium を産生する。

【顕微鏡的観察】 分生子頭 conidial head は放線状でゆるい円筒形を形成する。分生子柄 conidiophore は無色、500～1000μm となる。頂嚢（ちょうのう） vasicle は半球状、分生子形成細胞（フィアライド phialide）は一段である。

分生子 conidium は球状から亜球状あるいは卵形で小さな棘が見られる。５～６ x 5.0μm。多くの黄色の子嚢果が形成される。子嚢果 ascoma は球形あるいは亜球形で孔口 vent はない。大きさは75～100

μm。子嚢 ascus は10～12μmで8個の子嚢胞子 ascospore を含有する。子嚢胞子はレンズ状で4.8～5.0～3.8～4.4μm、表面は平滑である。赤道上に溝が見出だされる。

【病原性】病原性はない。

【危険度】日本医真菌学会の「危険度分類表」には無し、環境菌のランクでは「病原度1」

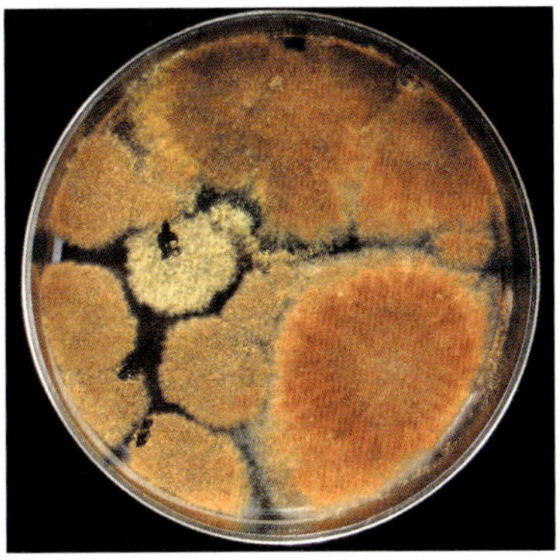

写真 IV - 72 - 1　ユーロチウム・レペンス *Eurotium repens* の集落　20％ブドウ糖添加ツァペックドックス培地、25℃、22日間培養

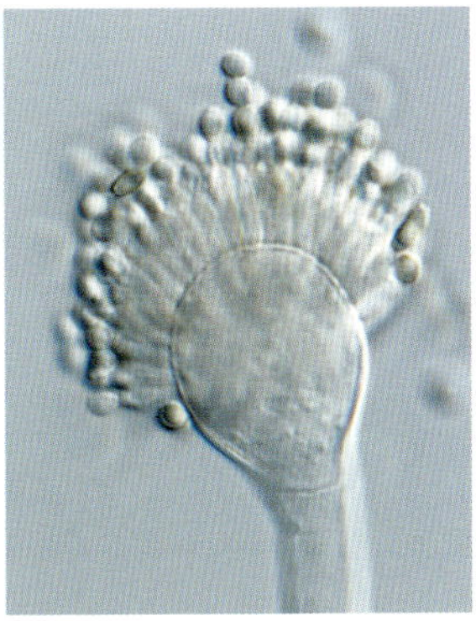

写真 IV - 72 - 2　ユーロチウム・レペンス *Eurotium repens* の分生子頭　ラクトフェノール、x 600

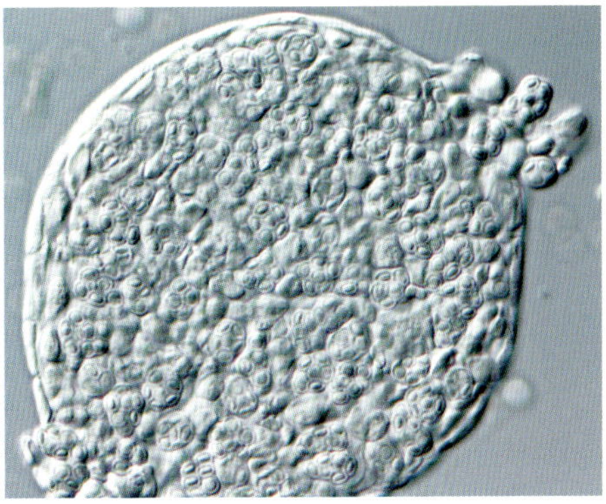

写真 IV - 72 - 3　ユーロチウム・レペンス *Eurotium repens* の子嚢殻　ラクトフェノール、x 200

54. レチトフォーラ・ムタビリス
Lecythophora mutabilis (van Beyma) W. Gam

【生態】土壌真菌で 普遍的に生息している。

【集落の形態】発育は中等度。集落は初めピンク色、培養が進むにつれ黒褐色となる。平坦で中心部は盛り上がる。

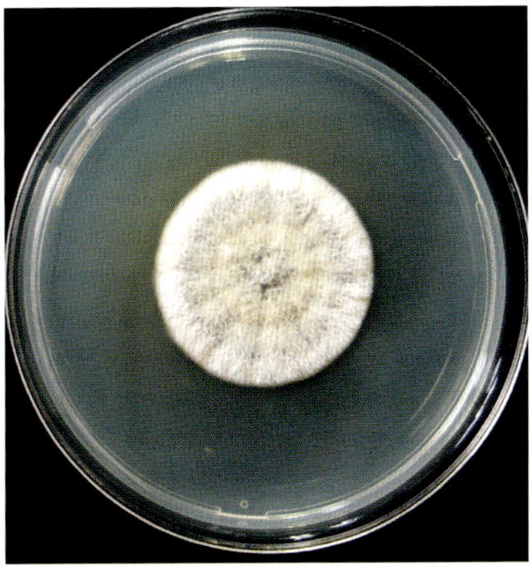

写真 IV - 73 - 1　レチトフォーラ・ムタビリス *Lecythophora murabilis* の集落　PDA、25℃、22日間培養

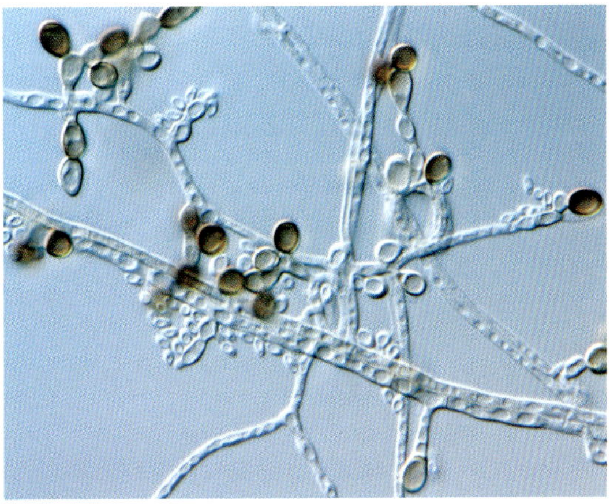

写真 IV - 73 - 2　レチトフォーラ・ムタビリス *Lecythophora murabilis* の厚膜胞子と分生子　ラクトフェノール、x 400

【顕微鏡的所見】中心部に多数の厚膜胞子 clamydospore が産生される。厚膜胞子は初めは無色で、やがて濃褐色になる。分生子形成細胞は無色でフラスコ形、棘があり、カーブする。大きさは６～１２x 1.5～3.5μm。分生子 conidium は無色、平滑で壁は薄い。亜球形でときにカーブする。大きさは４～６ x 1.8～2.5μm。分節型分生子 arthroconidium は楕円形から棍棒状。７～4.5μm、壁は厚く、表面は褐色である。

【病原度】角膜炎、眼内炎、関節炎および心内膜炎の患者から分離されている。

【危険度】日本医真菌学会の「危険度分類表」では class １、環境菌のランクでは「病原度１」

55. ロドトルラ・ムシラギノーサ

Rhodotorula mucilaginosa (Jorgensen) Harrison 1982

【生態】赤色酵母で普遍的に生息している。

【集落の形態】紅サンゴ色からピンク色の光沢ある酵母様集落を形成。粘液状である。

【顕微鏡的所見】酵母細胞は楕円形。壁の表面は平滑あるいは粗。大きさは2.5～6.5 x 2.0～5.5μm。仮性菌糸 pseudohypha が観察される。

【病原性】ＣＡＰＤ腹膜炎、長期にわたる導尿による尿道炎、エイズ患者の血液や脳から分離されている。

【危険度】日本医真菌学会の「危険度分類表」には無し、環境菌のランクでは「病原度１」

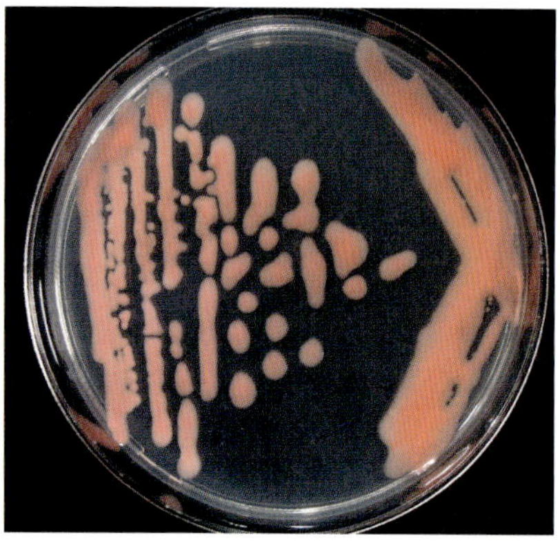

写真 IV － 74 － 1 ロドトルラ・ムシラギノーサ *Rhodotorula mucilaginosa* の集落、PDA、25℃、４日間培養

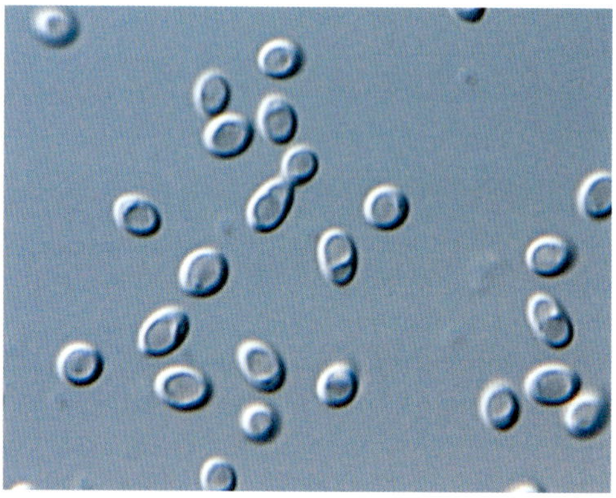

写真 IV － 74 － 2 ロドトルラ・ムシラギノーサ *Rhodotorula mucilaginosa* 酵母細胞、ラクトフェノール、x 600

56. ワレミア

Wallemia Johan-Olsen 1887

【生態および病原性】好乾カビで低湿の環境によく生え、貯蔵穀類、繊維製品（衣服など)、塩、糖を含む食品を好んで汚染する。中温菌で最高発育温度は36℃以下。病原性はないが、アレルゲンになること

が指摘されている。

【集落の形態】発育はきわめて遅く（10日間で約0.5 cm）、集落は粉状、色調はオレンジがかった褐色から鉄錆色である。

【顕微鏡的所見】先細りした分生子柄 conidiophore の先端部分は隔壁 septum ができ、一見、分節型分生子様の4個の細胞が1単位として形成される。この1単位が分生子柄から離れ、隔壁のところで分離し、4個の分生子 conidium となる。顕微鏡的には分節型分生子 arthroconidium の連鎖の所見を呈する。

【危険度】日本医真菌学会の「危険度分類表」には無し、環境菌のランクでは「病原度1」

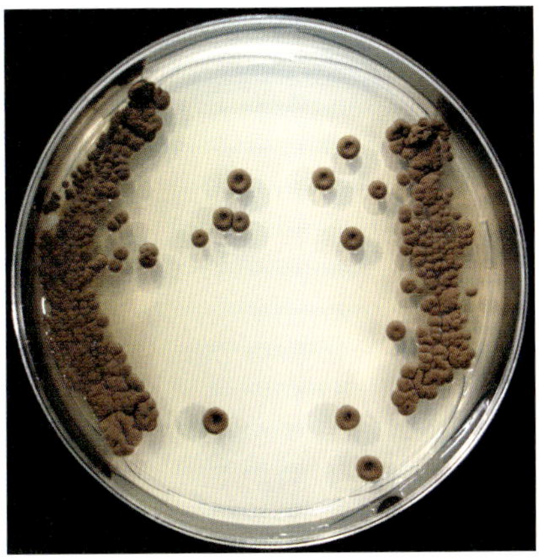

写真 IV - 75 - 1　ワレミア・セビ *Wallemia sebi* の集落　PDA、25℃、16日間培養

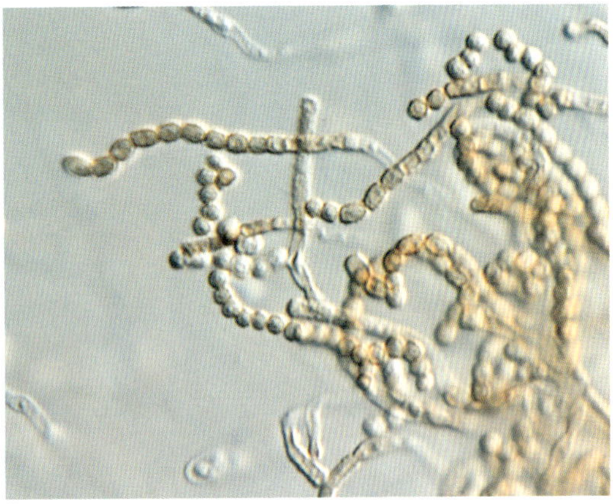

写真 IV - 75 - 2　ワレミア・セビ *Wallemia sebi* ラクトフェノール、x 600

表IV－1　環境菌の病原度

菌　名	病原度	評価
1. アウレオバシジウム・プルランス*Aureobasidium pullulans*	1	問題なし
2. アクレモニウム属 *Acremonium* spp.	1	問題なし
3. アスペルギルス・オリザエ *Aspergillus oryzae*	1	問題なし
4. アスペルギルス・テルレウス *Aspergillus terreus*	1	問題なし
5. アスペルギルス・ニガー *Aspergillus niger*	1	問題なし
6. アスペルギルス・ニドゥランス *Aspergillus nidulans*	1	問題なし
7. アスペルギルス・パラシティクス *Aspergillus parasiticus*	2a	ほとんど問題なし
8. アスペルギルス・フミガーツス *Aspergillus fumigatus*	2a	ほとんど問題なし
9. アスペルギルス・フラブス *Aspergillus flavus*	2a	ほとんど問題なし
10. アスペルギルス・ベルシコロール*Aspergillus versicolor*	1	問題なし
11. アブシジア・コリムビフェラ *Absidia corymbifera*	2a	ほとんど問題なし
12. アルテルナリア・アルテルナータ *Alternaria alternata*	2a	ほとんど問題なし
13. アルテルナリア・テヌイッシマ *Alternaria tenuissima*	1	問題なし
14. ウロクラディウム属 *Ulocladium* spp.	1	問題なし
15. エクセロフィルム・ロストラツム*Exserohilum rostratum*	1	問題なし
16. エクソフィアラ・ジャンセルメイ*Exophiala jeanselmei*	1	問題なし
17. エクソフィアラ・スピニフェラ *Exophiala spinifera*	2a	ほとんど問題なし
18. エクソフィアラ・デルマティティディス*Exophiala dermatitidis*	2a	ほとんど問題なし
19. エクソフィアラ・モニリアエ *Exophiala moniliae*	2a	ほとんど問題なし
20. エピコックム属 *Epicoccum* spp.	1	問題なし
21. エピデルモフィトン・フロッコースム *Epidermophyton floccosum*	2a	ほとんど問題なし
22. エンギオドンティウム・アルブム*Engyodontium album*	1	問題なし
23. オクロコニス・ガロッパバ*Ochroconis gallopava*	2a	ほとんど問題なし
24. カニングハメラ・エレガンス *Cunninghamella elegans*	2a	ほとんど問題なし
25. カニングハメラ・ベルトレチアエ *Cunninghamella bertholletiae*	2a	ほとんど問題なし
26. カンジダ・アルビカンス*Candida albicans*	2a	ほとんど問題なし
27. クラドスポリウム・クラドスポリオイデス*Cladosporium cladosporioides*	1	問題なし
28. クラドスポリウム・デブリエシイ *Cladosporium devriesii*	1	問題なし
29. クラドスポリウム・ヘルバルム *Cladosporium herbarum*	1	問題なし
30. クラドスポリウム・トリコイデス *Cladosporium trichoides* （クラドフィアロフォーラ・バンチアーナへ移される）	2b	抵抗力減退患者では要注意
31. クラドフィアロフォーラ・カリオニイ *Cladophialophora carrionii*	2b	抵抗力減退患者では要注意
32. クラドフィアロフォーラ・バンチアーナ*Cladophialophora bantiana*	2b	抵抗力減退患者では要注意
33. クリプトコックス・アルビドゥス *Cryptococcus albidus*	1	問題なし
34. クリプトコックス・ネオフォルマンス *Cryptococcus neoformans*	2b	抵抗力減退患者では要注意
35. クリプトコックス・ラウレンティ *Cryptococcus laurentii*	1	問題なし
36. クルブラリア属 *Curvularia* spp.	1	問題なし
37. グロメレラ・シングラータ*Glomerella cingulata*	1	問題なし
38. ゲオトリクム・カンディドゥム *Geotrichum candidum*	1	問題なし
39. ケトミウム属 *Chaetomium* spp.	1	問題なし
40. コレトトリクム・グロエオスポリオイデス*Colletotrichum gloeosporioides*	1	問題なし
41. サクセナエア・バシフォルミス*Saksenaea vasiformis*	2a	ほとんど問題なし
42. サッカロミセス・セレビシアエ *Saccharomyces cerevisiae*	1	問題なし
43. シゾフィルム・コミューネ*Schizophylum commune*	1	問題なし
44. シュードアレッシェリア・ボイディ *Pseudallesheria boydii*	2a	ほとんど問題なし

菌　名	病原度	評価
45. シリンドロカルポン属 *Cylindrocarpon* spp.	1	問題なし
46. シンセファラストルム・ラセモースム *Syncephalastrum racemosum*	1	問題なし
47. スコプラリオプシス・ブルムプティ *Scopulariopsis brumptii*	1	問題なし
48. スコプラリオプシス・ブレビカウリス *Scopulariopsis brevicaulis*	1	問題なし
49. スタキボトリス属 *Stachybotoris* spp.	1	問題なし
50. ステムフィリウム属 *Stemphylium* spp.	1	問題なし
51. スポロトリックス・シェンキイ *Sporothrix schenckii*	2b	感染力強し。要注意
52. スポロトリクム属 *Sporotrichum* spp.	1	問題なし
53. セペドニウム属 *Sepedonium* spp.	1	問題なし
54. トリコスポロン・アサヒイ *Trichosporon asahii*	2a	ほとんど問題なし
55. トリコスポロン・カピタータム *Trichosporon capitatum*	1	問題なし
56. トリコスポロン・クタネウム *Trichosporon cutaneum*	1	問題なし
57. トリコテシウム属 *Trichothecium* spp.	1	問題なし
58. トリコデルマ属 *Trichoderma* spp.	1	問題なし
59. トリコフィートン・トンスランス *Trichophyton tonsurans*	2a	ほとんど問題なし
60. トリコフィートン・ベルッコースム *Trichophyton verrucosum*	2a	ほとんど問題なし
61. トリコフィートン・メンタグロファイテス *Trichophyton mentagrophytes*	2a	ほとんど問題なし
62. トリコフィートン・ルブルム *Trichophyton rubrum*	2a	ほとんど問題なし
63. ドレックスレラ属 *Drechslera* spp.	1	問題なし
64. ニグロスポーラ属 *Nigrospora* spp.	1	問題なし
65. ネオサルトリア属 *Neosartorya* spp.	1	問題なし
66. パエシロミセス・バリオッティイ *Paecilomyces variotii*	1	問題なし
67. パエシロミセス・リラシヌス *Paecilomyces lilacinus*	1	問題なし
68. ピレノケータ属 *Pyrenochaeta* spp.	1	問題なし
69. フィアロフォーラ・パラシティカ *Phialophora parasitica*	1	問題なし
70. フィアロフォーラ・ベルッコーサ *Phialophora verrucosa*	1	問題なし
71. フィアロフォーラ・リチャルドシアエ *Phialophora richardsiae*	1	問題なし
72. フィアロフォーラ・レペンス *Phialophora repens*	1	問題なし
73. フォーマ属 *Phoma* spp.	1	問題なし
74. フサリウム・オキシスポルム *Fusarium oxysporum*	1	問題なし
75. フサリウム・ソラニィ *Fusarium solani*	2a	ほとんど問題なし
76. フサリウム・ニバーレ *Fusarium nivale*	1	問題なし
77. フサリウム・モニリフォルメ *Fusarium moniliforme*	1	問題なし
78. ペスタロティオプシス属 *Pestalotiopsis* spp.	1	問題なし
79. ペニシリウム・イスランディクム *Penicillium islandicum*	1	問題なし
80. ペニシリウム・エクスパンスム *Penicillium expansum*	1	問題なし
81. ペニシリウム・グリセオフルブム *Penicillium griseofulvum*	1	問題なし
82. ペニシリウム・クリソゲヌム *Penicillium chrysogenum*	1	問題なし
83. ペニシリウム・コミューネ *Penicillium commune*	1	問題なし
84. ペニシリウム・シトリヌム *Penicillium citrinum*	1	問題なし
85. ペニシリウム・シトレオビリデ *Penicillium citreoviride*	1	問題なし
86. ペニシリウム・ロッケフォルティ *Penicillium roqueforti*	1	問題なし
87. ベルティキリウム属 *Verticillium* spp.	1	問題なし
88. ヘルミントスポリウム属 *Helminthosporium* spp.	1	問題なし
89. ボトリチス属 *Botrytis* spp.	1	問題なし
90. ポリパエシリウム属 *Polypaecilium* spp.	1	問題なし 90. ポリパエシリウム属*Poly*
91. ホルタエア・ウェルネッキイ *Hortaea werneckii*	1	問題なし
92. マラッセチア属 *Malassezia* spp.	1	問題なし

菌　名	病原度	評価
93. ミクロスポルム・カニス *Microsporum canis*	2a	ほとんど問題なし
94. ミクロスポルム・ギプセウム *Microsporum gypseum*	2a	ほとんど問題なし
95. ミクロスポルム・フェルルギネウム *Microsporum ferrugineum*	2a	ほとんど問題なし
96. ムーコル・ラモシシムス *Mucor ramosissimus*	1	問題なし
97. ムーコル・ロウキシイ *Mucor rouxii*	1	問題なし
98. モルティエレラ・ウォルフィイ *Mortierella wolfii*	1	問題なし
99. ヤロウィア・リポリティカ *Yarrowia lipolytica*	1	問題なし
100. ユーロチウム属 *Eurotium* spp.	1	問題なし
101. リゾップス・オリザエ *Rhizopus oryzae*	2a	ほとんど問題なし
102. リゾップス・ストロニフェル *Rhizopus stolonifer*	1	問題なし
103. リゾップス・ミクロスポルス *Rhizopus microsporus*	1	問題なし
104. リゾムーコル・プシルス *Rhizomucor pusillus*	1	問題なし
105. リゾムーコル・ミエヘイ *Rhizomucor miehei*	1	問題なし
106. レチトフォーラ・ムタビリス *Lecythophora mutabilis*	1	問題なし
107. ロドトルラ・ムシラギノーサ *Rhodotorula mucilaginosa*	1	問題なし
108. ワレミア・セビ *Wallemia sebi*	1	問題なし

V. 新興真菌 emerging fungus と再興真菌 reemerging fungus

m　近年、従来では病原性がない、あるいは病原菌であってもきわめて稀とされていたカビによる感染が知られるようになってきました。その理由は、医療の進歩によって重篤疾患を患っている患者が救命、延命されるようになり、抵抗力の弱ったこのような患者（免疫不全患者）にカビが侵入するようになったことと、培養検査技術の向上および菌学の知識の普及が大きく影響していると思われます。

真菌感染は呼吸器科、皮膚科領域のみならず、他の領域でも発症しているにもかかわらず、従来は真菌培養検査の精度を菌種レベルまで上げている医療機関はかぎられ、また臨床サイドからも菌種までの同定を求める医師は少なかったのです。それでも病原酵母の場合は検査手段がキット化され、臨床検査で菌種同定が可能となっています。また酵母の同定には遺伝子解析による方法が一般化されつつあります。

しかし、糸状のカビ（糸状菌）の場合は同定は主として形態によっているため、「真菌陽性」とだけ記載し、菌種同定を試みる医療機関はきわめて少ないのが現状です（現在のところ糸状菌の同定にも遺伝子解析の手法による同定は有効であるとはいえ、確立されていません）。

証拠に基づいた医療が強く求められている現在、分離された真菌をしっかりと同定することは感染症診断の鉄則なのです。最近、真菌感染症に熱心に取り組む臨床医、臨床検査技師が増えており、日常的に分離されなかったり、同定の難しい病原真菌の同定に取り組むようになってきました。

新興真菌症の原因菌種は多肢にわたりますが、本章では、「Ⅳ. おもな環境真菌」の項に記述された真菌と重複するところもありますが、内臓真菌症のなかでも、増加傾向の著しい菌種、薬剤抵抗性や人獣共通真菌として今後注意を払うべき糸状菌を中心に述べていきます。

1．日本における新興真菌症の原因菌

肺を主とする内臓真菌症原因菌としてはアスペルギルス・フミガーツス *Aspergillus fumigatus* が最も

重要ですが、既存の分離菌を仔細に検討するとそのなかにごく近縁ですが独立種アスペルギルス・ネオエリプティクス *Aspergillus neoellipticus* が混在していることがあり、またアスペルギルス セクションフミガティ *Aspergillus* section *Fumigati* の有性型ネオサルトリア・シュードフィシェリィ *Neosartorya pseudofischeri*、ネオサルトリア・ヒラツカエ *Neosartorya hiratsukae* も注意する必要があります。

シュードアレッセリア・ボイデイ *Pseudoallescheria boydii* とその無性型（アナモルフ）セドスポリウム・アピオスペルムム *Scedosporium apiospermum* は従来は足菌腫、肺の菌球、角膜真菌症の原因菌として知られていましたが、現在、侵襲性肺真菌症、菌血症などの日和見真菌感染原因菌としてのウエイトが大きくなってきています。

ムーコル症 mucormycosis の主要原因菌はリゾップス・オリザエ *Rhizopus oryzae* が成書には記載されていますが、著者らの経験ではむしろリゾップス・ミクロスポルス・バライエティ・リゾポジフォルミス *Rhizopus microsporus* variety *rhizopodiformis* が首位を占め、カニングハメラ・ベルトレティアエ *Cunninghamella bertholletiae* も増加しています。以上3菌種は鉄要求性があり、血清鉄値の高い患者、鉄キレート剤を使用中の患者は感染しやすいのです。動物症例に多いアブシジア・コリムビフェラ *Absidia corymbifera*、リゾムーコル・プシルス *Rhizomucor pusillus* による人感染例も増加傾向にあります（**表V－1**）。

最近血液から新興真菌 emerging fungus の分離が増えてきています。黒色酵母のエクソフィアラ・デルマティティディス *Exophiala dermatitidis*、赤色酵母のロドトルラ・ムシラギノーサ *Rhodotorula mucilaginosa*、(白色) 酵母のヤロウィア・リポリティカ *Yarrowia* (*Candida*) *lipolytica* などが分離されてきています。

また透析患者に行なわれている腹膜還流によってアウレオバシジウム・プルランス *Aureobasidium pullulans* により腹膜炎を起こした症例も報告され始めています。

最近角膜潰瘍の原因真菌として新興真菌の分離報告が出始めています。シリンドロカルポン・リヘニコーラ *Cylindrocarpon lichenicola*、フサリウム・オキシスポルム *Fusarium oxysporum*、フサリウム・ベルティシリオイデス *Fusarium verticillioides*、パエシロミセス・リラシヌス *Paecilomyces lilacinus*、プレクトスポリウム・タバシヌム *Plectosporium tabacinum* などです。

表V－1　病原性ムーコル目菌と関連菌の最高生育温度

菌種	最高生育温度
Absidia corymbifera	48～52℃
Cunninghamella bertholletiae	44～46℃
Mucor circinelloides	37℃
Mucor hiemalis	30℃
Mucor indicus（*rouxii*）	42℃
Mucor racemosus	32℃
Mucor ramosissimus	36℃
Rhizomucor pusillus	54～58℃
Rhizopus oryzae	42～44℃
Rhizopus microsporus var. *microsporus*	46～48℃
Rhizopus microsporus var. *oligosporus*	46～48℃
Rhizopus microsporus var. *rhizopodiformis*	50～52℃
Rhizopus stolonifer	30～32℃
Saksenaea vasiformis	44℃

また膝関節の病巣からエクセロヒルム・ロストラーツム *Exserohilum rostratum* がわが国で初めて報告されています。

アレルギー性気管支肺真菌症の原因菌としてはアスペルギルス・フミガーツスの他に海外では多数の菌種が報告されていますが、日本では原因菌種の菌学的検討は十分とはいえません。そのなかでシゾフィルム・コミューネ *Schizophyllum commune* は１９９４年に第１例が日本から報告されて以来、症例が増え続けています。

角膜がおもな感染部位ですが、静脈内留置カテーテルによる菌血症や皮膚潰瘍から肺などの内臓へ播種する菌種としてフサリウム・ソラニ *Fusarium solani*、パエシロミセス・リラシヌス *Paecilomyces lilacinus* が挙げられます。

オクロコニス・ガロッパバ *Ochroconis gallopava* は、１９８６年に皮膚膿瘍の起因菌として初めて日本から報告された菌種で、その後、欧米、オーストラリア、中国から肺と脳の感染例が相次いで報告され、わが国においても本菌種による肺炎および全身感染例が報告されています。

酵母ではカンジダ・ドゥブリニエンシス *Candida dubliniensis* とマラッセチア *Malassezia* 属菌はいずれも遺伝子解析の結果に基づいて既存種から別種として独立した菌種です。カンジダ・ドゥブリニエンシスは１９９５年に若干の生物学的性状の違いと、遺伝子型の違いによってカンジダ・アルビカンス *Candida albicans* から分けられた菌種です。初めアイルランドにおいてエイズ患者の口腔粘膜から分離され、薬剤抵抗性菌株が多い点が注目され、疫学的研究によって、日本を含めて世界中から（ＨＩＶ感染とは関係なく）分離されてくることが明らかになりました。マラッセチア属は従来のマラッセチア・フルフール *Malassezia furfur* が狭義のマラッセチア・フルフールを含めて１１種に細分されており、主病原菌種はマラッセチア・グロボーサ *Malassezia globosa*、マラッセチア・シンポジアリス *Malassezia sympodialis* です。

トリコスポロン *Trichosporon* 属の菌は感染起因菌としても夏型過敏性肺臓炎の抗原菌種としても重要性を増しています。従来のトリコスポロン・クタネウム *Trichosporon cutaneum* がユビキノンと遺伝子解析によって１５種以上に細分され、トリコスポロン・アサヒイ・バライエティ・アサヒイ *Trichosporon asahii* variety *asahii* が内臓、血液、尿などから分離される例が増えています。

２．特に注目すべき新興・再興真菌

１）オクロコニス・ガロッパバ *Ochroconis gallopava*

海外では脳腫瘍、肺炎の原因菌として分離されていて、また鶏、七面鳥などの家禽類の脳炎の集団感染例が知られ、温泉、原子力発電所の冷却水およびその周辺土壌や、自家発熱した石炭のボタ山などの環境から分離されています。最近、日本において温泉水から分離され、要注意です。

培養すると赤みを帯びた黒褐色のカビで、培地中に赤色色素を拡散します。分生子はシンポジオ型分生子で、２細胞性、先端細胞がやや大きいのが特徴となります。最高発育温度は48℃です（写真は「VI. おもな環境真菌」の52ページを参照）。

2）カニングハメラ・ベルトレティアエ *Cunninghamella bertholletiae*

ムーコル症原因菌のなかでも血管侵襲性が強く、免疫不全の患者ではきわめて経過が早く、死の転帰をとります。今まで同定が難しく、背後には相当数の症例があると推測されます。

接合菌門、ムーコル（ケカビ）目、カニングハメラ（クスダマカビ）科の菌種で、発育の速い白色、綿毛状の集落を形成、中心部から灰色～灰褐色になります。菌糸は太く、隔壁は稀、胞子嚢柄 sporangiophore が気中に立ちあがり、先端が球状に膨らみ、頂嚢 vesicle となり、その表面に小柄が生じて１細胞性の小胞子嚢が整然と密集します。胞子嚢柄が先端や途中のほぼ同じ高さで多数分枝するのが特徴的で、最高発育温度は46℃です（写真は「VI. おもな環境真菌」の 72 ページを参照）。

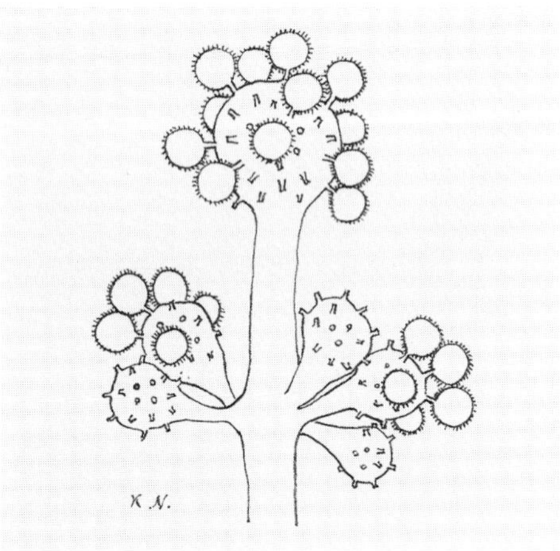

図Ｖ－１　カニングハメラ・エレガンス *Cunninghamella elegans* の模式図　頂嚢に多数の小突起が生じ、その上に球形の胞子嚢が生じて１個の胞子を内蔵する。

3）カンジダ・ドゥブリニエンシス *Candida dubliniensis*

カンジダ・ドゥブリニエンシスは1995年にサリヴァン Sullivan らがＨＩＶ感染患者の口腔粘膜より分離し同定した新菌種です。本菌はカンジダ・アルビカンス *Candida albicans* との鑑別が難しく、若干の生

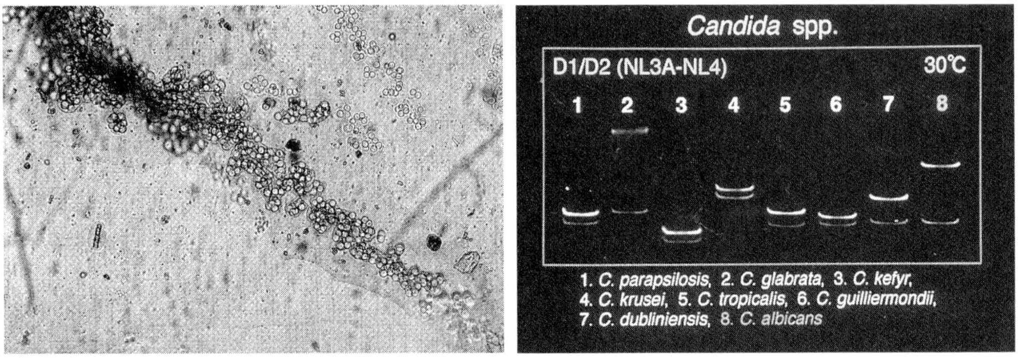

写真Ｖ－２　カンジダ・ドゥブリニエンシス *Candida dubliniensis*　豊富な厚膜胞子の産生（左）と、カンジダ属のＰＣＲ（右）（提供：千葉大学真菌医学研究センター佐野文子博士）

物学的性状の違いと遺伝子配列の違いから、独立種として報告されました。以来ヨーロッパ、オーストラリア、北米、アルゼンチン、ブラジル、日本などで報告されています。

遺伝子配列以外に本菌とカンジダ・アルビカンスとの鑑別点は、本菌は① 42℃での発育が不良であること。② コーンミール寒天培地 corn meal agar で豊富に厚膜胞子 clamydospore を産生することです。なおカンジダ因子血清凝集反応はカンジダ・アルビカンスと一致し、炭素源資化プロファイルでは一致しません。

4）シゾフィルム・コミューネ *Schizophyllum commune*

和名はスエヒロタケ、真正担子菌類、ハラタケ目のキノコで世界中に分布し、日本でも朽木にしばしば発生します。海外では疑診断例３例を除くと、第１例が1950年に南米コロンビアから幼児の口蓋穿孔例が報告され、以後９例が知られています。そのうち７例はアレルギーが関与した副鼻腔炎、１例は肺肉芽腫性病変、１例は肺肉芽腫性病変から播種した脳膿瘍です。一方、わが国からは1994年に本菌種によるアレルギー性気管支肺真菌症（ABPM）の第１例が報告されて以来、ABPM、アレルギーを伴う気管支粘液栓など肺疾患からの分離例が報告されており、現在40例以上になっています。患者は中高年に多く、女性は男性の２倍を越えています。

キノコの菌糸には担子胞子 basidiospore から生じた一次菌糸体（一核菌糸体）と交配型が異なる一次菌糸体同士が菌糸吻合によって交配して生ずる二次菌糸（二核菌糸体）があり、二次菌糸体からのみキノコが生じます。わが国での特徴は一次菌糸体を原因とする例が二次菌糸体による例の2.4倍多いことで、海外の報告13例のうち12例が二次菌糸体のよるものであるのと対照的です。この理由は日本では著者らの知識、技術により、一次菌糸体から、かけ合せの技術を用いてキノコを証明することができますが、海外では医師および検査技師にその知識、技術が未熟なため、見逃してしまう例が多いのではと推測されます。二次菌糸体は隔壁部に「かすがい連結 clamp connection」があり、菌糸表面に棘 spike（棘状突起）が見られることから同定は比較的容易ですが、一次菌糸体はただ棘を有する細い菌糸のみであり、特色はなく、菌糸を見ただけでは同定は不可能です（ただし遺伝子解析をすれば同定は可能です）。日本においてもこれまで白カビとして雑菌扱いされたり、胞子産生不良のアスペルギルス、ムーコルその他の菌名のもとに捨てられていた例が多いと思われます。最近本菌種によるわが国初のアレルギー性副鼻腔炎が報告されています（写真は「Ⅳ. おもな環境真菌」の63ページを参照）。

5）フサリウム・ソラニ *Fusarium solani*

フサリウム属には多数の菌種が病原菌として報告されていますが、そのなかでフサリウム・ソラニが８割以上を占めています。本来、角膜潰瘍、眼内炎、皮膚潰瘍が知られていましたが、近年、血液悪性腫瘍の患者の静脈内留置カテーテルから起こる菌血症、それから播種した肺、脳などの肉芽腫性病変が報告されています。

本菌は37℃での発育は抑制的であるためか、アスペルギルス、ムーコル菌と異なり、深部組織に侵襲性に発育することはなく、慢性肉芽腫性炎症を起こします。肺の両側性に多発性結節影が多く見られます。

本菌種の特徴は、鎌形、多細胞性大分生子、楕円形、ソーセージ形の 1 ～ 2 細胞性の小分生子および多数の厚膜胞子 clamydospore が見られることです。本菌は抗真菌剤に抵抗があり、治療は難儀しています。

新興真菌は薬剤抵抗性菌種が多く、治療にてこずり、また環境真菌であるため原因菌としての菌種も多く、そのため現在のところ遺伝子情報も十分ではなく、同定が難しいのが現状です。

VI. カビによる病気が増えている

現在でも人類にとって最大の恐怖の１つは「伝染病」です。かつて人々は天然痘やラッサ熱などのウイルス性出血熱、黄熱、細菌感染によるペスト、コレラ、赤痢など、また国民病とまでいわれた結核が蔓延し、次々と死んでいきました。このような状況下ではカビによる感染症（真菌症）は国の衛生行政の対象外で、ただ白癬菌（はくせんきん）というカビによる「水虫」が人々を悩ませていたのです。

しかし昭和３０年代を境として抗生物質、副腎皮質ホルモン剤、抗癌剤、免疫抑制剤などの開発と普及、加えて医療技術の目覚ましい進歩により、それまで生きていけなかった患者の生命を永らえたばかりか、不治といわれていた病気をも克服し社会復帰させることまで可能にしてしまいました。お蔭で私たち日本人の平均寿命は世界のトップクラスにまでなったのです。しかし世の中はすべてが順調ということはないようです。医療の進歩の一方で、微生物に対する抵抗力が弱まった患者が増えてきています。このような患者に、もともと感染力の弱いカビがそっと忍び込み、人体をカビの巣にしてしまうのです（日和見真菌感染症）。残念なことにウィルスや細菌感染と異なりカビ感染に対しては特効薬が少ないのが現状です。細菌感染などにはすぐれた抗生物質が次々と開発されているのに、なぜカビに対する特効薬が少なかったのでしょうか。１つは患者数がそれほど多くなく、薬の開発費用と釣り合わないこと（現在では日和見真菌感染の増加により、抗真菌剤の開発は高い利益が得られるため、製薬会社の主要な開発薬剤となってきています）、もう１つは真核生物であるカビの細胞が人の細胞とよく似ており、せっかくカビに効く薬を開発しても、その多くは人の細胞にも損傷を与えてしまうことが理由として挙げられます。すなわち副作用が強く、臨床の場で使用できる薬を見つけるのがたいへん難しいのです。

日和見真菌感染の典型的な例を２つ挙げてみます。まず初めは急性白血病の例です。この病気は日和見真菌感染症（後述）の格好のモデルとなるのです。急性白血病は血液の癌であり、その治療法は血液や骨髄中の癌化した白血球を抗癌剤によって短期間で殺し、排除する方法がとられます。そのため治療として短期間とはいえ血液中の白血球は正常なものを含めすべて除去してしまわなければならないのです（正常な白血球のみ生かすという選択はできません）。血液中の白血球をすべて排除してしまうと、患者は外から侵入してくる微生物に対しなんら抵抗手段をもたぬ状態（無防備）になってしまいます。このような患者には病原性が弱いかあるいはないカビであっても、37℃以上で発育できるカビならば容易に感染してしまい、基礎疾患の白血病ではなくカビ感染で亡くなってしまことが多いのです。他の例は移植手術を受けた患者やエイズ患者に起こります。移植手術を受けた患者は拒絶反応を防ぐため免疫抑制剤の投与を受けており、またエイズ患者は胸腺細胞の機能が阻害されるため、免疫機構の１つである胸腺細胞（Ｔ細胞）の活性が抑制され、この免疫機構（細胞性免疫）が対応していたカビの侵入を受けてしまうのです。

１．日和見真菌感染

昭和30年（1955年）頃まではカビによる病気など水虫を除けば人々の関心は低いものでした。その理由はカビの分野ではウィルスや細菌のように集団で発生する致命的な感染症（伝染病）がなかったからです。考えてみてもカビのように大きな微生物が（酵母といえども通常は直径4μm以上、一方細菌は1μm以下）、まして糸状菌は幅２～3μm以上で、長く糸状に発育していますから、この大きさでは防御機構が高度に発達した健康人に侵入できるわけはありません。そのためカビは他の重篤な病気（癌や血液疾患など）で身体の抵抗力が落ちた患者（免疫不全患者）にやっと侵入していけるのです（日和見真菌感染）。

１）日和見真菌感染のおもな原因菌

一般に「日和見」という言葉はよい意味では使われていません。複数のグループが対立したとき、どちらが優勢であるかを見極めた後、勝ち馬に乗り、劣勢になったグループに追い討ちをかけるというマイナスのイメージがあるからでしょう。実は人間社会ばかりではなくカビの世界でも人に病気を起こすカビはほとんどが日和見感染菌なのです。患者が重篤な病にかかり、体力が衰えてくると、チャンス到来とばかり襲いかかっていくのです。なかでも悪の御三家といえるのがカンジダ・アルビカンス *Candida albicans*、アスペルギルス・フミガーツス *Aspergillus fumigatus*、クリプトコックス・ネオフォルマンス *Cryptococcus neoformans* あるいは接合菌類 Zygomycetes なのです。困ったことにこれらのカビはわれわれの周囲に常に生息しているのです。

２）日和見真菌感染症の発症頻度

日和見真菌感染で興味深いのは、発症する病気の頻度が一定であることです。

先進国でいちばん多い日和見真菌感染症は（発展途上国ではカビ感染が起こる前に他の原因で若くして死亡してしまう）カンジダ症 candidiasis (candidosis)で、２番目がアスペルギルス症 aspergillosis、３番目がクリプトコックス症 cryptococcosis あるいは接合菌症 zygomycosis なのです。ではなぜこの順位になるのでしょうか。それは原因菌と患者の出会いの頻度で説明できます。

カンジダ症の主たる原因菌であるカンジダ・アルビカンス *Candida albicans* は口腔および消化管内の菌叢の一員で、患者が無菌病棟に隔離されていても身体の内部から感染が成立してしまうのです。また本菌は皮膚や室内の埃などから容易に分離されてきます。すなわち私たちはカンジダ菌に囲まれ、常にカンジダと接触しているといえるのです。

アスペルギルス症の主たる原因菌はアスペルギルス・フミガーツス *Aspergillus fumigatus* で、この菌の胞子（分生子）は空中に浮遊しており、患者は呼吸とともに胞子を吸い込んでいます。それ故、患者を無菌病棟に移すと本菌による感染は激減するのです。

一方クリプトコックス症の原因菌はクリプトコックス・ネオフォルマンス *Cryptococcus neoformans* で、この菌は鳩の糞に好んで繁殖しているのが知られていますが、自然界からの分離は簡単ではありません。すなわち患者との出会いの頻度が上記2菌種に比べて少ないのです。

このように日和見真菌感染症の発症順位は患者と真菌の出会いの頻度で説明できます。一方興味あることに臓器移植を受けた患者やエイズ患者では発症の頻度に逆転が起こります。これらの患者ではクリプトコックス症が一番多く、二番目はカンジダ症、三番目がアスペルギルス症となるのです。なぜこのような順位の逆転が起こるのでしょうか。それは各菌種の侵入に対する生体の防御機構がそれぞれ異なっているからなのです。

2．カンジダ症 candidiasis、candidosis

カンジダ *Candida* の感染による病気をカンジダ症といいます。酵母であるカンジダは培養すると白色クリーム状の集落を形成し、特有の発酵臭があります。酵母細胞は球形、亜球形、あるいはソーセージ形で出芽によって増殖します。また一見菌糸様に見えるものもありますが、それは酵母細胞が細長くなり、一見菌糸のように見えるためです（仮性菌糸 pseudohypha）。またカンジダ・アルビカンスでは厚い細胞壁をもつ厚膜胞子 clamydospore を多数産生するので、同定の決め手の1つになっています。

カンジダ属には多くの菌種がありますが、そのなかでもカンジダ・アルビカンス *Candida albicans* が最も病原性が強い菌です。その他カンジダ・パラプシローシス *Candida parapsilosis*、カンジダ・ギリエルモンジィ *Candida guilliermondii*、カンジダ・トロピカーリス *Candida tropicalis*、カンジダ・ケフィル *Candida kefyr*、カンジダ・クルーセイ *Candida krusei*、カンジダ・グラブラータ *Candida glabrata*（トルロプシス・グラブラータ *Torulopsis glabrata*）などが原因菌として挙げられています。表皮のみならず種々の臓器が侵され、病型も多彩です。なおカンジダ血症 candidemia の原因菌としてはカンジダ・アルビカンスに加えてカンジダ・ギリエルモンジィの分離頻度も高いのです。カンジダ症には以下の病型があります。

1）皮膚カンジダ症　cutaneous candidiasis（表在性カンジダ症 superfical candidiasis）

おもにカンジダ・アルビカンス *Candida albicans* による感染で種々の病型がみられます。

①乳児寄生菌性紅斑 erythema mycoticum infantile

オムツかぶれやあせもと間違えられます。

②粘膜カンジダ症 mucosal candidiasis

口腔粘膜や舌に白苔様の病巣を形成します（**写真 VI － 1**）。

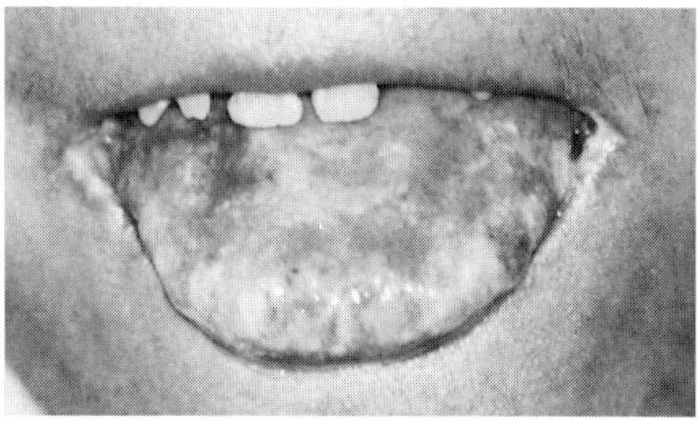

写真 VI － 1　舌カンジダ症

③慢性粘膜皮膚カンジダ症 chronic mucocutaneous candidiasis（CMCC）あるいはカンジダ性肉芽腫 candida granuloma

この病気は小児期に発症し、粘膜、皮膚、爪が特異的に侵され、慢性に経過していきます。躯幹や手足の皮疹はゼニタムシに似た症状で、爪の甲は盛り上がり、特に頭や顔面には角のようなかさぶたが多発しています。舌の表面は菌苔といって白い膜様になります。

慢性粘膜皮膚カンジダ症はたいへん珍しい病気です。患者の免疫能を調べると液性免疫は正常か亢進していますが、細胞性免疫（胸腺細胞が関与する免疫系）に機能異常が見られます（**写真 VI － 2**）。

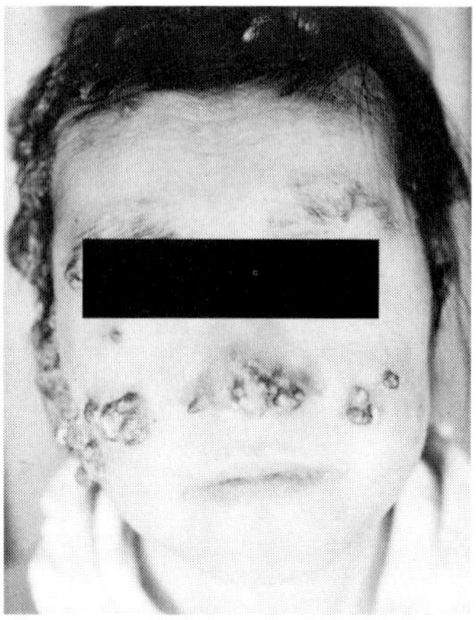

写真 VI － 2　カンジダ性肉芽腫

2）深在性カンジダ症 deep candidiasis、全身性カンジダ症 systemic candidiasis

①深部組織へのカンジダの侵入ルート

カンジダ・アルビカンス *Candida albicans* は口腔内を含めた消化器や皮膚表面の常在菌の１つです。ではカンジダ・アルビカンスはどのようにして生体内に侵入していくのでしょうか。肺からも侵入し病巣を形成しますが、主要ルートは腸管からです。

重篤疾患（癌や血液疾患など）を患っている患者が抗生物質を投与されたりすると、それに感受性がある腸管内の細菌は駆除され、腸管内の菌叢のバランスがくずれ、カンジダ・アルビカンスが繁殖してきます。しかし腸管粘膜が正常に保たれているかぎり菌は生体内部には侵入できません。ところが、患者が癌などに侵され、抗癌剤などの投与を受けていると、抗癌剤は癌細胞ばかりか腸管の粘膜細胞にまで作用し、腸管粘膜は剥がれ落ちてしまいます。ちょうど熱傷を受けた皮膚を想像すればよいでしょう。このような状態になると腸管内で繁殖していたカンジダ・アルビカンスは容易に腸管壁に侵入し、血管内に入り、血流に乗って全身に転移していくのです（**写真 VI － 3**）。また血管内カテーテルを挿入された患者では、針の挿入部からカンジダが侵入し、全身に転移することがあります。この場合はカンジダ・ギリエルモンジィ *Candida guilliermondii* による感染が多くなります。

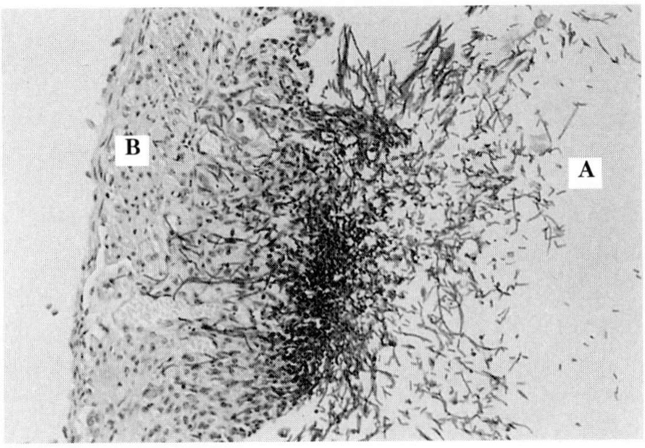

写真 VI － 3 腸管壁に侵入するカンジダ・アルビカンス *Candida albicans* A：カンジダ・アルビカンス、B：腸管壁

②カンジダに対する生体の防御機構

カンジダ、特にカンジダ・アルビカンスに対する生体の防御機構は二段階から成り立っています。感染初期では侵入したカンジダに対して多形核白血球が集合し、化膿性病巣を形成します。この段階でカンジダに対しある程度のダメージは与えますが、まだかなりの菌が生き残ってしまいます。このため次の段階として病巣部に組織球（マクロファージ）が集合し、病巣を肉芽腫（にくげしゅ）性病巣に変え、細胞性免疫の発動を得て菌を殺していくのです。このようにカンジダ感染に対して、生体はまず多形核白血球に防御を委ね、第二段階として細胞性免疫により活性化された組織球による殺菌を準備しているのです。詳しい機序はクリプトコックス症の項で説明してあります。

3）エイズと口腔カンジダ症

病原真菌の生態調査のため、1985年以来ラテンアメリカ諸国、とりわけブラジルに焦点をあて研究を進めてきましたが、そのなかでＨＩＶ感染者（エイズ患者）の口腔内のカンジダの真菌叢の変遷について述べてみたいと思います。

1986年、サンパウロ州ボッカツ市に滞在中、千葉大学医学部第一内科学教室に留学し、親しくなったアデマール・ヤマナカから、カンピーナス大学医学部での講演を依頼されました。カンピーナスはサンパウロの中心街から約100km 北に位置し、落ち着いた旧い街並の街です。大学は市の中心部から約15km 離れた郊外にあり、単科大学を統合した総合大学で、医系および理工系にすぐれています。日本では筑波大学に相当するでしょう。

1985年、初めてカンピーナス大学医学部を訪問したとき、どう誤解されたか、日本からエイズの専門家が来た、と伝えられ、早速病室に案内されてしまいました。

当時ブラジルは米国に次いで、世界で２番目にＨＩＶ感染の患者が多く、それこそやせ細った３名の末期患者をみせられ、意見を求められました。真菌感染の研究者である私はエイズのことなどあまり知りません。それでも日本の専門家と信じて疑わない医師たちからのさまざまな質問を受け、それこそ冷や汗３斗の２時間でした。

しかしどういう巡り合わせか、12年後カンピーナス大学を拠点としたジ国際協力機構（ＪICA）のエイズプロジェクトに参加し、「ＨＩＶ感染患者と真菌感染」の課題でブラジル側と共同研究を行なうこととなり、興味ある結果を次々と報告することができました。

その１つにＨＩＶ感染患者のカンジダの口腔内真菌叢の変遷があります。

ＨＩＶ感染患者の口腔内にカンジダによる感染（口腔カンジダ症）がよく見られることが知られています。われわれはブラジルの歯科医の協力を得て、患者の口腔内のカビ（酵母）の変遷を調べてみました。

その結果、健康者の口腔内に見出される酵母はおもにカンジダ・アルビカンス *Candida albicans* でその他カンジダ・トロピカーリス *Candida tropicalis* やカンジダ・クルーセイ *Candida krusei* が少数分離されてきました。一方ＨＩＶ感染患者の口腔内の酵母の分布は劇的に変わっていました。その割合はカンジダ・アルビカンスが約60％を占めていたとはいえ、カンジダ・トロピカーリス、カンジダ・クルーセイ、カンジダ・ケフィル *Candida kefyr*、カンジダ・パラプシローシス *Candida parapsilosis*、カンジダ・グラブラータ *Candida glabrata*、カンジダ・ルシタニアエ *Candida lusitaniae*、カンジダ・ギリエルモンジ *Candida guilliermondii*、カンジダ・ノルベゲンシス *Candida norvegensis*、カンジダ・インテルメディア *Candida intermedia* とカンジダ属の種が多様になっていくことがわかりました。

ではなぜこのような菌叢の変遷が起こってくるのでしょうか。

健康人の口腔内はおもに細菌類によりその縄張り（菌叢）が確立されていて、カンジダ・アルビカンスのみが辛うじてその縄張りの一角に場を占めています。すなわち、もともとの住人である細菌類は一致団結して侵入してくる他の微生物の定着をはね除けているのです。一方ＨＩＶ感染患者の場合、その病気の経過中、病状の変化に応じ抗ウィルス剤、抗生物質、免疫抑制剤、抗癌剤等々さまざまな薬の投与を受けるため、菌叢を形成している細菌類の多くは各薬品の作用に反応し一時的に消えていきます。その間、これら薬剤の影響を受けないカンジダは繁殖し、菌叢の主役を演じるようになります。その結果、同じ属に属する他のカンジダ種に対しては（近縁ということで）排除する力が弱く、定着を許してしまうのだろうと推測されます。また近年ＨＩＶ感染患者からカンジダの新種であるカンジダ・ドゥブリニエンシス *Candida dubliniensis* が分離されてきています。ブラジルでも分離することができるのではないかと考えた私たちは小児科と共同で研究を行ない、本菌の分離に成功することができました。

現在エイズ治療薬の開発が進み、患者を治すことはできませんが、薬を服用しているかぎりその進行を止めることができます。ただし治療薬は高価で、かつ一生服用しなければなりませんので、ブラジルでは低所得者には無料で薬が配付されています。しかしそこがブラジルで、かなりの収入がありながらコネを使い、ちゃっかり無料で投与を受けている輩も少なからずいると噂されています。

3．アスペルギルス症 aspergillosis

アスペルギルス *Aspergillus* はペニシリウム *Penicillium* と並んで多くの菌種があります。そのなかで人の病原菌として最も重要な菌はアスペルギルス・フミガーツス *Aspergillus fumigatus* であり、以下アスペルギルス・ニガー *Aspergillus niger*、アスペルギルス・フラブス *Aspergillus flavus*、アスペルギルス・ニドゥランス *Aspergillus nidulans*、アスペルギルス・テルレウス *Aspergillus terreus* と続きます。

アスペルギルスのある菌種（アスペルギルス・オリザエ *Aspergillus oryzae*）は麹菌と呼ばれ酒、醤油、味噌などの製造に利用されてきました。日本人は昔から麹菌を上手に使いこなしてきたのです。現在アスペルギルス属には１５０種以上が知られていますが、その多くは穀物、果物、加工食品などの腐敗の原因菌となります。

アスペルギルスは世界中に生息し、土壌中、特に空中には胞子として浮遊し、私たちは常にその胞子を吸い込んでいるのです。それでも健康であるかぎり気管支に吸い込まれたこれら胞子は機械的に排出されるか、生体に備わった防御機構で処理されてしまいます。しかしなんらかの原因で身体の抵抗力が弱まってくると、胞子は発芽し、肺内に菌糸を伸ばしていくのです。これが肺アスペルギルス症 pulmonary aspergillosis なのです。

1）結核に似ている肺の病巣

第二次世界大戦後、日本がまだ結核対策に追われていた頃、各地にある国立結核療養所には多くの結核患者が治る見込みもなく、長期療養を余儀なくされていました。

やがてストレプトマイシン、パラアミノサルチル酸をはじめとする新しい化学療法剤が次々と登場し、その劇的ともいえる効果で多くの患者は回復していきました。しかし、腑に落ちないことに、抜群の効果を示した抗結核剤が、ある患者たちにはまったく効果がないことがわかってきたのです。レントゲン撮影では肺に陰影がはっきりと認められるにもかかわらず、特効薬であるストレプトマイシン、パス、アイナの三者併用療法でも効果がなく、さらに痰を培養してみると、結核菌は常に陰性でした。特効薬の効かないこの奇妙な患者の肺の病巣部を手術で摘出してみますと、空洞内に菌糸の塊があることがわかりました。これは菌球 fungal ball と呼ばれるもので、結核などでできた空洞におもにアスペルギルス・フミガーツス *Aspergillus fumigatus* が侵入し、繁殖してできたものでした（**写真 VI－4**）。この病巣は周囲をがっちりと繊維性肉芽組織で囲まれているため、病巣中には抗真菌剤はほとんど浸透していきません。そのためほとんどの症例は摘出手術を受けていました。しかし最近は診断技術の進歩のおかげで、気管支鏡などで確認しつつ薬剤を直接病巣内に注入することができるようになってきています。

2）病型

アスペルギルス症の病型を以下に示します。

①肺アスペルギローマ pulmonary aspergilloma

②侵襲性アスペルギルス症 invasive pulmonary aspergillosis（アスペルスギルス肺炎 aspergillary pneu-

monia)
③アレルギー性気管支肺アスペルギルス症 allergic bronchopulmonary aspergillosis
④播種性アスペルギローシス disseminated aspergillosis
⑤皮膚アスペルギルス症 cutaneous aspergillosis
⑥脳アスペルギルス症 cerebral aspergillosis
⑦角膜アスペルギルス症 aspergillary keratitis
⑧耳（外耳道）アスペルギルス症 aspergillary otomycosis

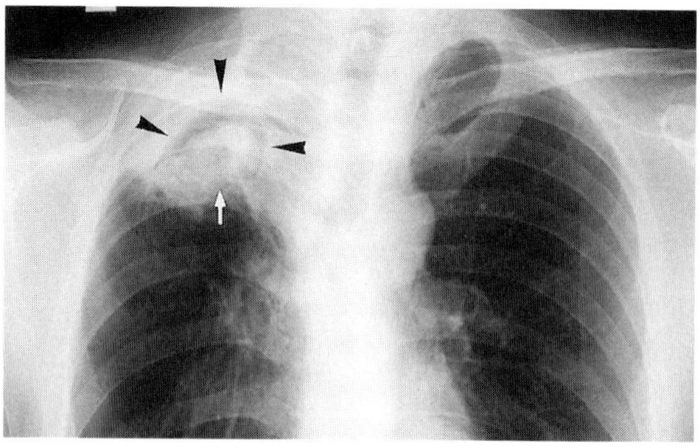

写真VI－4 肺アスペルギローマ　右肺尖部の菌球（矢印）と周囲の三日月形の透像（air meniscus sign）（矢頭）（提供：千葉大学医学部呼吸器内科）

3）アスペルギルスの病原性

「第五福竜丸」無線長 久保山さんの死の原因は？

ところで、読者のみなさんは「第五福竜丸」という船の名前を聞いたことがありますか。現在この船は東京都江東区の「夢の島」に永久保存されている元マグロはえ縄漁船です。もう半世紀以上も前の事件ですが、第五福竜丸事件は国際的にも大きな反響を呼び起こしました。70歳以上の方なら記憶があると思います。

事件は1954年の３月に起こりました。第五福竜丸は母港の静岡県焼津港から西太平洋のビキニ環礁に向かい、そこで操業中にアメリカの水爆実験に巻き込まれたのです。

乗組員全員が強い放射能を含んだ死の灰をかぶり、放射能障害に罹ってしまいました。なかでも無線長の久保山愛吉さんの容体がもっとも重く、ついに還らぬ人となってしまいました。

久保山さんの死はもちろん死の灰を浴びたのが原因ですが、直接的な死因は真菌症によるものだったことはあまり知られていません。放射能障害で身体の弱った久保山さんの肝臓にアスペルギルス・フミガーツスが感染し、亡くなったのです。

久保山さんに感染したこのカビ（病原性がきわめて強い）は、1966年、国立衛生試験所（現国立食品および薬品研究所）真菌部門室長を務めてこられた倉田浩博士から分譲していただき、以後、千葉大学真菌医学センターに大切に保存され（久保山株）、種々の研究に役立っています。

世界初の角膜真菌症の原因菌を発見？

話は第五福竜丸事件から13年後に飛んでいきます。私が真菌症の研究を手探りで始めた大学院４年目のときです。当時千葉大学医学部眼科学講座の鈴木宣民教授に角膜潰瘍(かいよう)から分離されたカビの同定を依頼されました。まだカビの分類については素人同然の私にとって、内心「困ったことになった」なと感じましたが、若気のいたりで「できません」とはいえず、同定を引き受けてしまったのです。

さあ、それからがたいへんでした。それこそ参考書と首っ引きで培養、同定に取りかかり、なんとかアスペルギルス・フラブス *Aspergillus flavus* であろうと見当をつけ、早速鈴木教授に報告に上がりました。すると教授は「アスペルギルス・フラブスによる角膜真菌症は初めてだ！」とたいへん喜ばれ、当時貴重品であったジョニーウォーカーの黒ラベルを頂戴しました。意気揚々とそれを医局に持ち帰り、その夜仲間と空にしてしまいました。

2週間後、再び教授に呼ばれ、「早速論文を書いてみた。カビの記載のところをみて、書き直して下さい。なにしろ世界で第一例になる症例ですから」とタイプされたばかりの英文原稿を手渡されました。それも持ち帰りながら、私は急に心配になってきました。同定が正しいかどうか自信がなくなってきたのです。居ても立ってもいられない気持ちで、それこそねじり鉢巻きで再同定に取りかかりました。その結果、なんとこの角膜分離株はアスペルギルス・フラブスではなくアスペルギルス・フミガーツス *Aspergillus fumigatus* だったのです。アスペルギルス・フミガーツスによる角膜真菌症はすでに世界各地で少ないながら報告されていました。教授室に向かう私の足取りの重かったこと。「先生、実はフラブスではなくフミガーツスでした」と恐る恐る報告したところ、教授は「エッ！」といったきり、しばらくあとの言葉が出てきません。その時の教授の顔が今でも懐かしく、自戒を込めて思い出されます。

転んでもただでは起きない — マウス脳を特異的に侵すカビの発見

この株と久保山株との出会いが、私をして皮膚科の臨床医を放棄させ、カビの研究へと駆り立てていったのです。

大学院4年生であった私は皮膚科を辞める辞めないと、皮膚科学教室ともめていました。病原真菌の研究を続けていくには臨床との両立は不可能であることに気づいたのです。しかし皮膚科にとって医学部で初めての本格的なカビの研究者を手離したくなかったのでしょう、折衷案として当時大学院2年生であった西村和子君（現千葉大学名誉教授）を私の実験助手として研究所に送り込む条件で私を皮膚科に連れ戻したのです。

当時のわれわれのテーマはカンジダ・アルビカンス *Candida albicans* という酵母がマウスを継代（実験的にマウスに感染させ、同一株を次々と次のマウスに感染させていく）していくとき、いかにその病原性が変わっていくかを研究していました。

その実験では、来る日も来る日も50株のカンジダをマウスの尾静脈に注射し、マウスの死亡率を調べ、各臓器から逆培養を行ない、それをまた次のマウスに注射するといったうんざりするような単調な作業を繰り返していました。そんなとき、ふと知的興味にかられた西村君が余ったマウスの尾静脈にこの角膜真菌症分離株の分生子を注射したのです。そして数日後、死亡したマウスを他のケースと同様に解剖していきました。内臓の解剖を終わり、頭皮の切開を始めた彼女の目の前に、突然著しく腫脹した脳が現われてきました。頭蓋骨縫合はゆるみ、1～2 mm 離れているのです。「アスペルギルス・フミガーツスのなかにはごく少数ではあるがマウスの脳を特異的に侵す株がある」ことがわかった瞬間でした。そして久保山株もこの性質を有していたのです。

この腫脹した脳を顕微鏡で観察すると、脳の組織内には縦横に菌糸が発育しているのが観察されました。引き続く研究で脳を特異的に侵す株は普通のアスペルギルス・フミガーツスとは異なり、牛の脳と心臓の組織を主成分としたブレインハート・インフュージョン寒天培地で培養すると、タンパク分解酵素の産生が著しいことが判ったのです。

脳アスペルギルス症はときどき患者が発生しています。米国で患者が多いのですが、症状はある日突然発熱し、激しいめまい、嘔吐が起こり、病状は急激に悪化し、意識不明となり、1週間以内に死亡することが多いのです。解剖すると大小の出血斑と縦横に発育している菌糸が観察されています。

健康人には感染は起こらない

読者のみなさんは麹菌と呼ばれているアスペルギルスについて聞いたことがあるでしょう。このカビは清酒、醤油、味噌などの製造に欠かすことができません。日本人は昔から麹菌を上手に使いこなしてきたのです。このような有用菌を含むアスペルギルス属の多くは穀物、果物、食品などの腐敗の原因となります。

アスペルギルスは土壌真菌で胞子は空中を飛び交い、世界中いたるところに生息しています。私たちは常に呼吸とともに浮遊している胞子（分生子）を吸い込んでいるのです。それでも健康であるかぎり気管支内に吸い込まれた分生子は生体のもつ防御機構により処理されてしまい、病原性を発揮する余地はありません。ところがなんらかの原因で身体の抵抗力が弱まってくると、感染が起こってくるのです。

侵襲性アスペルギルス症

アスペルギルス症は全身の抵抗力が弱った患者、特に白血病などの血液疾患および免疫不全患者に発症してきます。

ここでアスペルギルスの侵入に対する生体の防御機構についてマウス感染実験をモデルに述べていきます。

尾静脈に注入されたアスペルギルス・フミガーツスの分生子に対し、生体側はおもに多形核白血球が反応します。多形核白血球は好中球などを中心とする強い貪食作用をもつ細胞で、生体内に侵入してきた菌などをただちに迎え撃ち、それを貪食し、殺菌してしまいます。さてマウス体内では注入された分生子に対処するため多形核白血球が対応し、化膿性炎症が起こります。炎症が起こるのはそこが戦場になったからで、やがて多形核白血球は分生子を貪食し、殺菌してしまいます。しかし、注入された分生子の数が動員される多形核白血球の数を上回ったり、なんらかの原因で白血球の殺菌機能が損なわれて

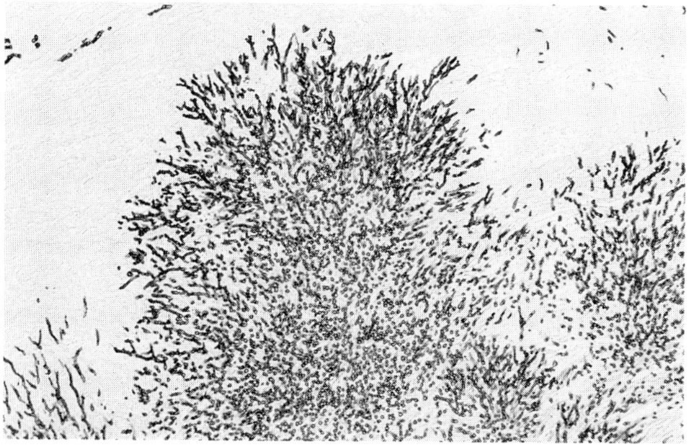

写真 VI－5 侵襲性肺アスペルギルス症

いたりすると、分生子は発芽し、菌糸を伸ばし発育していきます（**写真VI－5**）。

このようにアスペルギルス・フミガーツスの感染に対しては多形核白血球が防御の主役を演じているのです。人の場合も同じです。多形核白血球のはたらきに異常が生じているときにアスペルギルス症は起こりやすいと考えればよいわけです。

では肺感染の場合はどうでしょうか。気管内に吸入された胞子は細気管支の最先端まで侵入していきます（通常、気管支表面の繊毛により、また咳や痰により吐き出されてしまいます）。この細気管支は外部からの侵入者を監視し処理する肺胞マクロファージにつながっています。侵入してきた胞子をこの肺胞マクロファージは貪食し、処理します。しかし、免疫不全で殺菌力の低下した肺胞マクロファージは貪食した胞子を殺すことができません。胞子はそこで発芽し、菌糸を肺内に伸ばしていくのです。

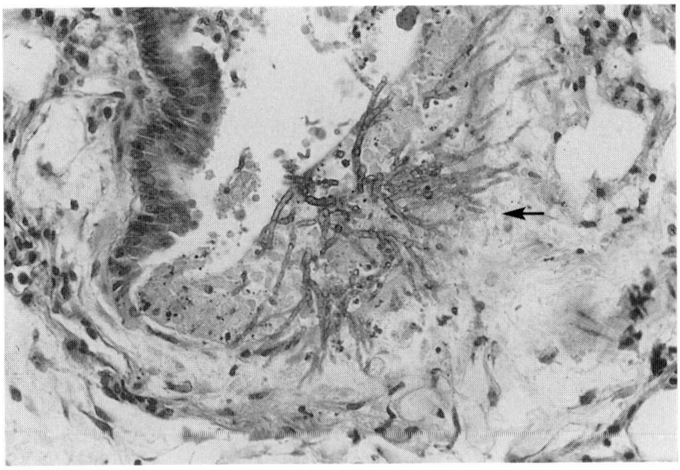

写真VI－6 アスペルギルス・フミガーツス *Aspergillus fumigatus* の肺胞内発育（矢印）

4．クリプトコックス症 cryptococcosis

先にも述べましたが、日和見真菌感染症の場合、どのような真菌症が起こりやすいか統計をとってみますと、一位はカンジダ症、二位はアスペルギルス症、三位がクリプトコックス症あるいは接合菌症となります。この順位は世界中どこの国でも変わることはありません。ところが興味あることにエイズ患者や臓器移植患者の場合、一位はクリプトコックス症、二位がカンジダ症、三位がアスペルギルス症と、順位が変わってくるのです。なぜこのようなことが起こってくるのでしょうか。また原因菌であるクリプトコックス・ネオフォルマンス *Cryptococcus neoformans* とはどんな菌なのでしょうか。

1）クリプトコックスはキノコの仲間

普通見られるクリプトコックス・ネオフォルマンスは酵母で、好んで脳や脳脊椎液中で繁殖します。土壌中に広く生息していますが、鳥類、特に鳩の糞から高率に分離されます。通常土埃とともに舞い上がったこの酵母を吸い込んだ結果、肺に感染が起こるのです。感染しても健康人の場合治癒しますが、免疫力（特に細胞性免疫能）の低下した患者の場合は肺から各臓器に転移していきます。

クリプトコックス・ネオフォルマンスを培養するとべとべとした白色クリーム状の酵母状集落を形成します。培養がさらに進むと集落は淡黄褐色に変わってきます（写真は58ページを参照）。

この酵母は球形で、特徴的なのは菌体周辺に多糖体物質を分泌し、莢膜（きょうまく）と呼ばれる厚い層で被われていることです。この莢膜は生体からの攻撃から身を守っているのです。

増殖は出芽によります。ただしこの菌は有性生殖を行なう対の遺伝子をもつ両細胞が接近すると、互いに短い菌糸を伸ばしその先端で結合、そこから菌糸を伸ばし発育していきます。この菌糸は隔壁のところに「かすがい連結」と呼ばれる「かすがい」のような構造をもっていて、かすがい連結をもった菌糸の先端はやがて膨らみ担子器 basidium を形成します（写真 **VI** － 7）。これはキノコの笠の裏と同じで、繁殖器官にあたります。このようにクリプトコックス・ネオフォルマンスは笠をつくらないものの、実はキノコの仲間なのです。

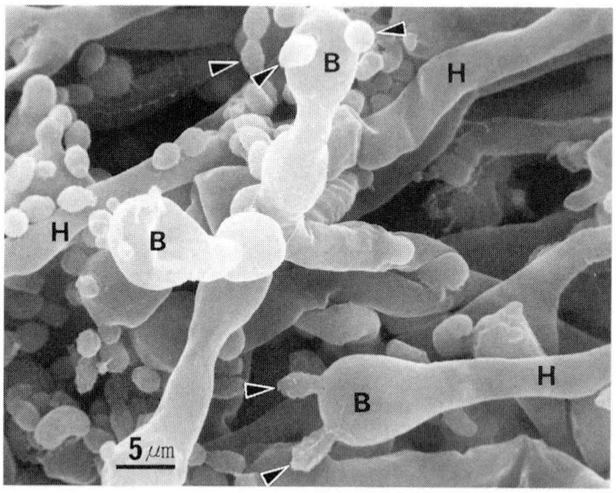

写真 **VI** － 7　有性生殖によって生じたクリプトコックス・ネオフォルマンス *Cryptococcus neoformans* の担子器（B）、担子胞子（矢頭）、菌糸（H）　走査型電子顕微鏡像

2）感染免疫

ここでクリプトコックス・ネオフォルマンスと生体との戦いを理解していただくために免疫の仕組みについて説明していきます。

免疫とは「二度なし」といわれ、生体は体外から侵入してきた微生物に対して一度相対した経験を忘れず、二度目に同じ微生物に出会ったときにそれを排除する反応を準備している状態です。少々古い知識となりますが、免疫にはおもにＢ細胞が関与する液性免疫と、Ｔ細胞（胸腺細胞）が関与する細胞性免疫とがあります。そしてどちらが感染防御の主役を演じるかは、感染した菌の種類と感染経過によって変わってくるのです。

液性免疫が主役を演じる生体防御機構

通常、微生物が体内に侵入すると、まず多形核白血球が集合、菌を貪食、消化します[注*]。これはすでに述べましたアスペルギルス・フミガーツスに対する生体の反応です。この多形核白血球の菌に対する集合（走化性）と取り込み（貪食）は液性免疫によって促進される仕組みになっているのです。つまり病原菌という抗原に対し、その作用を抑える抗体が産生され、その抗体はおもに多形核白血球などと協力して貪食作用を活発にするはたらきをもっているわけです。このような仕組みで処理される菌は「細胞外寄生菌」と呼ばれ、多くの菌がこれに属します。

注＊：NK細胞など自然免疫に関係する食細胞も関与してきますが、ここでは理解しやすくするためあえて触れていません。

細胞性免疫が主役を演じる生体防御機構

一方病原菌のなかにも一筋縄ではいかない菌があります。多形核白血球や組織球（マクロファージ）に貪食されても、これら細胞の殺菌作用に抵抗し、貪食されることによって、かえって生体の他の殺菌機構から身を守る一群の微生物がいるのです。これら微生物は細胞内寄生菌と呼ばれ、貪食された細胞内で増殖します。こうしてある程度増殖すると、貪食細胞は破壊され、菌は細胞外に放出され、また新たに細胞に貪食されていく、というサイクルを繰り返します。

ではこのような菌に対して生体はどのよう対策をもっているのでしょうか。手をこまねいていては生体は菌により滅ぼされてしまいます。もちろん生体はこれら細胞内寄生菌に対し、対抗手段をもっています。その手段として細胞性免疫が登場してくるのです。

細胞内寄生菌が生体内に侵入すると多形核白血球や組織球が菌を貪食します。少々乱暴な説明になりますが、それ以後は次のような段取りで防御の仕組みがはたらきます。菌を貪食した貪食細胞はその菌を殺すことはできません（細胞内寄生菌であるため）。それでその情報を体液の流れにのせて胸腺細胞（T細胞）に伝達します。するとT細胞はサイトカインを放出して菌を貪食している組織球に送り込むのです。このサイトカインを受け取って初めて組織球は貪食した菌を殺すことができるのです。

クリプトコックス・ネオフォルマンス *Cryptococcus neoformans* はこの細胞内寄生菌に属します。このような回りくどい経過をたどるため、侵入した真菌の排除を開始するまで10日以上の日数がかかるのです。その間、菌が体内に拡散しないよう、生体は菌の侵入局所に組織球（マクロファージ）を集合させ（肉芽腫を形成）、菌を閉じこめておくのです。エイズ患者や臓器移植患者においてクリプトコックス・ネオフォルマンスの感染が多い理由は次のように理解されます。まずエイズ患者はT細胞が真っ先に侵されます。また臓器移植患者は拒絶反応を抑えるため常に免疫抑制剤の投与を受けています。拒絶反応というのは細胞性免疫の1つの現れに他ならないのです。すなわちこれら患者は細胞内寄生菌の侵入に対して、肉芽腫は形成しますが、これら肉芽腫を構成している組織球は細胞性免疫の支援を受けられないため、菌の増殖を許してしまうのです。

またこれら患者はその初期段階においてはある程度多形核白血球の数と機能を保持しています。そのためカンジダやアスペルギルスの感染は抑えられてしまうのです。このため細胞性免疫不全の患者にはクリプトコックス・ネオフォルマンスの感染が第1位となるのです。

3）クリプトコックス症と組織反応

クリプトコックス・ネオフォルマンス *Cryptococcus neoformans* が体内に侵入したときの生体側の反応はたいへん興味深いものです。すなわち2つのまったく相異なる病巣が形成されるのです。1つは組織が融解し、内部に多数の菌体と多糖体液が詰まり、細胞反応がまったくない囊胞性（のうほうせい）病巣 cystic lesion で、もう一方は酵母が組織球や巨細胞に貪食されている肉芽腫性病巣 granulomatous lesion です。このようにまったく相反する病巣が同一患者や同一感染動物に同時に形成されることは免疫学的および病理学的にみてたいへん興味ある現象なのです。ではなぜこのような現象が起こるのか、マウスの実験を参考に述べていきます。

クリプトコックス・ネオフォルマンスを正常マウスの尾静脈に注射すると、肝臓では肉芽腫性病巣が、脳では嚢胞性病巣が形成されます（**写真 VI － 8**）。感染初期の肝臓では侵入してきた酵母に対し小化膿巣が形成されますが、殺菌し排除することができません。そこで感染６日頃より組織球が病巣部に集まり、肉芽腫性病巣が形成され始め、酵母を肉芽腫内に封じ込めてしまいます。しかし肉芽腫を形成している組織球は酵母を貪食はしますが、殺すことはできず、そのため感染10日頃までは酵母は肉芽腫内で徐々に増え続けます。感染１0日を過ぎるとやっと細胞性免疫が発動し始め、肉芽腫を形成している組織球は殺菌力を与えられ、酵母を殺菌し始めます。

一方先天的に細胞性免疫能が欠落しているヌードマウスの場合、肝臓の病巣は嚢胞性となります。ま

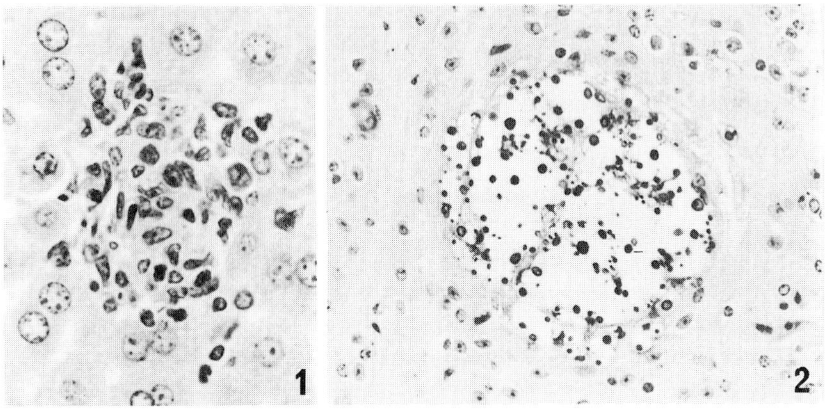

写真 VI － 8　クリプトコックス・ネオフォルマンス *Cryptococcus neoformans* による病巣　１：肉芽腫性病巣（マウス肝臓）　PAS、x200、２：嚢胞性病巣（マウス脳）　PAS、x200

た脳では正常マウスでも常に嚢胞性病巣が形成され、感染は進行していきます。先にも述べましたが嚢胞性病巣に対しては細胞浸潤は起こらず、生体側は組織が損傷を受けていることに気づいていないように思われ、感染は進行していきます。ではクリプトコックス・ネオフォルマンスの感染を受けた脳は他の微生物の侵入に対し、無反応になってしまうのでしょうか。ここで興味深い２つの実験があります。１つはクリプトコックス・ネオフォルマンスとアスペルギルス・フミガーツス *Aspergillus fumigatus* を少々時間をずらして同一マウスに感染させるとマウスの脳にはクリプトコックス・ネオフォルマンスの感染によって生じた嚢胞性病巣とアスペルギルス・フミガーツスによって形成された化膿性病巣が出現します（**写真 VI － 9**）。写真で示されているように両病巣がきわめて近接していても多形核白血球は嚢胞性病巣に向かって遊走していくことはありません。マウス脳内に形成された嚢胞性病巣は２カ月以上観察しても決して細胞性反応は起こってきません。すなわち嚢胞性病巣に対して生体は有効な防御手段をとりえないのです。また厚い莢膜をもつ酵母を寒天に封入、マウス腹腔内に埋没、一定期間後にとり出してみますと、この寒天ブロックに対し、生体側からの細胞反応はきわめて少なく、一方有性生殖によってできたクリプトコックス・ネオフォルマンスの菌糸（莢膜はない）を含んだ寒天ブロックを腹腔内に埋没すると激しい細胞反応が起こってくることが観察されるのです。では脳と肝臓を除いた他の臓器の組織反応はどうでしょうか。肺、脾臓、リンパ節などではおもに肉芽腫性病巣が、心臓、腎臓ではおもに嚢胞性病巣が形成されています。組織球には遊走性のものと肝臓や脾臓に見られる静脈洞内に固

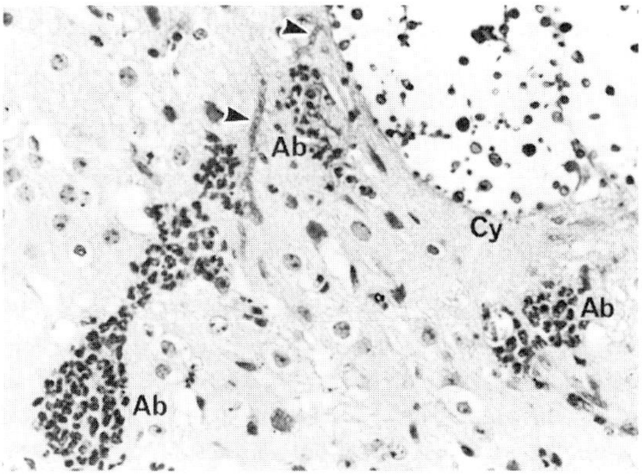

写真 VI－9　クリプトコックス・ネオフォルマンス *Cryptococcus neoformans* とアスペルギルス・フミガーツス *Aspergillus fumigatus* による重感染（マウス脳）Cy：嚢胞性病巣、Ab：化膿性病巣　矢頭はアスペルギルス・フミガーツスの菌糸

定されたもの（固定マクロファージ）とがあります。固定マクロファージの多い臓器では肉芽腫性病巣が、少ない臓器では嚢胞性病巣が形成されやすい傾向があるのです。

結論として肉芽腫性病巣内でのクリプトコックス・ネオフォルマンスに対する殺菌には細胞性免疫が重要な役割を担っている一方、嚢胞性病巣に対してはマウスは防御の手段をとりえないのです。

4）腎移植患者と皮膚クリプトコックス症

ここで興味ある症例を紹介します。患者は腎移植を受け順調に経過していました。しかしあるとき、左下腿に化膿巣が発症しました。調べてみると原因菌はクリプトコックス・ネオフォルマンス *Cryptococcus neoformans* でした。腎移植患者は拒絶反応を抑えるために免疫抑制剤を日常的に服用しています。この免疫抑制剤により細胞性免疫の機能は抑制されているのです。先にも述べたように感染したクリプトコックス・ネオフォルマンスを殺すには細胞性免疫の発動を必要とします。この患者はこの免疫能が抑制されているため、さまざまな手段を用い治療しましたが病巣はどんどん進行していきました。このままでは全身感染へと移行し、生命の危険にさらされます。しかし幸か不幸か突然拒絶反応が起こってきました。そのため移植された腎臓は摘出せざるを得なくなり、患者は透析治療に戻ってしまったのですが、化膿巣は治っていったのです。

5．接合菌症 zygomycosis

接合菌症はフィコミコーシス（藻菌症）phycomycosis とも呼ばれていた疾患群の総称です。原因菌として７属１１種の接合菌 zygomycetes が報告されています。

これらの菌による感染は２つに大別されます。１つは白血病や糖尿病などにより体力の減退した患者に起こります。急性でしばしば致死的経過をたどる接合菌症でムーコル目 Mucorales の諸菌種の感染によるためムーコル症 mucormycosis ともいわれ、典型的な日和見真菌感染です。

もう１つはおもにアフリカ、南アジア、東南アジア、中南米に発症する慢性の皮下組織、鼻腔、副鼻腔の肉芽腫性病巣で原因菌はエントモフトラ（ハエカビ）目 Entomophthorales に属しているのでエントモフトラ症 entomophthoramycosis と総称されている感染症です。しかしながらムーコル目菌による慢性の肉芽腫性病巣もエントモフトラ目菌による肺、その他の内臓への侵襲例も少数ながら知られていて、ムーコル症とエントモフトラ症をそれぞれの組織反応によってはっきりと区別することができないのです。それで両者を一括して接合菌症としています。感染は胞子嚢胞子 sporangiospore の吸入によって気道から、あるいは皮膚、粘膜の軽微な外傷を侵入門戸として発症します。

接合菌症（ムーコル症ともいう）は日和見真菌感染症において第4位の発症率を示します。

おもな原因菌はリゾップス・オリザエ *Rhizopus oryzae*（リゾップス・アルヒズス *Rhizopus arrizus*）です。最近ではリゾップス・ミクロスポルス・バライエティ・リゾポジフォルミス *Rhizopus microsporus* variety *rhizopodiformis* が1位をしめ、また稀といわれていたカニングハメラ・ベルトレティアエ *Cunninghamella bertholletiae* も増加してきています。

接合菌症は免疫不全の患者に発症しますが、特に糖を好み、そのため糖尿病の患者との間に深い関係があります。また菌の発育には鉄要求性があり、血清鉄値の高い患者や鉄キレート剤を使用中の患者は感染を受けやすいのです。その他アブシジア・コリムビフェラ *Absidia corymbifera*、リゾムーコル・プシルス *Rhizomucor pusilus* などが原因菌となります。血管系や脳を侵し、血管の梗塞、破壊、それによる大出血を誘発し、1～2週間で死の転帰をとることが多く、きわめて危険な疾患なのです。

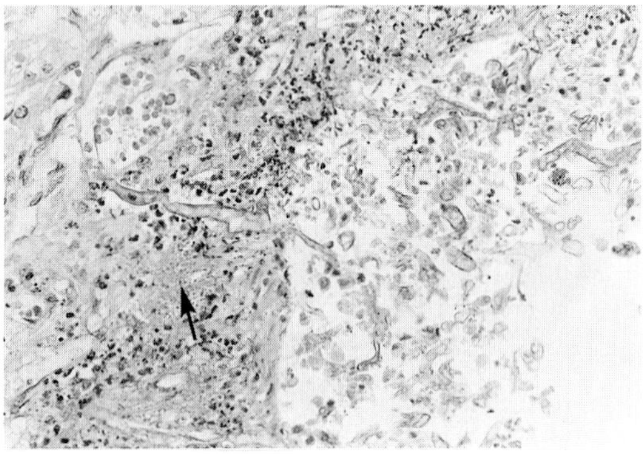

写真VI－10　リゾップス *Rhizopus* の感染による肺接合菌症（H & E 染色）　血管壁を貫いて組織内に侵入している菌糸（矢印）（標本提供：米国、Michael R. McGinnis 博士）

6．黒色真菌症（クロモミコーシス）chromomycosis

培養すると黒い集落を形成する一群のカビを黒色真菌と呼び、これら真菌の感染により起こる疾患を黒色真菌症と呼んでいます。

おもにフォンセカエア・ペドロソイ *Fonsecaea pedrosoi* の感染によって起こりますが、わが国では黒色酵母群のエクソフィアラ・デルマティティディス *Exophiala dermatitidis*、エクソフィアラ・モニリアエ *Exophiala moniliae*、エクソフィアラ・ジャンセルメイ *Exophiala jeanselmei*、エクソフィアラ・スピニフェラ *Exophiala spinifera*、エクソフィアラ・オリゴスペルマ *Exophiala oligosperma*、エクソフィアラ・キセノビオティカ *Exophiala xenobiotica*、ホルタエア・ウェルネッキイ *Hortaea werneckii* や糸状菌で木材腐朽菌でもあるフィアロフォーラ・ベルコーサ *Phialophora verrucosa*、クラドフィアロフォーラ・バンチアーナ *Cladophialophora bantiana* が原因菌として報告されています。特にクラドフィアロフォーラ・カリオニイ *Cladophialophora carrionii* が原因菌となる黒色真菌症が南米のベネズエラのファルコン地方、中国の山東省に多発しています。

黒色真菌症は黒色真菌による感染で、表皮に角質の増殖をともなった疣状の慢性肉芽腫性病変を形成します。外傷後、時をおいて発症することが多く、諸外国では下肢に好発し、中壮年、老年の男性（特に農夫）に多発します。わが国では顔面と上肢にも好発します（写真**VI** - 11）。乳児を除くあらゆる年齢層に発生しますが、若年および老人に多く、男女差はあまりありません。

きわめて難治性で次第に拡大し、自家接種により転移病巣が形成されていき、わが国ではリンパ行性あるいは血行性に皮膚、脳、その他の内臓に転移する症例もあります。

真皮の肉芽腫性病巣内に褐色の厚い壁を有する硬壁細胞 sclerotic cell が見られることが特徴で（写真**VI** - 12）、鱗屑、痂皮内では褐色の菌糸および硬壁細胞が認められます。内臓病巣の寄生形態は褐色の菌糸と硬壁細胞の連鎖を形成しています。おもに難治性の皮膚病巣ですが、内臓や脳に転移して、死の転帰をたどる場合も少なくありません。なおクラドフィアロフォーラ・カリオニイの場合、病巣は皮膚に限定され、内臓転移はありません。その理由は本菌が３７℃で発育が抑制されてしまうことにあります。

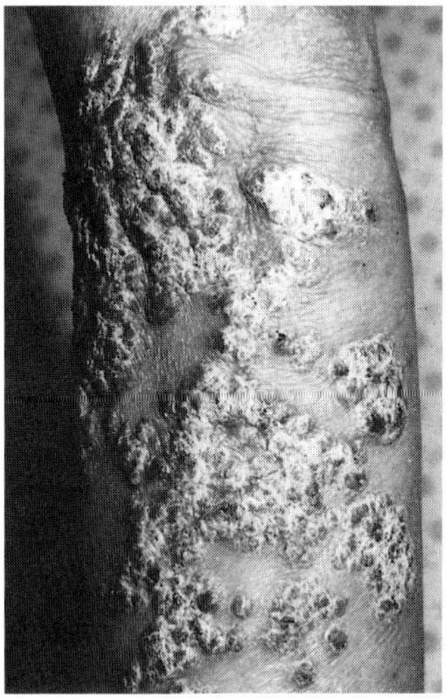

写真**VI** - 11　フォンセカエ・ペドロッソイ *Fonsecaea pedrosoi* による黒色真菌症（左上肢）（提供：東禹彦博士）

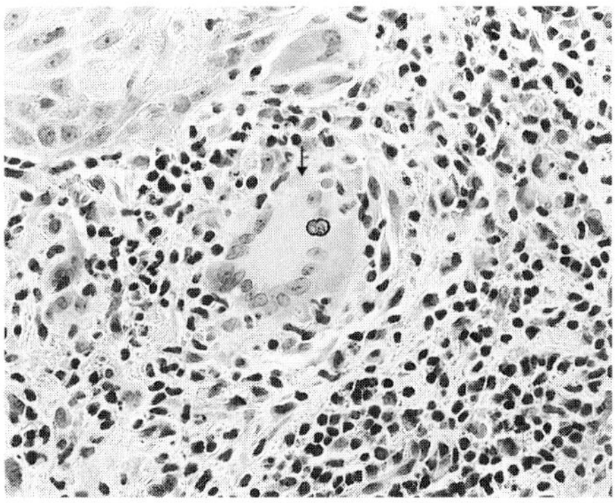

写真**VI** - 12　巨細胞中の硬壁細胞（矢印）、PAS、x400

浴室の黒色真菌

浴室は湿気があり、好湿性真菌特に黒色真菌にとっては格好の住み処です。興味あることに浴室に生息する黒色真菌は２つのグループに分れます。

１つは浴室の壁や天井、カーテンなどを汚染する黒色真菌、もう１つは浴槽水、洗い場、排水溝へという１つの流れのなかで検出される黒色酵母です。

まず浴室の壁、天井、床のタイルなどに繁殖する黒色真菌はクラドスポリウム *Cladosporium*、アウレオバシジウム *Aureobasidium*、アルテルナリア *Alternaria*、フォーマ *Phoma* などのカビで、これらのカビは建物を劣化させ、かつアレルギー疾患のアレルゲンとはなりますが、ほとんど感染は起こしません。一方後者の流れに潜む黒色真菌（黒色酵母）は発症頻度は少ないとはいえ免疫不全の患者に感染を起こし（日和見真菌感染）、特にエクソフィアラ・デルマティティディス *Exophiala dermatitidis* という黒色酵母は患者に致死的経過をもたらすことがあります。これら黒色酵母はエクソフィアラ・デルマティティディス、エクソフィアラ・モニリアエ *Exophiala moniliae*、エクソフィアラ・ジャンセルメイ *Exophiala jeanselmei* です。１９７０年代までこれら黒色酵母（特にエクソフィアラ・デルマティティディス）が自然界のどこに生息しているか、議論の的でした。

著者の１人である西村は本酵母が水分を好むことに着目し浴槽中の菌叢を調べ、エクソフィアラ・デルマティティディスが浴槽水中に存在していることを見出しました。さらなる研究により、洗い場ではエクソフィアラ・モニリアエが、排水溝にはエクソフィアラ・ジャンセルメイがおもに生息していることがわかりました。その理由として西村はエクソフィアラ・デルマティティディスは４２℃でも発育できること、エクソフィアラ・モニリアエは４０℃、エクソフィアラ・ジャンセルメイは３７℃が最高発育温度であることを指摘しています。そのためエクソフィアラ・デルマティティディスは脳をはじめとする内臓に、エクソフィアラ・ジャンセルメイは皮膚に病巣を起こし、エクソフィアラ・モニリアエは病原性として両者の中間に位置することがわかりました。

結論として皮膚に付着しているこれら３種の黒色酵母は風呂場で洗い流され、それぞれの発育温度に従い、浴槽水、洗い場、排水溝と棲み分けていたのです。

７．スポロトリコーシス sporotrichosis

スポロトリコーシス sporotrichosis は、スポロトリックス・シェンキイ *Sporothrix schenckii* の感染による皮膚、皮下組織の慢性の結節性あるいは潰瘍性病変です。

世界中に発生していますが、温暖な地域、特に南北アメリカ、フランス、南アフリカ、日本などから多くの症例が報告されていて、わが国では関東地方、近畿地方、九州に多く発症しています。

本菌の侵入門戸は皮膚で、刺し傷や軽い外傷後、２週間から２カ月後に発症します。小児では顔面、成人（中高年者の戸外労働者、特に農婦に多い）では上肢に好発し、いずれも痛みはありません。スポロトリキン反応試験（皮内反応試験）は陽性率が高く、診断の有力な手段となります。

１）病型

皮膚スポロトリコーシス cutaneous sporotrichosis と皮膚以外のスポロトリコーシス extracutaneous sporotrichosis があります。

①皮膚スポロトリコーシス

i. 皮膚限局型スポロトリコーシス cutaneous localized sporotrichosis

ii. 皮膚リンパ管型スポロトリコーシス cutaneous lymphatic sporotrichosis

iii. 播種状皮膚スポロトリコーシス disseminated cutaneous sporotrichosis

②皮膚以外のスポロトリコーシス

肺、軟骨、関節、結膜、涙嚢、脳、その他の内臓に見られます。多くの場合先行する皮膚病巣があり、原発巣が肺にあると思われる症例もあります。いずれも稀ですが、特に内臓スポロトリコーシスは肺以外きわめて稀で、副腎皮質ホルモン剤長期投与患者に発症しています。

2）スポロトリコーシスの疫学

人にはだれでも、こんな土地に住んでみたいという理想のような場所があるのではないでしょうか。男性の方なら「自然災害が少なく、気候温暖、海の幸、山の幸に恵まれ、美人が多い土地」と、まあこんなところでしょう。私が勤務していた千葉大学はもちろん千葉県にあるわけですが、気候は温暖だし、漁港も多く、野菜の産地ということでたいへん居心地のよいところです。

さてカビも生き物ですから人にとって住みよいところは、当然カビにとっても快適な場所のはずです。そう思いながら見渡してみますと千葉県にはキッコーマン、ヤマサ、ヒゲタという日本の三大醤油メーカーがあるのです。

というわけで千葉県は日本のなかでもカビの生育に最も適した土地の１つなのです。しかし人にとって都合のよいカビだけが生息してくれていれば問題はないのですが、なかには病原性をもったカビも繁殖するので困るのです。

スポロトリコーシス

スポロトリコーシスは千葉県に多い皮膚疾患です。スポロトリコーシスはトゲや皮膚の軽い傷口からスポロトリックス・シェンキイ *Sporothrix schenckii* というカビが侵入して起こります。通常病巣部は皮膚、皮下組織およびリンパ節に限局され、結節性および潰瘍性病変が形成されます。病巣は一見おど

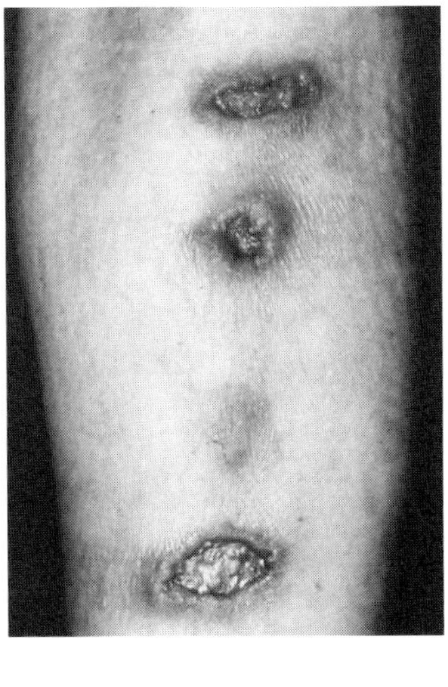

写真 VI － 13　スポロトリコーシス（左前腕）　リンパ腺にそって転移していく潰瘍病巣

ろおどろしいのですが、痛みはありません。以前この病気はあまり知られていなかったため、よく皮膚結核、あるいは皮膚癌と間違われました（写真 **VI** － 13）。

患者発生と気候との関係

千葉県はこの病気の発生が多いのですが、県内でも地域によってその分布に差が見られます。かって私の研究室に所属していた岩津都希雄君が作製した地図によると患者の発生は八千代市から習志野市にいたる台地、成田市および八日市場市周辺、成田市および東金市周辺、あるいは利根川沿いから茨城県竜ケ崎市周辺に患者の発生が多いのです。一方千葉県でも南部の地域、つまり房総半島先端へいくに従い患者の発症は少なくなっていることがわかります。

このような患者の発生分布と気候との間には密接な関係があります。患者の多くは秋から春先にかけての寒い時期に発症しています。そこで千葉県の１月の平均気温と降水量を調べてみますと図のように

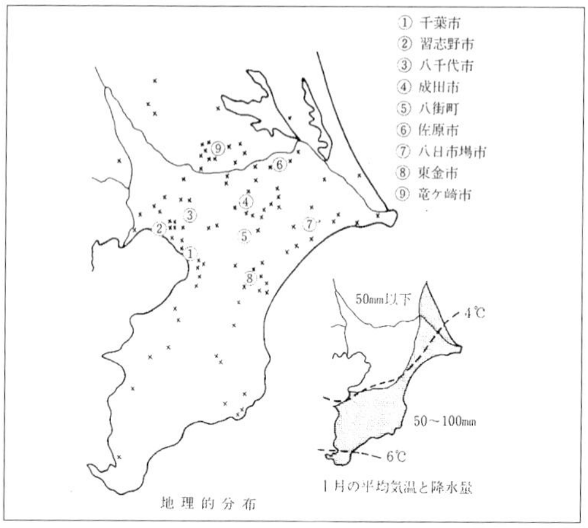

図 VI － 1　千葉県におけるスポロトリコーシス発症患者の分布　×印は患者の居住地を示す（岩津都希雄氏原図）

なり、平均気温０～４℃、降水量50ミリリットル以下の地域とこの病気の多発地帯が一致することがわかりました。

他の研究者の報告ではスポロトリコーシスは温度が16～20℃，湿度80％以上のときに多発したとのことです。ブラウンらの調査によると南アフリカの金鉱で、この病気が大発生したとき、感染源は坑道の坑木に繁殖したスポロトリックス・シェンキイ *Sporothrix schenckii* でその場所の湿度は95～100％だったそうです。またフランスでは以前多数見られた患者が開発が進んで松林が消失していくにつれ、減少したとのことです。かって成田空港が出来る前、この地域は皇室の御料牧場であり、患者の発生も多かったのですが、空港開港とともに患者数は減少していきました。

培地上では菌糸形、病巣内では酵母形

スポロトリコーシスの原因菌であるスポロトリックス・シェンキイを室温で培養すると発育は比較的速く、集落の外観は湿ってしわができ、全体になめし皮状になり、色調は初め白色、徐々に褐色あるいは黒色に変わっていきます。この菌は栄養に富んだ培地を用いて37℃で培養すると、白色から灰白色の酵母状集落を形成します。このように培養条件によって菌糸形から酵母形に変換する真菌は二形性真菌と呼ばれています（二形性菌の定義は培地上では菌糸形発育を感染組織内では酵母形発育をする菌を

さします)。スポロトリックス・シェンキイは二形性真菌の1つなのです。

病巣に菌がいない?

病巣は表皮、真皮、皮下組織に限局され、びまん性あるいは巣状に細胞浸潤が見られます。典型的な場合、中心に多形核白血球の集団が認められ、それを囲んで組織球、類上皮細胞を主体とし、巨細胞、形質細胞を混じえた層があります。さらにその外層に形質細胞が入り交じったリンパ球が集まった浸潤層があり、著しい毛細血管の新生が見られます。またこの病気の特徴的な組織所見として、酵母細胞の周囲にエオジンでピンク色に染まる星芒状の物質が見られます(**写真 VI - 14**)。この所見は星芒状小体 asteroid body と呼ばれ小化膿巣の中心部に認められます。病巣内での菌の寄生形態は球形、卵円形あるいは葉巻形をしていますが、どこにいるのか探すのにたいへん苦労します(ただし細胞性免疫不全の患者やステロイドの大量投与を受けている患者の場合は多数の酵母が皮下組織内に観察される)。それにもかかわらず病巣部の組織を培養すると菌が容易に生えてくるという一見矛盾した現象が起こります。そ

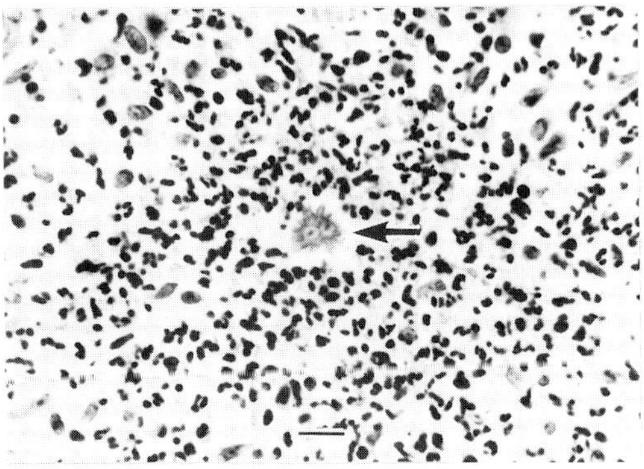

写真 VI - 14 小潰腫瘍中に見出された星芒状小体(矢印) PAS、バーは 10 μm を示す。

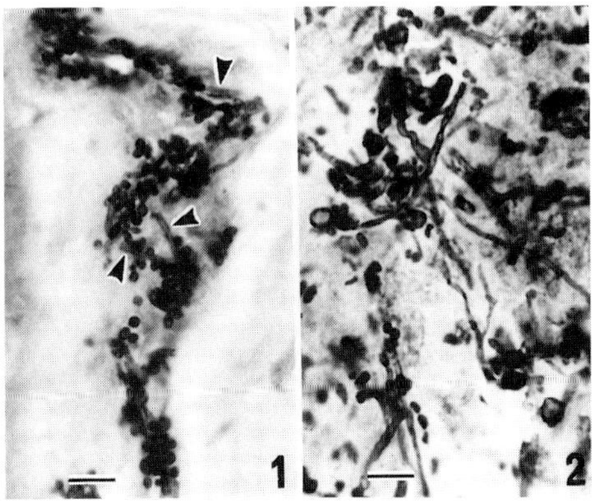

写真 VI - 15 病巣部の組織 矢頭は旺盛な発育を示す菌要素を示す。PAS、バーは 5 μm を示す

の原因は病巣部に付着しているかさぶたのなかに豊富な菌糸と胞子が生息しているからなのです(**写真 VI - 15**)。

治 療

スポロトリコーシスの治療にはもちろん化学療法(ヨードカリの内服が非常に有効)が行なわれていますが、スポロトリックス・シェンキイ *Sporothrix schenckii* は温度にたいへん敏感なので温熱療法も有効です。この菌を培養するとき、温度が37℃ならば、ほとんどの菌は発育可能です。しかし38℃を超えると発育できなくなります。このことが、この菌が体温よりも低いかさぶたのなかでよく発育し、皮下組織では発育が悪くなる理由と考えられます。この性状を利用して日本で非常に手軽でおもしろい方法が考案されました。1日15分から30分間位カイロを患部にあてておくという方法です。これを数週間続けるとスポロトリックス・シェンキイは発育を停止し、この病気は治ってしまうのです。

8．水虫はなぜ治りにくいか

平成15年（2003年）以来、新聞、週刊誌、テレビ、ラジオなどのマスコミの広告に水虫治療薬の宣伝が急に盛んになりました。新聞などではまるまる一面を使っての広告が載っています。ではなぜこのような現象が急に起こってきたのでしょうか。それは伸び続ける医療費にねをあげた厚生労働省が、少しでも医療費を節減しようと副作用が少ないと思われる薬（特に外用薬）を医師の処方がなくても巷の薬局で自由に買えるよう法律を改正したからです。日本皮膚科学会の調査によると1億2千万の日本人のうち、約2千万人が水虫を患っているとのことです。それで水虫は内科医における風邪と同様、皮膚科医と製薬会社にとってドル箱の1つとなっているのです。

1）水虫の名の由来は？

水虫の原因菌はカビ（真菌）です。ではなぜ、水虫などという俗名がついたのでしょうか、説はいろ

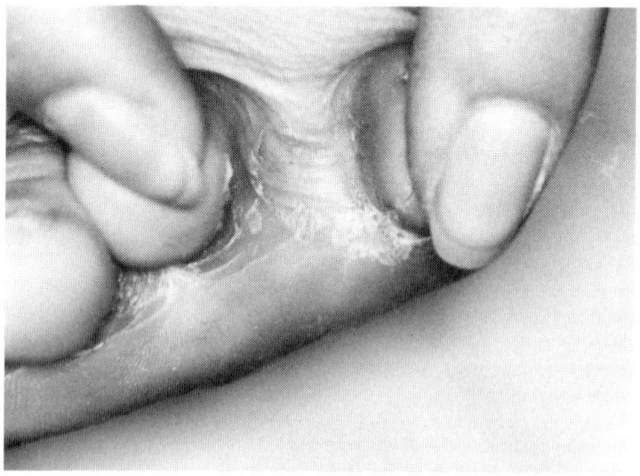

写真 VI － 18 汗疱状白癬
（左第Ⅳ趾間）

いろありますがその1つは毎年田植えの時期になり水田に入ると足に発疹ができ、むず痒くなる人が多く、水に関係する虫が皮膚に感染したと勘違いしたためともいわれています。水虫の原因菌は正式には皮膚糸状菌 dermatophyte あるいは白癬菌と呼ばれ、1種類ではなく、10種類以上のカビが含まれます。また取りついた部位によりそれぞれの俗名で呼ばれています。「水虫」は足の裏や趾間部（**写真 VI － 16**）、「インキン」は鼠蹊部（股）、「（ゼニ）タムシ」は躯幹、顔面、四肢の生毛部（産毛が生えている部位）、「シラクモ」は頭髪、「爪白癬」は爪の水虫です。水虫は皮膚の表面がところどころ膜様になり、病状が進むとじゅくじゅくし、ふやけた皮膚が剥がれ、赤身となり、それとともに土踏まずや足底に発赤、丘疹、水疱、膿疱ができ、痒みと痛みが入り混じってきます。このような病状のとき、強い（良く効く）水虫の塗り薬を塗ると炎症を刺激し、さらにひどい皮膚炎の症状を起こすことがあります。タムシは中心治癒をしながら周囲の丘疹、水疱が環状に拡大していきます。インキンは特に思春期の男子の陰股部にできやすく、伝染性は強く、運動部などで一人が発症すると、あっという間に全員に広まってしまいます。シラクモは頭髪が抜け、患部は粉を吹いたように灰白色になり、これも伝染性が強く、学童など

のあいだではあっという間に伝染していきます。戦後日本の衛生状態が改善されたためか、見ることがなくなりましたが、最近は海外のスポーツ大会（おもに格闘技、特に柔道）に参加した選手が外国人選手からうつり、集団発生例が報告されてきています。

爪の水虫はたいへん治りにくい病気で、それは塗り薬がなかなか爪の内部まで浸透していかないためです。現在は良く効く飲み薬が開発されてきていますが、半年位服用を続けなければなりません（爪が生え変わるのに約半年以上かかる）。昔は足の爪の水虫など気にかける方は少なかったのですが（指の爪の水虫は美容の観点から気にする人が多かった）、素足でサンダルというファッションが拡がるにつれ、若い女性たちが気にするようになり、またこれを治さないと水虫の再発を繰り返すため、治療する患者さんが増えてきています。また水虫の内服薬は高価で、かつ長期の服用を必要とし、月１回程度の肝機能検査を必要とします。

2）皮膚糸状菌（白癬菌）の正体

では原因となる皮膚糸状菌はどんなカビなのでしょうか。現在わかっているだけでもカビは約７万５千種以上あり、この地上で他の生物に不要になった有機物（老廃物）を分解し、きれいな地球に戻すはたらきをしています。しかし１種類のカビがなんでも分解できるわけではなく、ある物質の分解はこのカビと、役割分担が決まっているのです。

さてこの地球上に人や動物が現れて以来、彼らは生れ、死んでいきます。すると筋肉、内臓、血液などは消化が良く滋養に富んでいるので、あっという間に他の動物、昆虫、微生物などに食べられてしまいます。しかし表皮の最上層を形成している角質（蛋白質の一種で爪や毛も角質からできている）は食べてもまずく（？）、かつ消化も悪い（？）ので、分解が遅れるため、やがてこの地球上は角質物質で被われてしまい、生態系が破壊される危険性がでてきます。このような事態を避けるため、土壌中にはこれら角質を好んで分解する数百種類の角質分解菌が生息しているのです。そしてこれら角質分解菌のなかで、生きている人や動物に取りつくのに成功したのが皮膚糸状菌（白癬菌）なのです。これら皮膚糸状菌は寄生体に対しそれぞれ好みがあります。人に好んで寄生する菌、これは好人性皮膚糸状菌 anthropophilic dermatophyte といわれ、おもなものはトリコフィトン・ルブルム *Trichophyton rubrum*、トリコフィトン・メンタグロフィテス *Trichophyton mentagrophytes*、トリコフィトン・トンスランス *Trichophyton tonsulans*、エピデルモフィトン・フロッコースム *Epidermophyton floccosum* があります。一方、動物を好む好獣性皮膚糸状菌 zoophilic dermatophyte はトリコフィトン・メンタグロフィテス（この菌の分類はまだ不明の点があり、この菌種のなかでも人を好むものと動物を好むものが混ざりあっている）、ミクロスポルム・カニス *Microsporum canis*、トリコフィトン・ベルコースム *Trichophyton verrucosum* などがあります。一方土壌を好みますがチャンスがあれば人にも動物にも感染する好土性皮膚糸状菌 geophilic dermatophyte があり、ミクロスポルム・ギプセウム *Microsporum gypseum* などが挙げられています。好獣性および好土性皮膚糸状菌もチャンスがあれば人に感染しますが、この場合、激しい炎症症状を引き起こします。その理由は人に感染すると（好人性皮膚糸状菌と異なり、感染に節度というものがなく）がむしゃらに発育していくため炎症反応が強く出てしまうのです。後で述べますが、炎症反応が強いと、白癬菌自体も殺されてしまいます。好獣性皮膚糸状菌は以前は酪農家とその家族に多くの感染例が見られましたが、最近はペットブームの影響で特に外国から輸入される高価な猫や犬、ヨツユビハリネズミなどから感染する機会が増えてきました。

3）寄生形態

皮膚糸状菌は角質がなによりもご馳走で、皮膚の最上層部の角質部分にしか生息できず、それ以下の組織には進入できません。できないというより生体の生きた細胞に接触すると自分自身が殺されてしまうのです。ここで皮膚糸状菌の感染を理解するために皮膚の構造を説明しておきます。皮膚は表皮、真皮、皮下組織から成っています。毛や爪は表皮が特殊化したものです。そして表皮は下から基底層、有棘層、顆粒層、角質層より成り立っています。基底細胞から有棘細胞が次々と新生され、これら細胞は上に押し上げられながら成熟し顆粒細胞となり、最後に死んだ細胞からなる角質層を形成し、アカとなって剥がれ落ちていきます（図 **VI** - 2）。すなわち顆粒層以下は生きている細胞から成り立っていますが、角質層は死んだ細胞なのです。皮膚糸状菌は角質層に取りつくと、角質分解酵素（ケラチナーゼ）を分泌し、角質を溶かし、それを栄養源として菌糸を伸ばしていきます。これに対して生体側は初めのうちはあまり反応しません。それは角質層を構成している細胞は死んだ細胞群だからです。しかし角質層内での感染が進むにつれ、分泌される酵素や老廃物などが増え、そのため顆粒層以下の細胞が刺激され（生きている細胞であるため）、炎症が起こり、結果として紅斑、水疱、膿疱、びらん（表皮が剥がれ赤身状になる）などが現れてきます。このような状態になると菌糸は直接浸出液や白血球をはじめとする遊走細胞と接触するようになり、皮膚糸状菌にとって好ましくない状況になってくるのです。皮膚糸

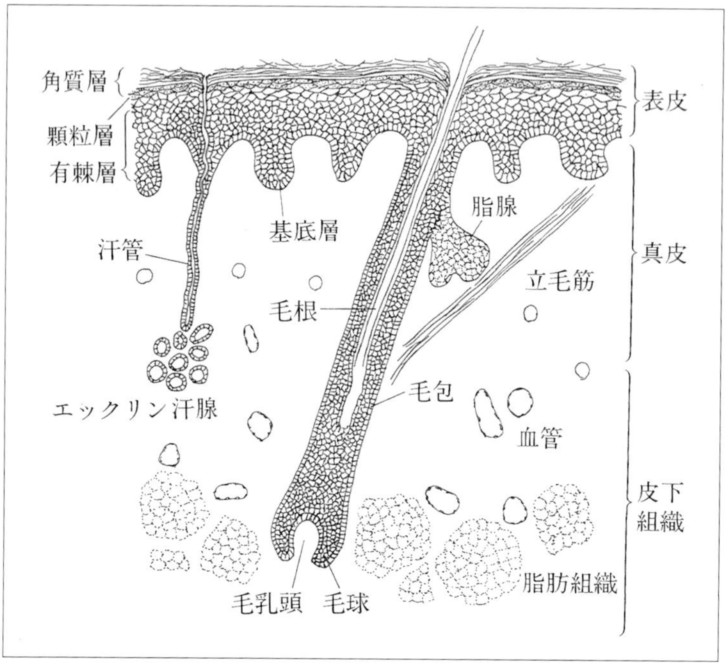

図 **VI** - 2　皮膚の組織図

状菌は組織液や血清といった浸出液中に含まれる殺菌物質、さらに白血球をはじめとする遊走細胞の攻撃にはたいへん弱いのです。皮膚糸状菌の感染が起こり、菌糸が勢いよく発育した結果として炎症が起こるのですから、炎症は皮膚組織内に菌糸がはびこった証拠であり、一見彼らに都合が良いように思えます。しかし炎症の悪化によって、逆に彼らにとって具合の悪い環境になっているのです。

しかし皮膚糸状菌も生き物ですから、このまま座して死を待つわけにはいきません。そこで菌糸はこのような悪い環境にさらされるとまず菌糸内に短い間隔で多数の隔壁を形成し（分節型分生子）（**写真VI - 17**）、次第に膨れ球状となり、個々の細胞に分断され、１つ１つの球形の細胞になっていきます（球形細胞）。この形にまで変わると血清中の殺菌物質や白血球などの攻撃に対して少々抵抗性を獲得し、生きながらえる細胞も出てきます。そして環境が好転すると（炎症が収まると）、生き残った球形細胞は発芽し、また菌糸を伸ばしていくのです。この耐久細胞は一種の休眠状態ですべての代謝を止めているため、生体側を刺激することはなく、その結果炎症は収まっていきます。この過程で多くの耐久細胞は鱗屑（アカになる角質）、痂皮（膿によるかさぶた）とともに居住環境中（特に居間、お風呂場のマット、スリッパ、靴のなかなど）にこぼれ落ち、これが新たな感染源になるのです。また角質層は死んだ組織なので免疫はできず、再感染が容易となります。水虫が治りにくい原因はこの再感染にあるのです。では、将来にわたって皮膚糸状菌は生体内部に侵入できないのでしょうか。実はごく稀ではありますが皮下組織まで侵入し、皮膚に潰瘍ができている患者がいるのです。これらの患者は免疫学的に欠陥があり、長期にわたって（数十年）皮膚糸状菌の感染が続いています。また以前、皮膚糸状菌によって脳を侵さ

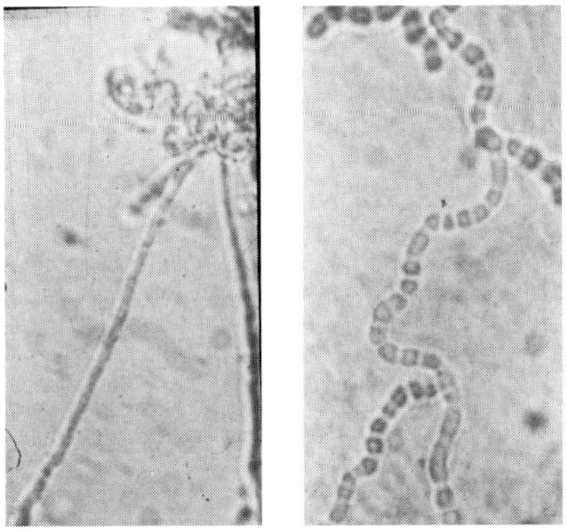

写真VI - 17　角質内の白癬菌
左：隔壁のまばらな菌糸、
右：分節型分生子

れたロシアの中年の女性の症例を読んだ記憶があります。これら皮膚糸状菌の寄生形態は菌糸であることがわかっています。今後皮膚糸状菌が菌糸の形態で深部組織に侵入できるのか、それとも球形細胞（耐久細胞）に変換し、これら球状細胞が酵母のように出芽によって増殖していくのか、興味あるところです。

カビの研究を始めた頃、私はありふれた水虫の研究などまったく興味が湧きませんでした。しかしここ十年、研究対象に水虫を取り上げてみると研究は奥が深く、興味がつきません。読者の方々も水虫菌に対し、多少でも興味をもっていただければ、と願っております。

4）国際化する水虫

1970年代より日本の経済的発展と歩調を合わせるように外国から輸入したペット（特に犬、猫）を飼う人が増えてきました。1990年代になると犬、猫に満足せず珍しい外国産の昆虫、爬虫類、猿、鳥類、観賞魚までなんでもありの状況になってきました。その結果、これら生物の持ち込む病原菌による感染症が増え、医学領域で問題となっているのです。

ペットでポピュラーな動物といえばやはり犬と猫でしょう。これら動物は家族を含めた飼い主と濃厚に接触するため感染動物の原因菌が人に感染する機会が高いのです。

なかでもミクロスポルム・カニス *Microsporum canis* によるタムシが多く見られるようになりました。

調べてみると家族にも感染しているケースが多く、当初はどこの皮膚科医も珍しい菌もあるものだ、と気軽に考えていました。それが患者が少なからず訪れてくるにつれ、外国から輸入された犬、猫をペットとして飼っていることが多いことに気がついたのです。

これらのペットはちょっと見ただけでは皮膚に病巣がないものがあります。一見健康そうに見える毛を採集して培養すると、多数のミクロスポルム・カニスの集落が生えてくることがあるのです。こうしたペットによって持ち込まれた皮膚糸状菌（白癬菌）が感染すると、通常日本で見られる皮膚糸状菌症（白癬）にくらべて症状は激しくなります。現在ミクロスポルム・カニスは人獣感染症の原因菌の１つとして日本に定着しています。また格闘技（柔道など）の選手に日本では見かけなくなったゼニタムシやシラクモの原因菌となるトリコフィトン・トンスランス *Trichophyton tonsurans* による集団発生が見られるようになりました。海外遠征で相手から接触感染し、この選手が感染源となって部員に感染していったのです。

犬、猫以外ではハリネズミもペットとして可愛がっている人が多いようです。ハリネズミといってもいろいろな種類があり、日本へ輸入されているおもなタイプは中央アフリカに生息しているヨツユビハリネズミです（**写真 VI - 18**）。日本に飼われている少なからぬ数のハリネズミは皮膚病に罹っているようです。高橋、佐野等はある飼い主から依頼され、その針毛を培養してみたところハリネズミ白癬菌（エリナセイア）が分離されてきました。この菌はそれまで日本にはいなかった菌です。感染の実態を調べるため、インターネットを通して呼びかけたところ、関東地方を中心に18検体（針毛）が集まってき

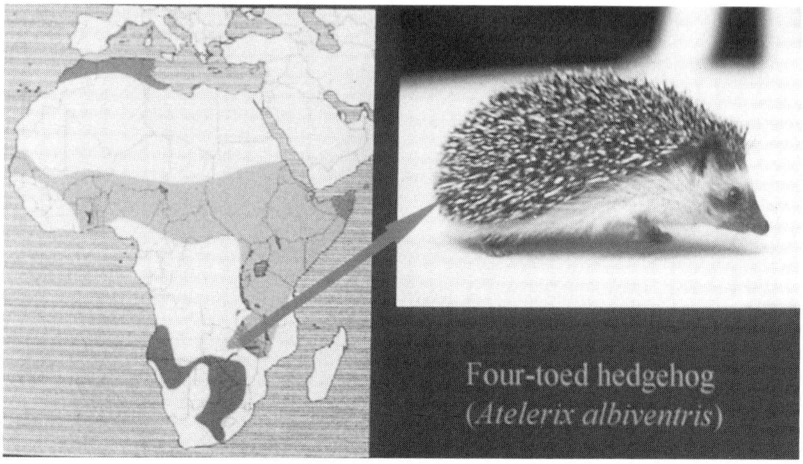

写真 VI - 18 ヨツユビハリネズミ 多くはアフリカ南部から輸入されている（写真・図提供：千葉大学真菌医学研究センター佐野文子博士）

ました。早速培養した結果、７検体からこの菌が見つかったのです。ハリネズミとともにかなりの数のハリネズミ白癬菌が日本に輸入されている現状が明らかになっています。

国際化が進んでいる現在、私たちの知らないうちに水虫やタムシなどの原因菌まで国際化していたのでした。

9．輸入真菌症

現在、日本の経済的発展は人や物資の世界的規模での交流をますます活発化しています。一方、このような交流が進むにつれ、今まで日本では遭遇しなかった病原性のきわめて強い微生物による感染症が発症する危険性が増し、医療関係者は危惧しています。カビの分野においても状況は同じで、外国にしか生息していない危険性の高いカビによる真菌症（輸入真菌症）が増加し、その対策に苦慮しているのが現状です。

輸入真菌症 imported mycosis とは本来その原因菌が日本に生息しておらず、外国で感染した患者が帰国あるいは来日してから発症した真菌症で原因菌が微生物災害 biohazards を起こす危険性の高い真菌症を指します。これら真菌症の範疇に入る疾患はコクシジオイデス症 coccidioidomycosis、ヒストプラスマ症 histoplasmosis、パラコクシジオイデス症 paracoccidioidomycosis、マルネッフェイ型ペニシリウム症 penicilliosis marneffei、ブラストミセス症 blastomycosis（順不同）の５疾患です。

1）コクシジオイデス症 coccidioidomycosis

サンホアキン・バレーとバレーフィーバー（渓谷熱）

この真菌症を理解するためには、まず初めに英語の「valley（谷）」の意味は日本人が想像する「谷」とまったく異なっていることを理解する必要があります。日本人のイメージする「谷」は両側を山で挟まれ中央に渓流が流れる細長い平地（多くはカジカが鳴く温泉地）であることが多いようです。しかし米国ではまったく違うので す。とにかく山と山で挟まれた平地の横断距離が狭いところでも50 km 以上あるのですから、比較になりません。コクシジオイデス症の流行地域であるカリフォルニア州のサンホアキン（サンホーキン）・バレーも広いところでは横幅200 km 以上あるのです。

30年前、私は「サンホアキン・バレー San Joaquin valley」を「サンホアキン渓谷」、「バレーフィーバー valley fever」を「渓谷熱」と訳し、今でも日本ではこの訳語が使用されていますが、現在では下手に訳さず「サンホアキン・バレー」および「バレー熱」と呼んだ方がよいのではないか、と思っています。

南北アメリカの風土病コクシジオイデス症

コクシジオイデス症はカリフォルニア、アリゾナ、テキサス州などの米国西南部地域、メキシコ、アルゼンチンのパンパ、ベネズエラのファルコン州コロの限局された半乾燥地帯に発症する風土病です。

原因菌はコクシジオイデス・イミチス *Coccidioides immitis* というカビで、強風や土木工事などで土埃とともに舞い上がった本菌の分節型分生子 arthroconidium を吸入することにより肺に初発病巣を起こし、カゼに似た症状を呈し、自然治癒します。しかし患者の約0.5％が全身感染へと移行し、そのうち約半数が死にいたる怖い病気なのです。皮膚病巣に特徴があり、結節や潰瘍(かいよう)を繰り返し、キャベツ状の腫瘤(しゅりゅう)となります。この臨床症状によりコクシジオイデス肉芽腫 coccidioidal granuloma とも呼ばれています。コクシジオイデス症は平成11年（1999年）に施行された「感染症」の中で「四類感染症」に指定され、医療機関は保健所に届け出なければなりません。

コクシジオイデス症の原因菌および感染様式

コクシジオイデス・イミチスは最も危険な真菌（カビ）です。なお最近、遺伝子配列のわずかな違いによってこのカビはコクシジオイデス・イミチスとコクシジオイデス・ポサダシイ *Coccidioides posadasii* に分けられています。

このカビは普通の培地上では菌糸形（糸状）の発育をし、感染組織内あるいは特別な培養法で培養すると、内生胞子 endospore（2～4μm）で充たされた丸い球、すなわち球状体 spherule を形成します。

発育は速く、集落は初め無毛で灰色、培養が進むにつれ白色綿毛状となります。ただし淡黄褐色を呈する株、表面が粉状の株もあります。顕微鏡的には培養が進むにつれ、菌糸に多数の隔壁があらわれ、細胞質が充実している細胞（分節型分生子 arthroconidium）と細胞質が空となった解離細胞 disjunctor cell が交互に連なる状態となります（**写真 IV － 19**）。このような状況となると、わずかな空気の動きや

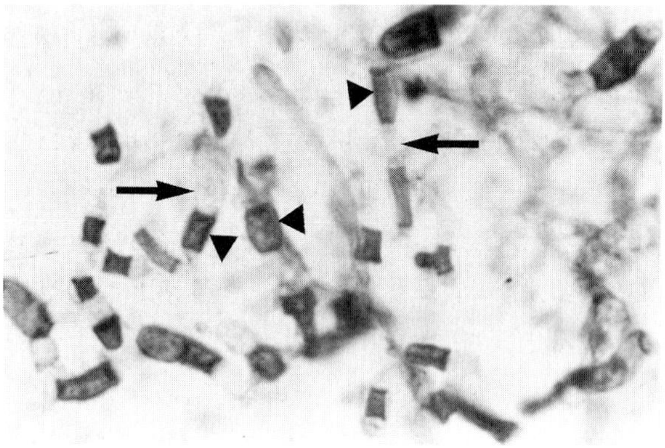

写真 VI － 19　コクシジオイデス・イミチス *Coccidioides immitis* の解離細胞と分節型分生子　矢印は解離細胞を、矢頭は分節型分生子を示す。PAS、x 400

振動で、個々の分節型分生子は解離細胞から離れ、空中に舞い上がり、呼吸とともに気管、肺へと感染していくのです。なお分節型分生子は矩形から樽形（2.5～3x 4～6μm）で、その両端に解離細胞の断端が縁飾り状に付着しているのが観察されます。

生体内に入った分節型分生子は球状に膨らみ、球状体となります。初期の球状体は内、外層に分れ、外層は細胞質、内層は多糖体粘液で満たされます（**写真 VI － 20**）。球状体の発育が進むにつれ、細胞膜と細胞壁内層がいっしょになって中心部に向かって折れ込み、かつ分葉し、細胞質を多数の小室に分けていきます。続いて個々の小室内に内生胞子が形成されてきます。これら内生胞子が成熟するとともに、包んでいた膜様の壁は融解し、多数の内生胞子で充満した球状体（直径40～200μm）が形成されます（**写真 VI － 21**）。続いて球状体の壁の一部が破れ、内生胞子は組織内に放出されます（**写真 VI － 22**）。これら内生胞子は組織内で腫大し、球状体へと成長し、また同じサイクルを繰り返していきます（**図 VI － 9**）。

感染はごく少数の分節型分生子で起こる

コクシジオイデス症は危険性がきわめて高い病気です。ペストが恐ろしい感染症であることは御存知

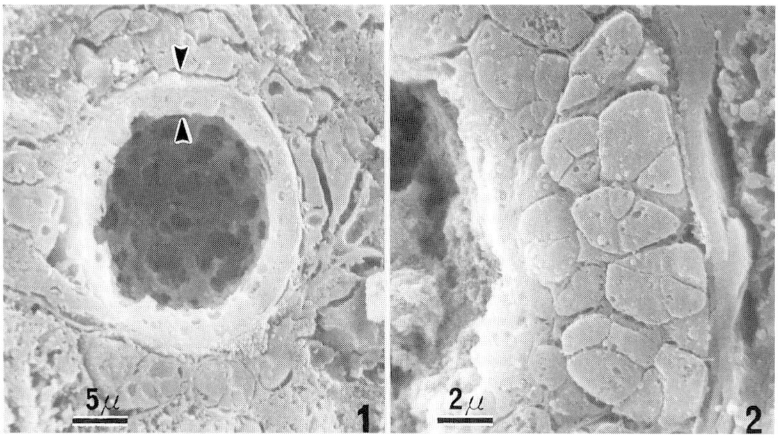

写真 VI － 20
1．生体内で分節型分生子は膨化し、初期の球状体となる。矢印は細胞質を示す。
2．発育中の球状体。細胞質は分割され始めている。

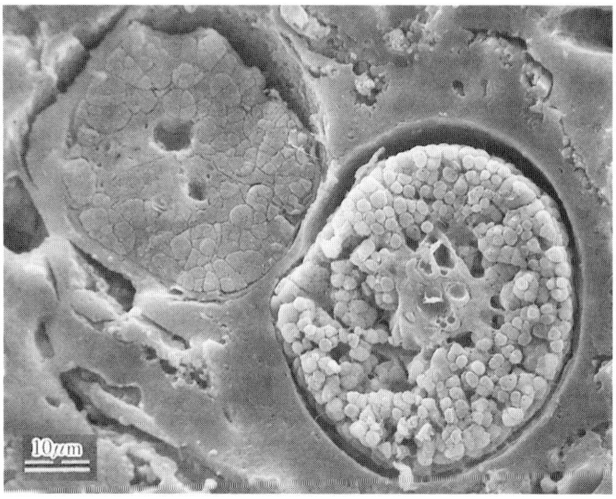

写真 VI － 21　内生胞子で充満した成熟した球状体（右）と発育途上の球状体（左）

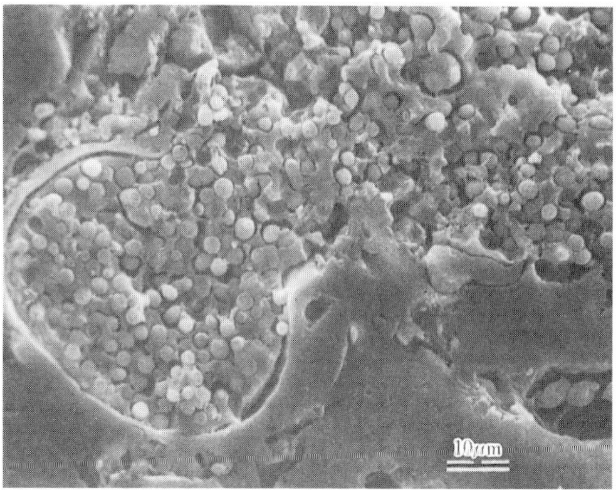

写真 VI － 22　球状体内の内圧が高まるにつれ、壁の一部が裂け、内生胞子は組織内に放出されていく。

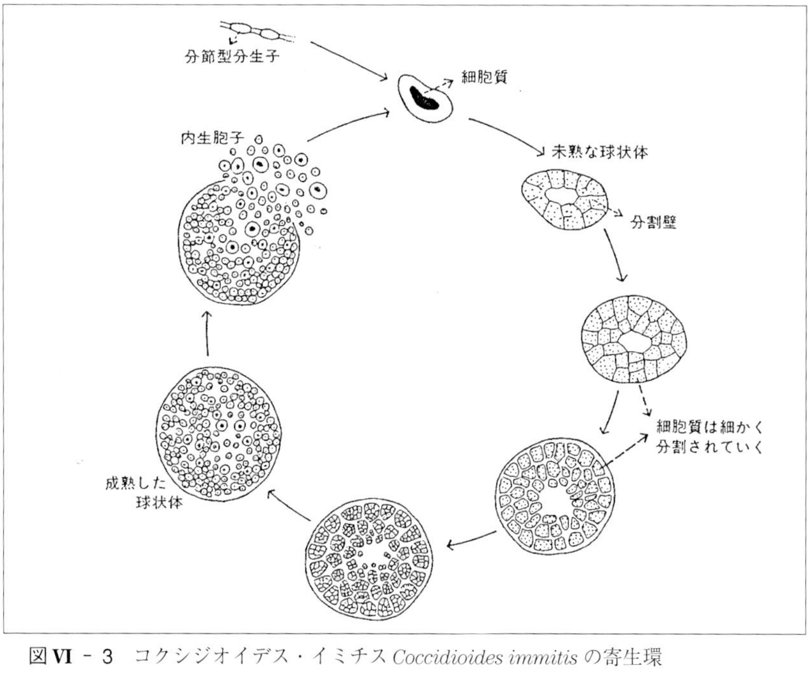

図 VI － 3　コクシジオイデス・イミチス *Coccidioides immitis* の寄生環

でしょう。このペストに匹敵する感染症なのです。この感染症が怖い理由はごく少数の分節型分生子（10個以内）を吸入しただけで感染が成立してしまうことです。

生体内で分節型分生子は成長し球状体となっていきます。しかしこの時点まで生体は本菌の侵入を受

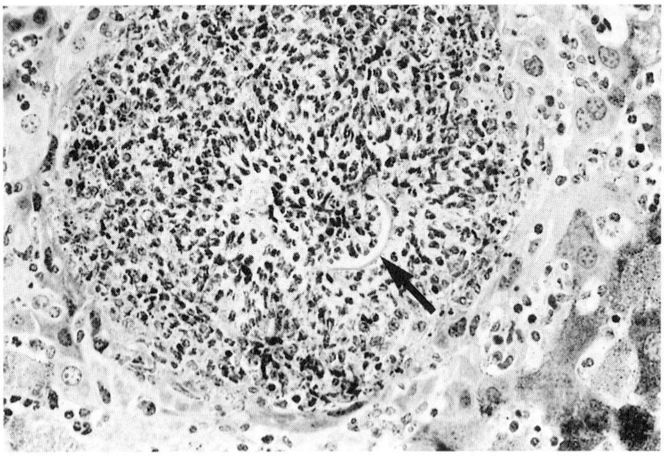

写真 VI － 23 球状体の壁が破れ内生胞子が組織内に放散するやいなや、激しい多形核白血球の反応が起こってくる。矢印は破裂した球状体を示す。PAS、x 200

けているとは感知していないのです。内生胞子が組織内に放出された時点で激しい多形核白血球の反応が起こり、生体は初めて感染菌と認識するため、少数の菌数でも感染が成立してしまうのです（**写真 VI － 23**）。なお、本菌は女性ホルモンで成長が促進されるため、妊婦は本菌を扱ってはなりません。

コクシジオイデス症の病型

コクシジオイデス症には以下の４つの病型があります。

①原発性肺コクシジオイデス症 primary pulmonary coccidioidomycosis

分節型分生子を吸入後２週間前後にカゼに似た症状を起こします。本菌の汚染地域の住民の多くは症状も軽く、治癒していきます。しかし約10％の患者（女性に多い）は下腿にアレルギー性皮膚症状（結節性紅斑あるいは多形浸出性紅斑）を併発します。

②原発性皮膚コクシジオイデス症 primary cutaneous coccidioidomycosis

刺傷あるいは外傷により感染します。

③良性残存性肺コクシジオイデス症 benign residual coccidioidomycosis

原発性コクシジオイデス症の２～８％の患者の肺に結核に似た空洞が形成されます。空洞壁は薄く、嚢腫状で水が溜まっている場合もあります。周囲の炎症反応は軽く、非進行性で再発はなく、良性です。自覚症状はほとんどなく、X線像によってのみ見いだされ、別名コクシジオイデス腫 coccidioidoma とも呼ばれています。

④播種性コクシジオイデス症 disseminated coccidioidomycosis

原発性肺コクシジオイデス症の約0.5％の患者が本病型に移行し、そのうち約半数が死の転帰をとります。多くは免疫不全の患者です。肺の初発病巣からリンパ流あるいは血流にのり、全身に拡がっていきます。特に皮下リンパ節、また骨、関節なども内臓とともに侵されやすい器官で、病状が進行すると髄膜炎を発症してきます。また皮膚に転移し潰瘍を形成、慢性化すると花キャベツ状となり、別名コクシジオイデス肉芽腫 coccidioidal granuloma、進行性あるいは二次的コクシジオイデス症 progressive or secondary coccidioidomycosis とも呼ばれています。

治　療

播種性コクシジオイデス症の治療はたいへん困難です。通常アムホテリシンB amphotericin B、ミコナゾール miconazole の点滴静注あるいはフルコナゾール fluconazole、イトラコナゾール itoraconazole などの内服療法の単独あるいは併用療法で行なわれています。

わが国における症例

わが国では、昭和１２年（１９３７年）に榊原、水野による第１例の報告がなされて以来、平成１８年（２００６年）までに51例の患者が報告されています。これら患者のほとんどは米国カリフォルニア州およびアリゾナ州で感染し、少数の患者がメキシコで感染しています。本症の感染で特徴的なことは汚染地域に足を踏み入れたことのない人が感染することです。原綿を扱う工場の従業員に多く、汚染地域で分節型分生子が付着した原綿からの感染と診断されています。

疫学と菌の生態

本症の第１例は1892年アルゼンチンの21歳の医学生ポサダスにより報告されました。患者は中年の軍人で４年ほど前より腫瘤状を呈する難治性皮膚病を患い、１８９１年にアルゼンチン北部からブエノスアイレスの大学病院に送られてきました。ポサダスは病理学者のウェルニッケ教授の指導でこの患者を以後７年間にわたって観察し、一連の報告を行なっています。彼らは当初この患者の病気を感染症とは考えず、難治性皮膚病の一種である「菌状息肉腫」と考えたのです。しかし彼らは感染組織内に原生動物である球虫類によく似た小さな丸い玉（球状体）を認め、それをしっかりと記載していました。以後本症に関する研究はアルゼンチンを離れ、米国へと移っていきます。

１８８６年、ポルトガル領アゾレス諸島から１人のポルトガル人労働者がカリフォルニア州のサンホアキン・バレー（コクシジオイデス症の流行地）に移住し、まもなくポサダスの症例に似た難治性の皮膚病に侵されました。この患者を診察したリックスフォードは1894年にその症例を報告し、２年後にもう１例加え、ギルフリフトとともに詳しい報告を行なっています。彼らは患者の病巣部から糸状菌の培養に成功しましたが、それが組織内の寄生形態（球状体）とあまりにもかけ離れていたため、雑菌として捨ててしまったのでした。彼らは組織内の寄生形態を重視し、この病気の原因は原生動物であると考え、この原因微生物を「軽くはない感染を起こす球虫類」という意味で *Coccidioides immitis* と命名したのです。

本菌が培地上では菌糸形で、感染組織内では内生胞子で充満された球状体であることを指摘したのはオフィルとモフィットでした。彼らはアゾレス諸島から移住してきたポルトガル人労働者の皮膚病巣から糸状菌を分離し、これが原因菌であると断定したのです。彼らはさらに長期にわたる観察から本菌はまず肺に感染した後、全身に拡がっていくことを指摘しました。

米国のルート６６号線、それはシカゴを発し、ロッキー山脈を越え、ニューメキシコ、アリゾナ、コロラド河を渡り、カリフォルニアのベーカーズフィールドに通じています。このルートは（今はなくなっている）１９２９年後半から１９３０年代前半にかけて起こったアメリカの大恐慌時、ノーベル賞作家ジョン・スタインベックが迫力ある筆力で描いた『怒りのブドウ』のなかでジョード一家をはじめ、同じように破産し故郷を追われたオーキー（オクラハマの農民）たちがカリフォルニアをめざして落ちのびていったルートでした。そして彼らが踏み込んで行ったこの地域こそコクシジオイデス・イミチスの汚染地域であったのです。当時の記録によると１年間に約30名の患者が発症し、そのうち半数が死んでいったとあります。また白人に比べ、フィリッピン人、黒人がこの病気に罹りやすいことがわかってきました。

コクシジオイデス症の最大の流行地がサンホアキン・バレー、特にその中心都市であるベーカーズフィールドであることを明らかにしたのはギッフォードとディクソンです。以前よりサンホアキン・バレーの住民は下腿に結節性紅斑や関節痛をともなうカゼに似た原因不明の呼吸器疾患に気づいており、この病気を「バレー熱」、「砂漠熱」、「砂漠リュウマチ」あるいは「バンプ（瘤）」と呼んでいました。このような時期に女医であるギッフォードがベーカーズフィールドの診察所に赴任してきたのです。彼女は患者の痰を培養したところ、培地にコクシジオイデス・イミチスが生えてきたのです。以後彼女は患者を注意深く観察し、彼らの既往歴を聞き取っていき、コクシジオイデス肉芽腫の15名の患者のうち３名がそれまでに結節性紅斑を患っていたことをつきとめたのです。

ギッフォードの論文は世間の目に触れにくい郡の保険所関係の報告書に記載されたのでしたが、その重要性にいちはやく気づいたのは内科医のディクソンでした。1937年彼は論文のなかでギッフォードの研究を紹介し、この病気は初期の肺感染で終わるものと、それから全身感染を起こす症例があることを指摘し、これらを引っくるめてコクシジオイデス症と呼ぶことを提案しました。翌年ディクソンとギッフォードはサンホアキン・バレーにおける本症を総括した格調高い論文を発表しています。そのなかで、彼らは以下のように述べています。「土中の菌糸が分節型分生子に変わり、土埃とともに空中に舞い上がり、これを住民が吸入し肺感染を起こす。しかし多くは良性に経過し、比較的少数の患者が二次的に全身感染を起こすのである」。

その後の皮膚反応検査による住民の疫学調査および本菌の生態調査の結果、本症の流行地は米国西南部からメキシコに拡がる半砂漠地帯（ソノーラ砂漠）であることが明らかになりました。この地域は完全な砂漠地帯ではなく、太平洋で発生する低気圧の影響により、12月から３月にかけてわずかながらも雨が降り、年平均雨量は15 mm 程度ですが、モンスーンの季節である７月下旬から８月にかけては激しい雷雨が起こることもあるのです。乾燥し、夏は日中40℃にも達しますが、このソノーラ砂漠はクレオソートブッシュ、低灌木やサボテンを主に、意外とバラエティに富んだ植生に被われています。このような自然環境にコクシジオイデス・イミチスは生息しているのです。

本菌は菌糸の発育に雨期を必要としています。暑い乾燥した季節には土壌表面には生息せず、土中約20 cm の深さに潜み、雨が降ると菌糸を伸ばし、土壌表面に達し、その後乾期に入ると菌糸は分節型分生子に変わり、強風や土木工事などの振動によって空中に飛散していくのです。それゆえ最も高い罹患率を示す季節は乾期の後半にあたる夏で、低い季節は湿気を帯びた冬から春にかけてになります。

またこの菌の生息地は限局されています。一度汚染地域が灌漑され、農地に変えられると土壌中の栄養分が豊かになるため、他の微生物が繁殖し、そのために本菌はこれら多彩な微生物との競合に勝てず、消えていきます。

乾燥した風の強い日には、本菌の生息地をドライブするのは（特に窓を開けて）危険です。また土木工事に従事する人々に感染の機会が多く見られます。興味あることに考古学の発掘作業に従事した研究者や作業員が感染する機会が多いのです。そのためカリフォルニア州では皮内反応陰性者には発掘作業を禁止しています。わが国でもある大学理学部の教授がカリフォルニア州での地質調査に従事していた時に感染を受け、重篤な肺炎に罹り、一命を取りとめています。

以下本症に関する有名なエピソードを３つ紹介します。

最初の例は1940年、米軍がこのサンホアキン・バレーにパイロット養成施設を建ててしまったことが発端となりました。当然の結果として、全国から徴兵され、それまでまったくコクシジオイデス・イミチスの洗礼を受けたことのない兵士（免疫がない）は次々と本症に罹患し、深刻な問題となりました。驚いた国防省はただちに全力をあげてその対策に取りかかりました。この時活躍したのがスタンフォード大学のスミス博士で、彼は皮膚反応検査液（コクシジオイジン）を開発し、これを用いた疫学研究は以後の疫学調査のモデルの１つとなりました。なおこの時期、彼の良き研究協力者であった夫人は本症に罹り死亡しています。

次のエピソードは1977年に起こった砂嵐によるものです。12月20日、平均風速34ｍの砂嵐がベーカーズフィールドの近くにあるアービンを中心に発生し、約48時間荒れ狂い、それにより土埃が空中高く舞い上がりました。この砂嵐は多くの家を破壊し、作物を根こそぎ吹き飛ばし、被害額も10億ドルにも達しましたが、真の被害は１～２週後にやってきたのです。大量の土埃とともに土壌中にあった本菌の分節型分生子や菌糸の断片が多量に空中に散布され、住民は土埃とともにこれらを吸い込んだのです。その結果サンホアキン・バレーでは2600名の患者が病院を訪れ、そのうち18名が播種性コクシジオイデス症へと進行していきました。この砂嵐は北に向かって吹き抜けていき、北部に位置する都市サクラメントにまで多量の砂塵を運んでいき、このため同市では年平均６名以内の罹患率であったのが、その年は140名以上の患者の発生を記録したのでした。

３番目は1989年10月に起こった大地震が引き金になったものでした。サンフランシスコからロサンジェルスにかけてマグニチュード７の大地震が発生、丘陵地帯や山の斜面が崩れ落ち、それとともに菌が飛び散っていったのです。悪いことに前年からこの年の春にかけて長雨が続き、土壌中の菌は大繁殖していました。翌年、翌々年も冬に雨が多く、患者数は6000名にも達してしまったのです。

２）ヒストプラスマ症 histoplasmosis

ヒストプラスマ症には３種類の原因菌があり、それぞれの菌の感染によりカプスラーツム型ヒストプラスマ症 histoplasmosis capsulati、ズボアジ型ヒストプラスマ症 histoplasmosis duboisii、ファルシミノースム型ヒストプラスマ症 histoplasmosis farciminosi と呼ばれています。ただし、カプスラーツム型とズボアジ型との違いは、後者がアフリカ大陸でみられ、感染組織内の酵母細胞が前者のそれに比べて大きく（直径８～15μm）、組織内に多数の巨細胞が出現してくるということ以外は両菌種のあいだに菌学的な差はありません。またファルシミノースム型はウマ、ロバなどの四足獣の病気で、流行性リンパ管炎やウマカサなどの別名があります。

平成19年（2007年）までに、わが国においては36例のヒストプラスマ症が報告されています。以前、日本で感染した患者はいないと思われていましたが、群馬大学医学部皮膚科で国内感染例が報告されています。ヒストプラスマ症は細胞性免疫機能が低下した患者に発症した場合重篤となるのです。

カプスラーツム型ヒストプラスマ症

原因菌はヒストプラスマ・カプスラーツム・バライエティ・カプスラーツム *Histoplasma capsulatum* variety *capsulatum* Darling 1906 で、本症は世界中の熱帯、亜熱帯、温帯地域で発生しています。流行地としてはまず米国のミシシッピー河流域が挙げられます。人の症例のみならず、動物の感染例も多く、犬、猫、牛、ブタなどの家畜、コウモリをはじめとする各種齧歯類、アナグマ、スカンク、キツネ、動物園のアラスカヒグマなどの感染例が報告されています。注意すべきはヒバリの巣から本菌が高頻度で分離されることです。また信州大学から興味ある症例も報告されています。それは米国テキサス州で死亡した黒人の死体腎を移植された患者（日本人）が、全身性ヒストプラスマ症を起こし、死亡した例です。移植された腎がヒストプラスマに感染していたのが原因でした。

アマゾン河流域も流行地です。この地方のインディオには「洞窟に入るとカゼを引く」という言い伝えがあり、それは洞窟に生息するコウモリの糞にヒストプラスマ・カプスラーツムが繁殖しているためです。わが国でもテレビ取材班が集団発生した例があります。アマゾン洞窟内の撮影を行なった際、堆積していたコウモリの糞を踏みつけ、舞い上がった、本菌の胞子が混在する粉塵を吸い込んでしまい、８名全員が感染してしまったのです（**写真 VI - 24**）。幸いにも全員青壮年で健康な人たちばかりでしたので、１カ月以内の入院で大事にはいたりませんでした。またアマゾン地域に生息する野生動物のオポッサム、パカ（モルモットの１種）、ハリネズミ、ナマケモノ、ココノオビアルマジロなども本菌の保菌動物として知られています。ラテンアメリカ諸国ではブラジル、アルゼンチン、ベネズエラなどからの報告の他にガアテマラ旅行で感染したフランス人、メキシコ旅行で感染した日本人の報告もあります。

東南アジアもまた本症の流行地で、特にタイのメコン河流域が多発地帯です。さらに中国、台湾、フィリピン、シンガポール、マレーシア、インドネシア、バングラディシュ、インド、オーストラリア、ニューカレドニアなどからも症例が報告されています。これらの報告からオセアニアを含めて南アジア、東南アジアにかけて、かなりの地域に本菌が分布していると考えられます。興味あることにパキスタンでのヒストプラスミン反応の陽性率が低く、インドがこの菌の生息地の境界にあるのです。

地中海沿岸諸国からも本症の報告が多く、特にイタリアは国内感染例に加えて外国帰りおよび外国人

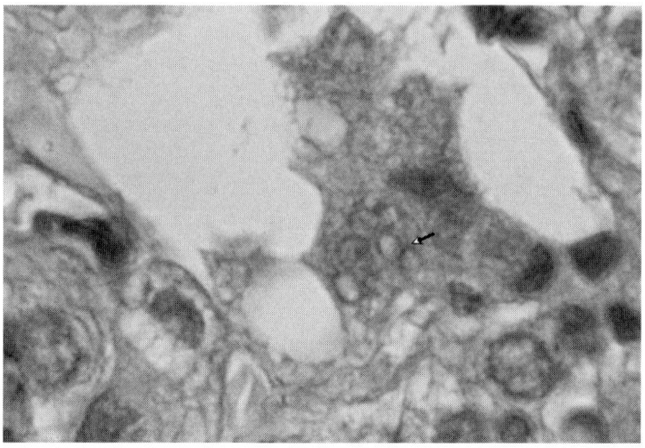

写真 VI - 24　アマゾンの洞窟でヒストプラズマ症に感染した患者の肺にみられた酵母細胞（矢印）PAS、x 1000

の症例があります。ヨーロッパの特徴としてはカプスラーツム型ヒストプラスマ症と次に述べるズボアジ型ヒストプラスマ症が混在していることです。

ズボアジ型ヒストプラスマ症

原因菌はヒストプラスマ・カプスラーツム・バライエティ・ズボイジイ *Histoplasma capsulatum* variety *duboisii* (Vanbreusghem) Ciferri 1960です。本菌はアフリカに限局して生息しています。ナイジェリア、チャド、ザイール、コンゴ、カメルーンなどで、さらに赤道を挟んで南北緯度２０度の諸国でも報告があります。わが国の例ではウガンダからの渡航者（エイズ患者）に本症が確認されています。

野生動物ではヒヒの感染が確認されており、またズボアジ型もコウモリの生息地との関連が示唆されます。

ファルシミノースム型ヒストプラスマ症

原因菌はヒストプラスマ・ファルシミノースム *Histoplasma farciminosum* Ciferri et Redaelli 1934で、ウマ、ロバなどの四足獣の頸部や脚のリンパ管やリンパ節が特異的に侵されます。

ただし、菌学的にはヒストプラスマ・カプスラーツムと区別できません。四足獣から分離されたという既往歴によってのみ同定されているのです。

本症はエジプト、スーダン、インド、東欧諸国、旧ソビエト連邦を中心に発症しています。戦前わが国でも２万頭以上のウマの罹患例が記録されており、さらに最近東京都で３例、熊本県で１例の犬のファルシミノースム型ヒストプラスマ症が確認されています。これらの犬は潰瘍と肉芽腫性病巣をともなった皮膚病変で、米国などで報告されている肺感染に続き全身感染へと移行する病型とは異なっていました。これらの症例から日本固有のヒストプラスマ症はファルシミノースム型ヒストプラスマ症である可能性が高いといえます。

菌　学

ヒストプラスマ・カプスラーツムの発育は遅く、集落は粉状から綿毛状となります。初め白色で次第に黄褐色を帯びてきます。

顕微鏡的には、分生子柄および短い菌糸側枝の先端に大、小の分生子が産生され、大分生子は、長径７～25μm、球状または西洋梨形です。細胞壁は厚く、表面には多くの指状の突起が見られます。小分生子は直径２～６μm、球形あるいは西洋梨形です（**写真 VI － 25**）。

１％ブドウ糖添加ブレインハートインフュージョン寒天により、37℃で培養すると、白色～淡黄色の

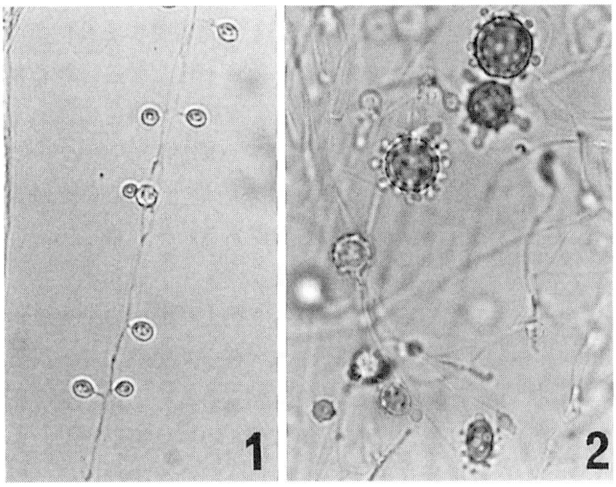

写真 VI － 25　ヒストプラスマ・カプスラーツム *Histoplasma capsulatum* の分生子　小分生子（１）と大分生子（２）　x 400

酵母様集落が形成されます。酵母細胞は球形または卵円形、直径2～4μmです。

ヒストプラスマ症の症状

カプスラーツム型およびズボアジ型ヒストプラスマ症はまず肺に初感染病巣が生じ、健康人では多くは無症状あるいは軽いカゼの症状で治癒していきます。ただしヒストプラスミン皮内反応は陽性となります。しかし少数ではありますが微熱が続き、結核と間違えられることがありました。

一方細胞性免疫不全の患者の場合、感染は進行し、全身性となります。そのためエイズ患者では死亡率は高くなります。

組織反応は肉芽腫性炎症反応で、これら肉芽腫を構成している組織球は細胞性免疫能が低下している場合、貪食した菌を殺すことができず、菌は肉芽腫内で増え続けていきます。

3）パラコクシジオイデス症 paracoccidioidomycosis

パラコクシジオイデス症は南アメリカ分芽菌症 South American blastomycosis ともいわれ、その流行地域は中南米に限局し、特にブラジル、コロンビア、ベネズエラに患者が多くみられます。佐野等の調査により自然界ではココノオビアルマジロが保菌動物であることが確認されています。また流行地の土壌、土壌と接触したと思われるドックフード、コウモリの糞、ペンギンの糞からも本菌は分離されています。ココノオビアルマジロの生息地域の多くでは、法律で禁止されているにもかかわらず、住民がこのアルマジロを食する習慣が残っていて、問題となっています。このアルマジロの内臓を検査すると腸管膜リンパ節の腫脹がみられ、細切したリンパ節片を培養すると、原因菌であるパラコクシジオイデス・ブラジリエンシス *Paracoccidioides brasiliensis* (Splendore) Almeida 1930 が分離されてきます。そのためアルマジロの剥製やチャランゴというアルマジロの皮を使った弦楽器の作製には内臓を掻き出さなければならず、製作者の手指などに創傷があれば感染する危険性があるのです。

わが国では現在まで１７例の患者の報告があります（写真 VI － 26）。本症は感染からかなりの年月を経て発症する例があり、早くても感染から数カ月～数年、時には10年以上経てから発症することがあります。わが国の症例でもパラグアイで農業を営み、帰国後25年以上を経過して発症した例が報告されています。わが国の症例のほとんどは中南米からの日系出稼ぎ労働者で、おそらく陳腐化した病巣内で生存していた菌が再活動してきたものと思われます。ブラジルなどの流行地でも剖検によってかつて本症

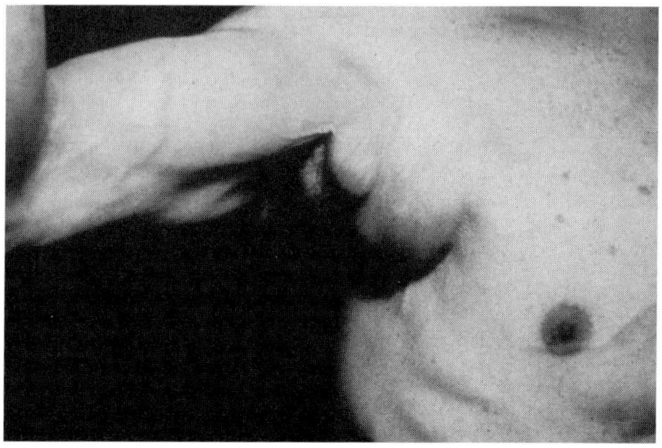

写真 VI － 26　パラコクシジオイデス症　右腋窩リンパ節の腫脹。（提供：松下記念病院中島善洋氏）

に罹患したことが判明することが多く見られるのです。

病理組織所見は慢性肉芽腫性炎症性反応で巨細胞の出現と舵輪状に母細胞から出芽した娘細胞が観察されます。

菌　学

パラコクシジオイデス・ブラジリエンシス *Paracoccidioides brasiliensis* は温度依存性の二形性真菌であり、室温では菌糸形、宿主内や35℃以上の環境下では酵母様の発育をします。

室温での発育は遅く、羊毛状から綿毛状の集落となります。さらに培養が進むと褐色調を帯び、中心部に亀裂が生じ、噴火口状になり、亀裂の周辺部がまくれ上がることが特徴的です。分生子はほとんど産生せず、隔壁を有する細い菌糸と厚膜胞子 clamydospore が観察され、これら厚膜胞子 clamydospore から多極的に酵母細胞が出芽されてきます。このような状態になると集落は白色から淡黄色の酵母様集落に変わります。この集落はクリーム状ではなく、やや乾燥したしわ状を呈し、顕微鏡的にはさまざまな形態を示す短菌糸と大小の酵母様細胞（直径４～１５μm）が混在しています。

菌糸形から酵母形への変換

菌糸形から酵母形への変換を行なわせるには、菌糸を３２℃以上で培養すると菌糸の先端および中間部が膨れて、次々と球状の細胞（厚膜胞子）を形成していきます。この球状の細胞が酵母細胞産生の母細胞となるのです。母細胞表面からは細い頸管を介して同時に多極的に娘細胞を出芽し、これが酵母細胞となり、次々と酵母細胞を出芽していきます（**写真 VI － 27**）。すなわち本菌の菌糸形から酵母形への変換は厚膜胞子を経由して行なわれているのです。酵母細胞はときに直径20～60μm に達することもあり、一度に出芽する娘細胞の数は最大500個以上になることもあります（**写真 VI － 28**）。

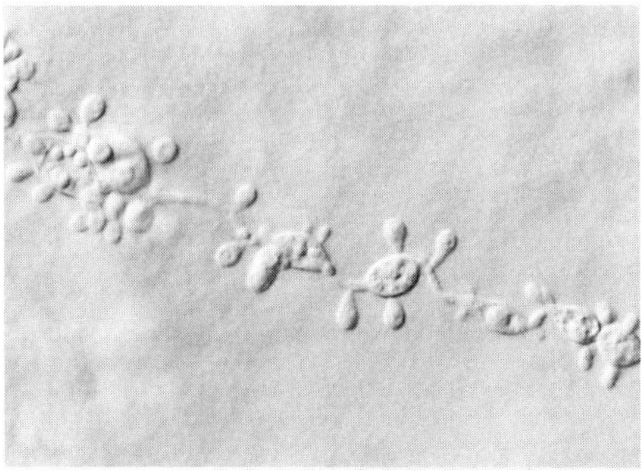

写真 VI － 27　パラコクシジオイデス・ブラジリエンシス *Paracoccidioides brasiliensis* 菌糸形から酵母形への変換。ラクトフェノール、x 400

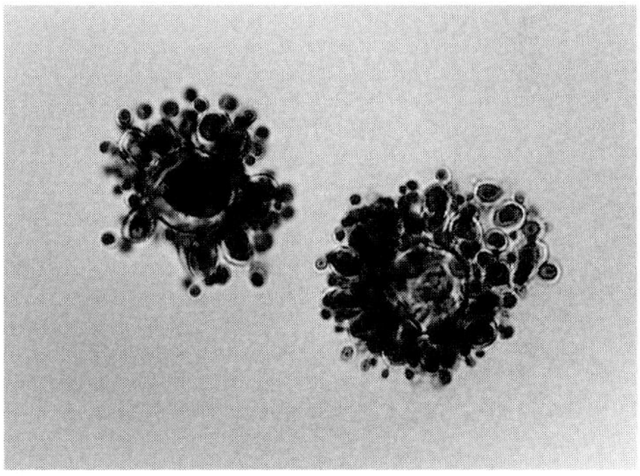

写真 VI － 28　パラコクシジオイデス・ブラジリエンシス *Paracoccidioides brasiliensis* 多極性出芽。ラクトフェノールコトンブルー、x 400

感染経路

初感染はおもに肺で、多くの場合、無症状のまま自然治癒していきますが、一部の患者では化膿性病巣から肉芽腫性病巣へと進行します。他の感染経路は皮膚および粘膜からの直接感染です。ブラジルでは農民および地方在住者は歩きながら道端に生えているイネ科の雑草（カッピン capim）を口にくわえ、チューインガムのように噛む習慣があり、また排便後、草で処理する人も多く見られます。このような場合、粘膜への直接感染の危険性があるのです。抵抗力の弱った患者では初感染巣からリンパ行性、血行性に肝臓、脾臓、小腸、副腎、骨、中枢神経系組織に転移していきます。

また患者は男性に多く、女性に少ないのも特徴的です。理由は女性ホルモンが菌の発育を抑制するはたらきがあるためです。

4）マルネッフェイ型ペニシリウム症 penicilliosis marneffei

マルネッフェイ型ペニシリウム症はベトナム独立戦争の最中、カポニィらが脾臓の腫れ上ったバンブーラット（タケネズミ、コタケネズミの一種）の肝臓からペニシリウム・マルネッフェイ *Penicillium marneffei* Segretain, Capponi et Sureau ex Ramirez 1982 の分離に成功したことから知られるようになりました。1987年第1回日中真菌学会が西安で開催されたとき、四川省の教授が本症を報告し、われわれの知るところとなったのです。

タイにおけるコタケネズミの生態調査では75%以上から本菌が分離されていて、また中国南部地方に生息するコタケネズミからも50%以上の高率で本菌が分離されています。

コタケネズミの分布はベトナム北部山岳地帯、カンボジア、ネパール、ラオス、バングラディシュ、ミャンマーと国境を接するインド東部、中国とベトナムの国境地帯、タイ、シンガポール、マレーシア、香港を含む中国南部地方などアジアの広域におよんでいます。

ペニシリウム・マルネッフェイは竹に寄生します。竹の表面がべったりと紅色で被われ、竹が好物なタケネズミがこれを齧（かじ）ることにより、感染していくといわれています。本症の感染は胞子を吸入することにより肺感染を起こしますが、通常健康人では無症状か、軽いカゼ様の症状で終わってしまいます。本菌による感染はヒストプラスマ・カプスラーツム *Histoplasma capsulatum* と同様に、細胞性免疫不全の患者で感染は進行し、死の転帰をとることが多いのです。そのためエイズ患者に多発し、特にタイではエイズ患者のあいだでの流行が各国の注目を集めています。また米国ではベトナム戦争に参加した米軍兵士に帰国後発症した例が報告されています。

菌　学

ペニシリウム・マルネッフェイ *Penicillium marneffei* は温度依存性の二形性真菌で、25℃での発育は中程度、初め白色から黄色、表面綿毛状で次第に青緑色になります。特徴的な点はジャガイモ・ブドウ糖寒天で培養するとポートワイン様の紅色の色素を産生、培地内に拡散していくことです。顕微鏡的には分生子柄より分枝した枝（ラムス ramus）は扇形に広がり、その先端には4、5個のメツラ metula をつけます。メツラは頂上に瓶形の複数のフィアライド phialide をつけ、分生子を産生していきます。分生子は球形から亜球形、直径は2～3 μm、表面は平滑です（**写真 VI － 29**）。

1％ブドウ糖添加ブレインハートインフュージョン寒天により、37℃で培養すると、膜様、灰白色の酵母様集落を形成します。興味あることに酵母細胞は出芽ではなく分裂により増殖していきます。

臨床的症状

本症の臨床的特徴は脾腫と貧血で、組織学的所見は慢性肉芽腫性炎症像です。組織内の酵母細胞はヒストプラスマ・カプスラーツムの酵母細胞と酷似し、鑑別は難しく、培養結果で判定しなければなりません（**写真 VI － 30**）。

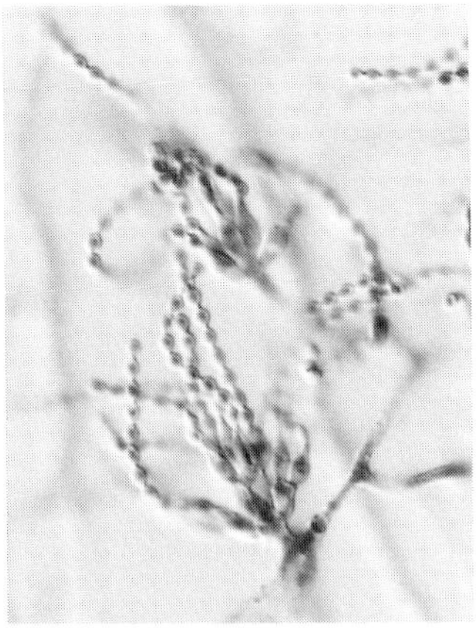

写真 VI － 29　ペニシリウム・マルネッフェイ *Penicillium marneffei* の顕微鏡像　ラクトフェノール、x 200

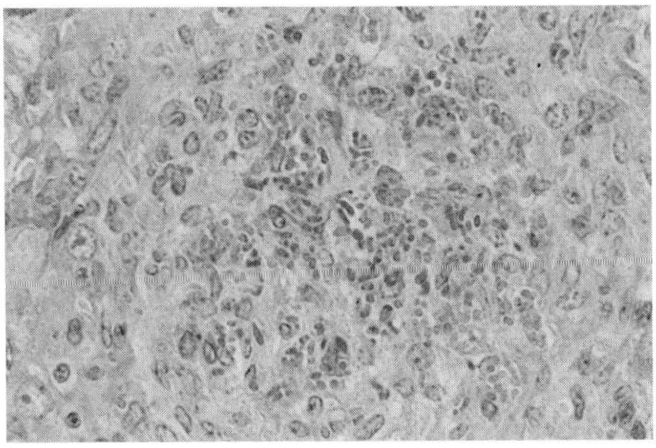

写真 VI － 30　マルネッフェイ型ペニシリウム症のマウスの肝　無数の酵母細胞（矢印）が塊をなしている。PAS 染色、x 400

5）ブラストミセス症 blastomycosis

ブラストミセス症は米国東北部、五大湖からミシシッピー川流域、カナダのウィスコンシン州が流行地域です。原因菌はブラストミセス・デルマティティディス *Blastomyces dermatitidis* Gilchrist et Stokes 1898 です。これら地域は釣りやハイキングなどのアウトドアスポーツが盛んで、感染の機会も多く、また庭の杭や室内の壁などにも原因菌が生息するため予防が困難なことが多いのです。

本症は人だけではなく犬、猫、ウマなどにも感染し、野生動物のシカ、オオカミ、コウモリ、ビーバーなどが感染または保菌動物となっています。またヤマアラシの棘に本菌が付着し、これに刺された人に感染することもあります。本症は北米大陸の他、インド、サウジアラビア、イスラエルなどからも患者が報告されていて、一方アフリカ大陸ではアルジェリア、ガンビア、リビア、モロッコ、モザンビーク、ナイジェリア、南アフリカ共和国、タンザニア、チュニジア、ウガンダ、ザイール、ザンビア、ジンバブエなどからの報告もあります。しかし分離菌を遺伝子解析してみると、北米のそれと異なっています。本症の発症の報告は日本からはありません。

菌　学

ブラストミセス・デルマティティディス *Blastomyces dermatitidis* は温度依存性の二形性真菌で、室温では菌糸形の発育をします。発育速度は遅いものから中程度のものまでさまざまです。集落表面は膜様から羊毛状、白色から黄褐色を呈します。１％ブドウ糖加ブレインハートインフジョン寒天で35℃で培養すると淡い黄色を帯び、不規則に隆起し、細かなしわを有する、やや乾燥した酵母様集落が形成されてきます。

菌糸形の顕微鏡的所見は、短いあるいは比較的長い菌糸様の分生子柄の先端に球形から亜球形の直径３～５μmの分生子が産生されます。分生子は無色、1細胞性で単生しています。35℃培養では必ずしも細胞の形態は一様でなく、球形の酵母細胞とさまざまな形態を示す短菌糸（いびつになっている）が混在しています。

症　状

症状は呼吸器症状、皮膚の潰瘍、骨関節炎と骨の変形と破壊、泌尿生殖器系の炎症で、また中枢神経系に膿瘍（のうよう）と髄膜炎などが起こります。

感染組織内では直径８～１５μmの球形の酵母様細胞が単極性出芽 single budding により娘細胞を産生している像が観察され、母細胞と娘細胞の接着面が広いことが特徴となります（写真 VI － 31）。

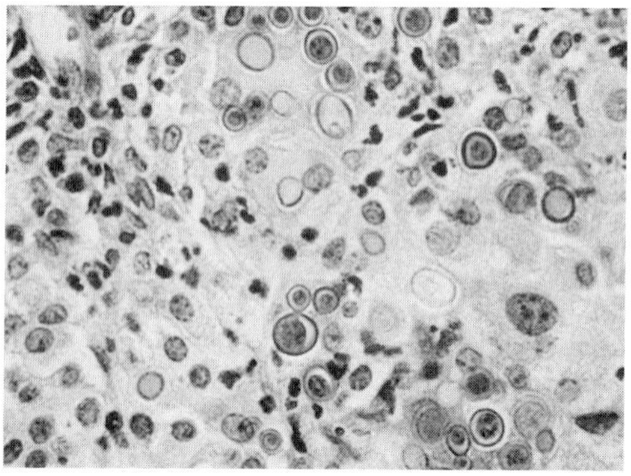

写真 VI － 31　ブラストミセス・デルマティティディス *Blastomyces dermatitidis* の酵母様細胞　PAS x400

１０．眼科領域における真菌症

眼球、特に角膜は直接外界と接しているため、傷を受けやすく、ここからさまざまな微生物が混入し、炎症を起こします。しかし細菌による感染症は多くの抗生物質が市販されているため、ある程度問題は少ないのですが、カビに対する薬剤は少なく、かつ抗真菌剤が効かぬ場合が多く、臨床では問題になっています。

眼の場合、診断・治療が困難なことが多く、失明しうるような事態になる症例もあり、真菌感染対策は重要さが増しているのです。

眼科領域の真菌症は以下の３疾患に集約されます。１つは角膜真菌症、次いで内因性真菌性眼内炎、３番目は真菌アレルギーによる結膜炎です。

1）角膜真菌症 keratomycosis

角膜真菌症は年々増加しています。特に近年、コンタクトレンズの普及につれ、誤った取り扱いの結果、角膜に傷をつけ感染する機会が増えています。石橋によると角膜真菌症は、農村型と都市型に分けられます。農村型では植物の枝や葉による「突き目」から発症することが多く、都市型では先行する角膜疾患が存在し、その過程で角膜真菌症が発症する例が多いとのことです。特にコンタクトレンズを使用している人に起こることが多く、コンタクトの取り外しの際、たまたま擦過傷を起こし、そこから真菌が感染していきます。本症の原因菌としてフサリウム *Fusarium*、カンジダ *Candida*、アスペルギルス *Aspergillus* が多く見られます。

2）内因性真菌性眼内炎

本症は内臓に真菌症を発症しており、そこからの菌の転移によって起こります。本症の患者には以下に臨床経過をもつ者がほとんどです。カンジダ *Candida*、ヒストプラスマ・カプスラツム *Histoplasma capsulatum* などがおもな原因菌となります。

①癌（特に白血病)、大手術後、産後の疲れなど全身性抵抗力の衰えた患者に発症します。

②上記疾患の対応のため静脈経由で栄養補強を受けている患者です。留置カテーテルを通して真菌が感染していきます。

3）アレルギー性結膜炎

現在、アレルギー性結膜炎は、眼科領域において重要な疾患となっています。春に見られるスギおよびヒノキ花粉による結膜炎が知られていますが、少なからぬ真菌種がアレルギー疾患の原因菌となるのです。

上記３疾患のうち、角膜真菌症、真菌性眼内炎は治療の時期を逸すると、失明することが多く、早期診断、治療が必要です。

１１．耳鼻科領域における真菌症

耳鼻咽喉部はすべて外界と接しているため、空中真菌や食物に付着する真菌による感染症が起こりやすい領域です。ただ耳鼻科領域といっても環境は同じではなく、３つの異なる環境（外耳道、副鼻腔、咽喉頭）に分けられ、それぞれの環境に適した真菌が繁殖していきます。

1）外耳道真菌症 otomycosis

外耳道は pH ４～５と弱酸性で、かつ気管の上皮と同じく外方移動による異物排除機構がはたらくため、健康人では感染は起こりにくいのです。しかし過度の耳掻きによる上皮の損傷や、ステロイドをはじめとする薬剤の長期使用、慢性中耳炎などが原因となって真菌感染症が起こってきます。原因菌はアスペルギルス菌 *Aspergillus* が多く、なかでもアスペルギルス・テルレウス *Aspergillus terreus*、アスペルギルス・ニガー *Aspergillus niger*、アスペルギルス・フラブス *Aspergillus flavus*、酵母としてカンジダ属 *Candida* がおもに分離されています。内臓のアスペルギルス症では原因菌のほとんどがアスペルギルス・フミガーツス *Aspergillus fumigatus* であるのに、外耳道感染ではアスペルギルス・テルレウス、アスペルギルス・ニガーが原因菌となる理由は、外耳道には脂腺が多く、脂質を好むこれら真菌が繁殖するためと考えられます。

おもな症状は掻痒感（そうようかん）、灼熱感（しゃくねつかん）で、真菌に汚染された耳垢（みみあか）が外耳道を閉塞すると難聴を引き起こします。

2）副鼻腔真菌症 fungal rhinosinusitis

鼻腔は呼吸道の最前線に位置し、そのため外界からの微生物などの異物を排除する機能が発達し、そのお陰で鼻腔に隣接する副鼻腔は炎症を免れているのです。しかし免疫不全を起こしているような患者になんらかの原因で空中に漂う真菌胞子が副鼻腔内に潜入した場合、感染が起こってくることがあります。

副鼻腔真菌症は大きく分けて２つに分けることができます。１つは感染によるもの、もう１つは侵入した真菌によるアレルギー疾患です。

感染型

感染型はさらに２つのタイプに分けられます。１つは肺の結核の空洞内に形成された菌球 fungal ball と同じように副鼻腔内で菌が発育し、i. 菌球を形成する場合：この場合は原因菌はセドスポリウム・アピオスペルムム *Scedosporium apiospermum*（完全型はシュードアレッシェリア・ボイディ *Pseudallescheria boydii*）が多いことと、ii. は接合菌（アブシジア *Absidia*、リゾップス *Rhizopus*、リゾムーコル *Rhizomucor*）あるいはアスペルギルス・フミガーツスによるもので、急速に発育し、周囲の骨を破壊、眼窩（がんか）を通り脳に侵入し（鼻脳ムーコル症）、患者は致死的な経過をたどります。このような症例は電撃型 fulminant と呼ばれています。

アレルギー型（アレルギー性鼻腔真菌症 allergic fungal rhinosinusitis）

真菌をアレルゲンとした難治性副鼻腔炎です（日本では報告例は少ない）。アレルゲンとしてはビポラリス *Bipolaris* が挙げられています。

12 カビとアレルギー ―アレルゲンとなるカビ―

室内に生息するカビがアレルギー疾患の原因（アレルゲン）になることはよく知られています。しかし、アレルギー疾患の原因が、ある種のカビであると決定することはたいへん難しいのです。皮内反応テストなどにより、原因菌がカンジダ *Candida*、アスペルギルス *Aspergillus*、ペニシリウム *Penicillium* などと同定されるのですが、カビの細胞壁の化学組成は複雑で、化学組成（抗原）が重複し交叉反応を起こすことが多いのです。

1）カビはダニの大好物

室内に生息するカビを取り上げるとき、どうしても避けて通れない生き物がいます。ダニの存在です。ダニはカビが大好物でカビのいるところにはダニもまた繁殖しているからです。特にジュウタンはカビとダニの温床なのです。カビやダニは埃やゴミの中に潜んでいるため、風が吹き込めばもちろん、人が歩いただけでもその振動で舞い上がり、それを吸い込むことによりアレルギー反応を引き起こします。小児喘息などの原因物質として埃が挙げられていますが、埃のなかにはダニとともにカビが含まれているのです。

先にも述べましたが空中にはさまざまな種類のカビの胞子が浮遊しています。私たちは常にこれら胞子を吸い込んでいますが、ほとんどの人はアレルギー反応を起こすことなく生活しています。ただ一部の人がこれら胞子に激しく反応し、喘息などの症状を起こすのです。この場合でも先に述べましたようにダニが大いに関係しています。

なお空中に浮遊する胞子は春先から急に増え始め、７月、８月に最高になり、11月になると減少していきます。

2）トリコスポロン *Trichosporon* による喘息発作

カビによる喘息発作の原因菌の１つがトリコスポロン・アサヒイ *Trichosporon asahii* であることをはじめて証明された方は熊本大学医学部教授の安藤正幸先生です。本菌は水分を好みます。

患者である中年の男性は自宅に帰ると激しい発作に悩まされ、入院すると軽快するということを繰り返していました。安藤先生は患者の台所の床下からトリコスポロン・アサヒイを分離し、これから抗原液を抽出し、この酵母が患者の発作の原因であることをつきとめました。

3）スエヒロタケの感染と喘息様発作

千葉大学医学部呼吸器内科の患者に長年発作に苦しんでいる患者がおり、アスペルギルスによるアレルギー疾患と診断され、入院、治療を受けていました。ある日患者からの喀痰培養を頼まれた西村は、培地上に生えた白色集落がなんら菌学的特徴を示さないため、同定不能と返答していました。しかし、何を思ったのかその培地を破棄せず、そのまま保存していたのです。約３カ月経過したある日、その培地を何気なく取り上げたところ周辺部にキノコ（キノコもカビの１種です）が生えていたのです。瞬時に西村はこの患者の症状はキノコによるものと理解し、この菌が私たちの周囲に日常的に見られるスエヒロタケ（シゾフィルム・コミューネ *Schizophyllum commune*）であることをつきとめました。

以後この疾患は日本ではかなりの頻度で存在していることがわかりました（なおキノコを発育させるには複雑な「かけ合せ」の技術を必要とします）。

その他カンジダ、アスペルギルス、アルテルナリアなど室内に繁殖および浮遊している真菌はアレルゲンになり得るのです。

VII. 寄生形態

— 病原真菌の二形性 Dimorphism —

真菌はウィルス、細菌と比べてはるかに大きい微生物です。このような微生物が最も高度な防御機構が備わっている人体に侵入し、発育していくことは容易なことではありません。そのため一部の真菌はこうした防御機構に対抗するため、自分自身の発育形態を変えているのです。この章では真菌が生体内でいかに形を変え（寄生形態）、組織内に侵入していくのかについて述べていきます。

微生物界において真菌（カビ）はその種類も多く、自然界ではたす役割も大きいのにもかかわらず、20世紀後半まで医学領域でほとんど話題にあがることはありませんでした。その理由は真菌による伝染病がなかったためです。

現在180前後の真菌症とその原因菌が報告されています。これら原因菌の寄生形態はその変換（菌糸形から酵母形）の有無により２つのグループに大別することができます。

１つは腐生形態と寄生形態が異なる菌群で、自然界や培地上では菌糸形発育をし、生体内では酵母形あるいはそれに類似した形態をとる菌群（二形性真菌）で（ただしカンジダ・アルビカンス *Candida albicans* は酵母形から菌糸形に変換）、他は腐生から寄生に移行するとき、形態変化を起こせない菌群です。

１．腐生形態と寄生形態が異なる菌群

これに属する菌群は感染組織内では球形の細胞として感染していきますが、その変換過程により３群に分けられます。

1）菌糸が分節型分生子 arthroconidium を経由して球形の細胞に変化していく菌群

皮膚糸状菌、コクシジオイデス・イミチス *Coccidioides immitis*、ペニシリウム・マルネッフェイ *Penicillium marneffei*、ゲオトリクム・カンジドゥム *Geotrichum candidum* などがこれにあてはまります。

①皮膚糸状菌の寄生形態

トリコフィトン・ルブルム *Trichophyton rubrum* を例にして説明していきます。本菌は感染初期では角層内で隔壁のまばらな菌糸として発育していきますが、炎症が強まるにつれ、菌糸は太くなりかつ多くの隔壁が形成され分節型分生子の連鎖を形成、個々分離し球形の細胞となっていきます。ただしこれら球形の細胞は出芽や分裂による酵母細胞への増殖はありません。これら球形細胞は一種の耐久細胞であり、周囲の環境が好転してくると発芽し菌糸を伸ばしていくのです。

②コクシジオイデス・イミチス *Coccidioides immitis* の寄生形態

コクシジオイデス・イミチスはコクジシオイデス症 coccidioidomycosis の原因菌で、病原真菌のなかで最も危険な真菌です。本菌の菌糸は発育していくにつれ解離細胞 disjunctor cell と交互に連なる分節型分生子を形成、これが生体内では膨化、成長し多数の内生胞子 endospore を内蔵する球状体 spherule を形成します。球状体が成熟するとその壁の一部が破れ、内生胞子は組織内に放出され、これら内生胞子はまた球状体へと成長していきます。

③ペニシリウム・マルネッフェイ *Penicillium marneffei* の寄生形態

菌糸は生体内で分節型分生子を形成、個々分離し、単細胞（酵母細胞）となり、二分割して増殖していきます。分生子が肺内に吸入された場合分生子は長方形になり、中央部に隔壁を生じ、ここから二分割して増殖していきます。

2）菌糸が厚膜胞子 chlamydospore を経由して球形あるいは酵母様細胞に変換していく菌群

フォンセカエア・ペドロソイ *Foncecaea pedrosoi*、ブラストミセス・デルマティティディス *Blastomyces dermatitidis*、パラコクシジオイデス・ブラジリエンシス *Paracoccidioides brasiliensis*、ミクロアスクス・チロースス *Microascus cirrosus* などがこれに該当します

①フォンセカエア・ペドロソイ *Foncecaea pedrosoi* の寄生形態

本菌は病巣内で褐色の厚い細胞壁ををもつ硬壁細胞 sclerotic cell として存在します（**写真 VII － 1**）。生体内で菌糸は太くなり、同時に菌糸の介在部や先端部が膨らみ厚い壁をもつ厚膜胞子 chlamydospore

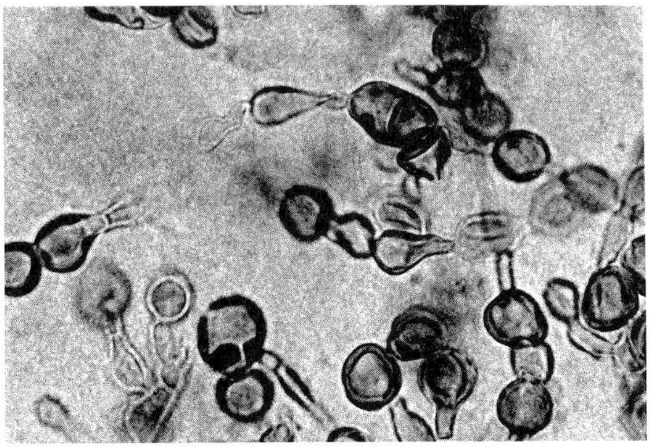

写真 VII － 1　フォンセカエ・ペドロソイ *Foncecaea pedrosoi* の硬壁細胞の形成（寒天埋没法）ラクトフェール、x 400

を形成していきます。このような厚膜胞子clamydosporeは次々と形成され、一部は鎖状に連なります。これら厚膜胞子は個々離断し硬壁細胞となります。硬壁細胞の増殖方法は2通りあります。1つは生体内の環境の好転により発芽し菌糸を伸ばし、先に述べた方法で硬壁細胞となっていく場合です。脳や内臓で菌糸、厚膜胞子を形成している菌糸、硬壁細胞とあらゆる寄生形態が観察されることから菌糸→厚膜胞子→硬壁細胞→菌糸のサイクルが想定できます。

硬壁細胞の第2の増殖法は分裂です。エクソフィアラ・デルマティティディス *Exophiala dermatitidis* の感染巣に見られますが、硬壁細胞内に縦横に隔壁が現れ細胞は、この隔壁のところで分裂していきます。

②ブラストミセス・デルマティティディス *Blastomyces dermatitidis* の寄生形態

本菌の菌糸も厚膜胞子clamydosporeを経由して酵母細胞へと変換していきます。生体内で菌糸は厚膜胞子を形成し、腫大、菌糸から離断し酵母様細胞となります。これら細胞から娘細胞が出芽していきます。本菌の出芽は単極性で母細胞と娘細胞の付着面が広いことが特徴となります。

ブラストミセス症は分生子を吸入することにより発症するとの報告もあります。ギャリソンとボイド（Garrison et Boyd）によると吸入された分生子は発芽し、発芽管を形成、この発芽管から直接出芽して酵母細胞は産生されるとのことです。

③パラコクシジオイデス・ブラジリエンシス *Paracoccidioides brasiliensis* の寄生形態

本菌の菌糸形から酵母形への変換過程はブラストミセス・デルマティティディス *Blastomyces dermatitidis* と同じです。だたし本菌の酵母細胞がブラストミセス・デルマティティディスと異なる点は細胞表面のいたるところから娘細胞を出芽すること（多極性出芽）と母細胞と娘細胞とが頸管を介してつながり、付着面が狭いことです。なおミクロアスクス・チロースス *Microascus cirrosus* も同様な方式で酵母細胞へと変換していきます。

3）菌糸壁から直接出芽により酵母細胞に変換する菌群

スポロトリックス・シェンキイ *Sporothrix schenckii*、ヒストプラスマ・カプスラーツム *Histoplasma capsulatum* が該当します。

スポロトリックス・シェンキイの菌糸から酵母細胞への変換を寒天埋没法を用いて観察すると、酵母細胞が菌糸壁より直接出芽して、以後これら細胞は多極性出芽を繰り返していきます（「IV. おもな環境菌」の68ページを参照）。なお菌糸は埋没期間が長引くにつれ、消失していきます。分生子が組織内に侵入した場合はまず発芽管を伸ばし、この壁から直接出芽により酵母細胞が産生されるという報告があります。ヒストプラスマ・カプスラーツムの場合も同様の過程で酵母形に変換していきます。

2．腐生形態と寄生形態が同じ菌群

1）腐生形態と寄生形態がともに菌糸形を示す菌群

ほとんどの日和見真菌感染の原因菌がこの菌群に属します。アスペルギルス・フミガーツス *Aspergillus fumigatus* の菌糸は叉状分岐を繰り返しながら増殖していきます。

接合菌は感染組織内でも太い無隔菌糸 aseptate hypha として存在します。

フサリウム *Fusarium*、シュードアレッシェリア・ボイディ *Pseudallescheria boydii* などは感染組織内でも有隔菌糸 septate hypha として発育しています。

以上述べたようにこの菌群に属する真菌は生体内では網目状、樹枝状で発育していくため組織を融解、破壊しあるいは押し広げていきます。すなわち培地上で集落を形成するように遠心性に発育し、ひとつながりの細胞集団を形成するので、生体にとって異物としての性格がより強くなります。生体組織の無理な破壊を伴わない二形性真菌と比べ、生体という環境に対して適応性を欠いているのです。生体の防御機構が正常であればこれら真菌は殺され、直ちに排除されてしまいます。言い換えれば生体側になんらかの抵抗性の減弱がなければ、生体内でこれら真菌は侵入増殖することは不可能なのです。

2）腐生形態と寄生形態がともに酵母形を示す菌群

クリプトコックス・ネオフォルマンス *Cryptococcus neoformans* がこの菌群に属します。この菌は腐生時（テレオモルフの場合は除く）、寄生時ともに酵母形で、出芽により増殖します。寄生に際して形態変換を起こさない点で前述の糸状菌と同じく日和見感染原因菌としての性格を有しますが、本菌は本来酵母であり（変換にエネルギーの必要はない）、かつ食作用に抵抗性を示す莢膜（きょうまく）で被われているため病原性は強いのです。

3）腐生形態と寄生形態がともに菌糸形と酵母形を示す菌群

カンジダ・アルビカンス *Candida albicans* が代表例となります。腐生時、寄生時、ともに酵母形を示す出芽胞子 blastospore、と仮性菌糸 pseudohypha の混在が見いだされます。しかし深部組織に侵入していく場合、主として仮性菌糸の形で増殖し、糸状菌としての性格が強くみられます。

上記変換過程の模式図を図 VII-1 に示します。

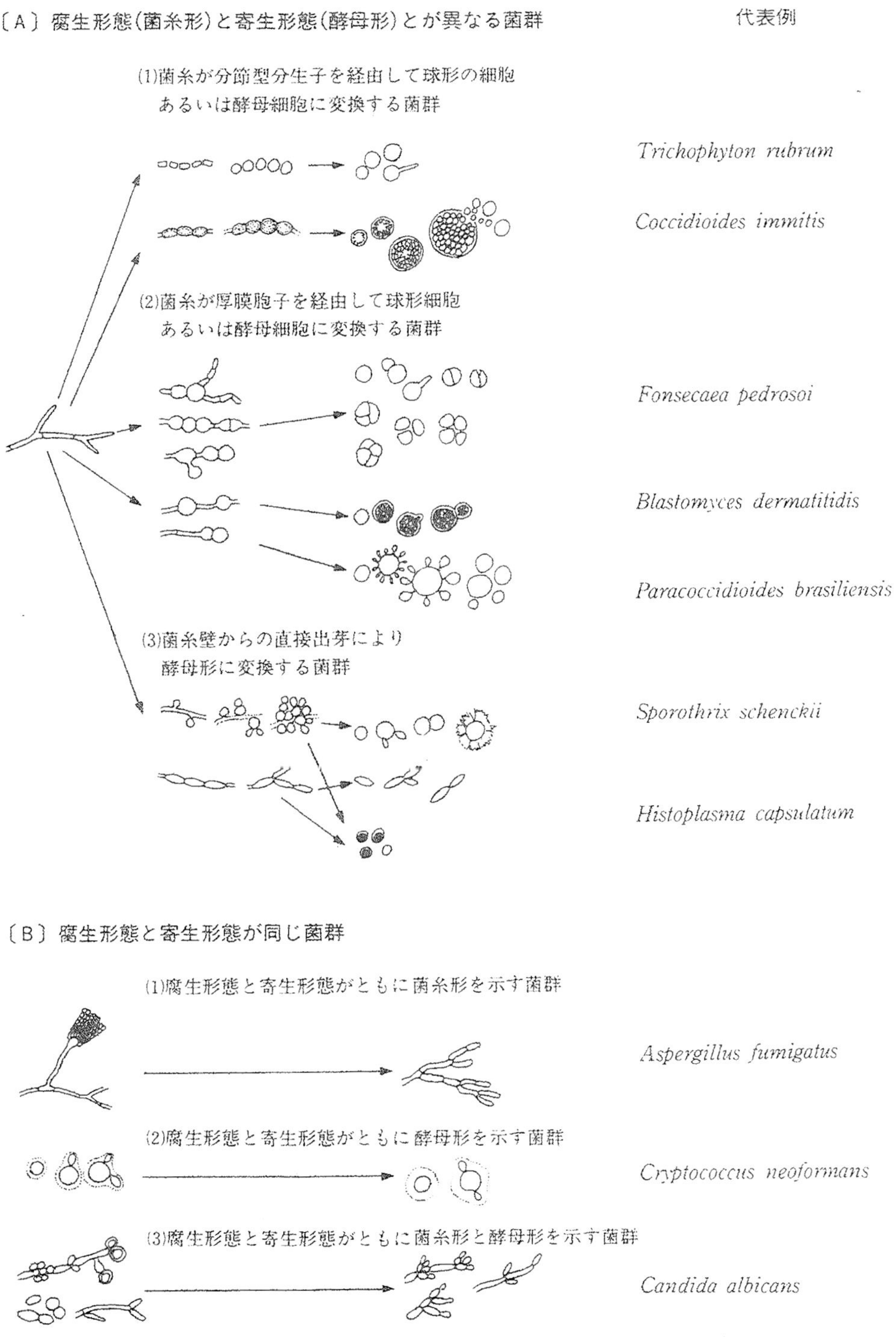
〔A〕腐生形態(菌糸形)と寄生形態(酵母形)とが異なる菌群
代表例
(1)菌糸が分節型分生子を経由して球形の細胞
あるいは酵母細胞に変換する菌群
Trichophyton rubrum
Coccidioides immitis
(2)菌糸が厚膜胞子を経由して球形細胞
あるいは酵母細胞に変換する菌群
Fonsecaea pedrosoi
Blastomyces dermatitidis
Paracoccidioides brasiliensis
(3)菌糸壁からの直接出芽により
酵母形に変換する菌群
Sporothrix schenckii
Histoplasma capsulatum
〔B〕腐生形態と寄生形態が同じ菌群
(1)腐生形態と寄生形態がともに菌糸形を示す菌群
Aspergillus fumigatus
(2)腐生形態と寄生形態がともに酵母形を示す菌群
Cryptococcus neoformans
(3)腐生形態と寄生形態がともに菌糸形と酵母形を示す菌群
Candida albicans

図VII－1 病原真菌の寄生形態

VIII. 遺伝子解析と交配試験による種の同定法

1．遺伝子解析による同定法

現在、遺伝子解析技術の発展と遺伝子バンクの充実を背景にして、分離された微生物の遺伝子を解析することにより、同定が可能となってきています。特にウィルス、細菌の領域では遺伝子マップは整備されています。さらに、臨床検査の領域では同定検査はキット化され、実用化されています。

真菌の分野では比較的形態が単純である酵母類では遺伝子解析が進み、遺伝子同定が可能となってきています。しかし、糸状菌の分野でも遺伝子同定が行なわれているとはいえ、万全ではありません。その理由は糸状菌は酵母に比べてゲノムサイズが大きい菌種が多く、全ゲノム解析が終了している菌種は少数であるということが挙げられます。しかも、菌属菌種間の配列の違いが他の微生物種と比べて大きいとはいえず、例えば細菌類では標準的に系統解析に用いられているリボソームRNA遺伝子では近縁の真菌類に相同性が高く、菌種の同定が難しいことがあります。1例として、アスペルギルス属 *Aspergillus* では多遺伝子解析によって種間識別がなされていて、実用的な菌種の遺伝子同定法の開発が待たれているのが現状です。こうなると同定には形態学的な深い知識が要求されてきます。では糸状菌において遺伝子解析は意味がないかというと、そうではありません。それは遺伝子解析によって同定すべき菌種をある程度絞り込むことができるからです。絞り込んでから、あとは形態学的に同定していくのです。日和見真菌感染の原因菌となる真菌は私たちの環境内に多数存在しており、形態学のみによる同定はやはり困難がともないます。

遺伝子解析の方法は菌体からDNAを抽出し、リボゾームRNA遺伝子の internal transcribed spacer (ITS)-1-5.8S-ITS2 領域および large subunit の D1/D2 領域の配列を決定し、BLAST サーチ（http://blast.ddbj.nig.ac.jp/top-j.html, http://www.ncbi.nlm.nih.gov/BLAST/Blast.cgi）により菌種を照合します。また、種に特異的な配列を見いだして、数個から十数個のDNAからなるプライマーを設計し，このプライマーによってDNAを増幅して、種固有のDNAを検出すること、酵素によって長いDNA鎖を切断し、切断されたDNA断片の長さを菌株間で比較して種や個体識別をする方法も盛んに行なわれています。しかしながら、微生物の場合は属、種のわからない場合はこれらの方法をただちに適用するわけにはいきません。やはり、形態や各種生理学検査により属あるいは種の見当をつけてから、プライマーなどを選ぶ必要があります。

2．担子菌類の交配試験

カビは無性生殖および有性生殖を行ない子孫を増やしていきます。有性生殖とその結果産生される有性胞子によりカビは分類されているのです。担子菌類には、医学的に重要な病原酵母クリプトコックス・ネオフォルマンス *Cryptococcus neoformans* をはじめ、トリコスポロン *Trichosporon*、マラッセチア *Malassezia* が含まれています。また近年は普遍的に見られるシゾフィルム・コミューネ *Schizophyllum commune*（スエヒロタケ）が肺疾患の原因真菌として分離例が増加しています。

この章では担子菌類の交配試験をクリプトコックス・ネオフォルマンスおよびスエヒロタケを例にとり、解説していきます。

1）クリプトコックス・ネオフォルマンス *Cryptococcus neoformans*

クリプトコックス・ネオフォルマンス *Cryptococcus neoformans* は肺などの内臓、脳、脊髄液の中枢神経系を侵し、特にエイズ患者に致死的感染を引き起こします。また近年はキノコによるアレルギー性気管支肺真菌症（ABCM）などの肺疾患が増加しています。また確定的とはいえませんが、アミスギタケ *Polyporus arcularius*、ネナガノヒトヨタケの無性世代ホルモグラフィエラ *Hormographiella*、ヤケイロタケ *Bjerkandera adusta* が臨床検体から分離されています。

有性生殖

担子菌類の多くはヘテロタリックで、通常酵母は二極性 bipolar、キノコは四極性 tetrapolar です。二極性は子嚢菌類、例えば皮膚糸状菌のアルスロデルマ属 *Arthroderma* のように、相対する交配型は２つであり、子嚢内に産生される８つの子嚢胞子の交配型は両親の交配型がそれぞれ４つずつに引き継がれます。

クリプトコックス・ネオフォルマンス *Cryptococcus neoformans* も二極性で、交配型は α と a です。担子胞子は通常担子器上に４本の小柄（梗子、ステリグマ sterigma）が生じ、その先端から産生されて

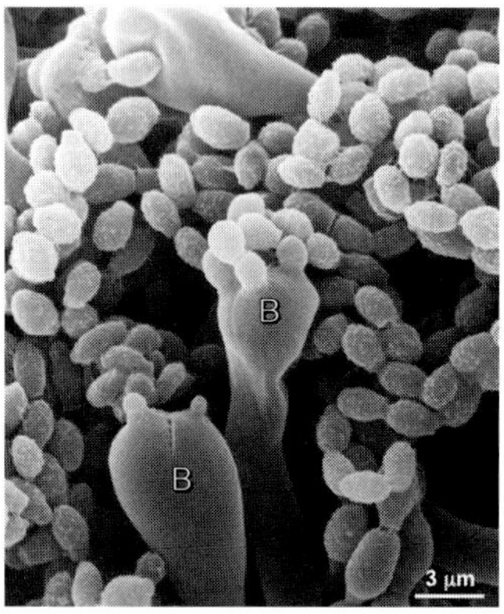

写真 VIII－1　フィロバシディエラ・ネオフォルマンス *Filobasidiella neoformans*（*Cryptococcus neoformans* の有性世代）の担子器（B）と連鎖状の担子胞子。走査型電子顕微鏡像

いきますが、本菌種では担子胞子は担子器表面の４カ所から直接芽を出すように産生され、連鎖を形成します（**写真 VIII** －１）。

四極性はキノコにおもに見られる性です。交配型がそれぞれ別の染色体上に位置する遺伝子座ＡとＢによって支配されているのです。例えば一核（一次）菌糸体 A1B1 と A2B2 が交配して産生された二核（二次）菌糸体（A1B1+A2B2）から形成された子実体の担子器内で核融合と減数分裂を経て４つの担子胞子が生じてきます。それらの交配型は両親がもつ両親型（A1B1 と A2B2）と組み換わった組換え型（A1B2 と A2B1）となります。

ＡとＢのそれぞれが異なる組み合わせのみで交配が成立するため、１つの二核菌糸体から生まれた担子胞子どうしの交配率は４分の１となりますが、A、Ｂともに対立遺伝子が複数あり、それぞれｍ個、ｎ個あれば交配型の数はｍｘｎとなりますから、野生株の菌糸体間では交配率型が異なる可能性が大きくなります。ちなみにスエヒロタケでは m=450、n=93 で、交配型は 41,850 あり、不和合率は m+n ー 1/mn x 100=1.3% となります。

しかも、本菌種をはじめ担子菌（キノコ菌種）には二核菌糸体と一核菌糸体とのあいだで、少なくても１つの核の A、Ｂともに異なる場合には二核菌糸体の１つの核が一核菌糸体に移動して２核化することが可能です。この現象は発見者の名にちなんでブラー現象 Buller phenomenon、あるいはダイモン交配 di-mon mating (dikaryon-monokaryon mating) と呼ばれています。

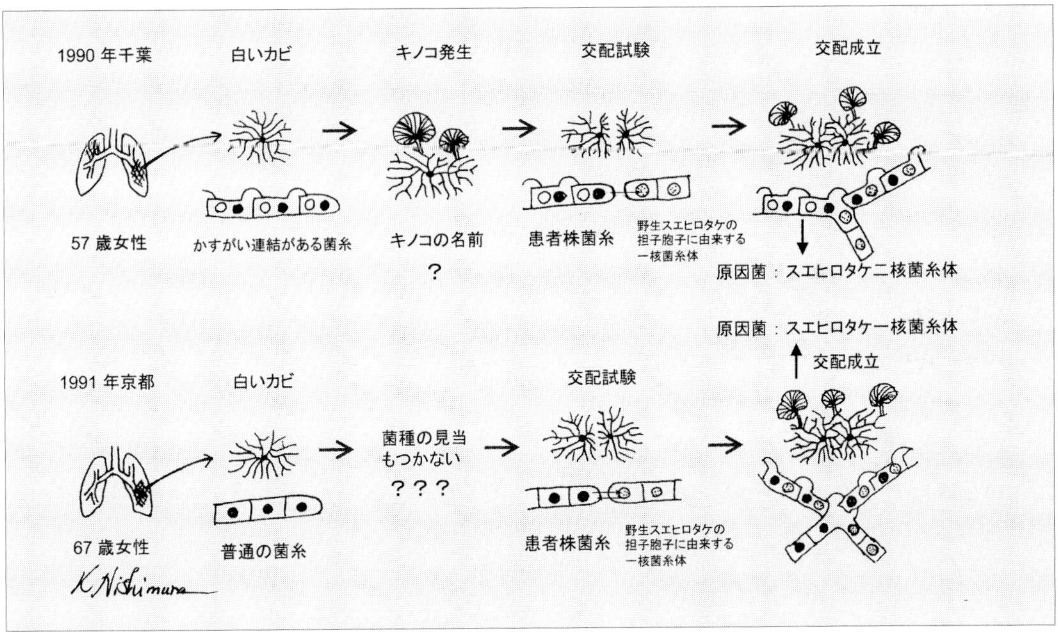

図 **VIII** －１　交配試験によるスエヒロタケの同定

２）フィロバシディエラ・ネオフォルマンス・バライエティ・ネオフォルマンス

Filobasidiella neoformans* variety *neoformans Kwon-chung et al. 1982

本菌種はクリプトコックス・ネオフォルマンス・バライエティ・ネオフォルマンス *Cryptococcus neoformans* variety *neoformans* の有性世代（テレオモルフ）です。なお交配試験用培地として、10種類前後の培地がそれぞれの研究者によって用いられていますが、著者らは牛、ウマの補助飼料である「ヘイキューブ」を用いた寒天培地を使用しています。

テスター株としては米国ＮＩＨの Kwon-Chung 博士より直接分離されたB-3501(α)とB-3502（a）（血清型はともにＤ）を用い、被検株とテスターのαとａそれぞれを１白金耳ずつ平板上に置いて、よく混合してから線状に伸ばして２５℃で培養します（約１カ月）。交配の結果は帯状の発育した酵母集落の周辺に生じてきた菌糸部分を掻き取り顕微鏡で観察、担子器と担子胞子が観察できない場合でも菌糸に「かすがい連結（クランプ）」が認められる時は交配は成立した、と判定します（**写真 VIII － 2**）。

著者等が行なった日本、中国、台湾から分離されたかなりの数の臨床分離株、自然界からの分離株（鳩の糞からの分離を含める）の交配試験の結果では、ただ１分離株（京都の鳩の糞からの分離株　a/α）を除いてすべてα型の結果を得ています。欧米での結果でも多くはαで交配型ａは小数とのことです。

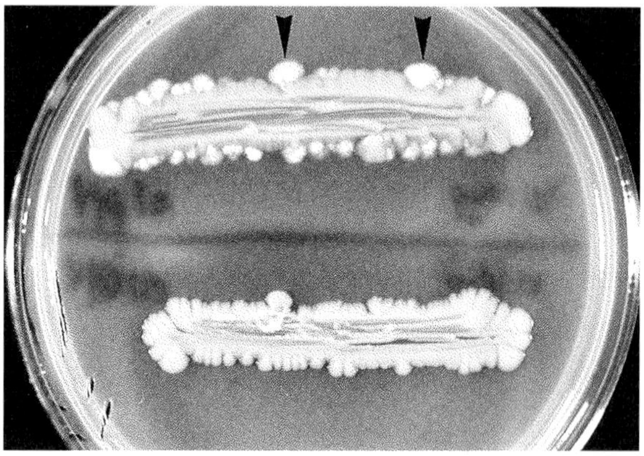

写真 VIII － 2　酵母集落の周辺に形成された菌糸状集落（矢頭）

３）シゾフィルム・コミューネ *Schizophyllum commune* Fries 1921

本菌種（和名スエヒロタケ）は世界的に分布し、日本においても枯木、倒木、垣根などに発生しています。またスエヒロタケは容易に子実体 fruiting body を形成するのでショウジョウバエとともに遺伝学の研究材料としてよく利用されています。

著者らは１９９０年に本菌種によるアレルギー性気管支肺真菌症（ABPM）を経験し、１９９４年世界第１例として報告しています。この報告以来、ABPM、肺粘液栓 mucoid impaction of the lung などから「かすがい連結」が見られない、胞子を産生しないさまざまな菌糸体（白い菌糸のみのカビ、発育が遅く扁平で淡黄褐色のカビ、青色を帯びた灰色のカビなど）が同定を求めて著者らに送られてきました。ある菌株にはメタン臭があり、また他の菌株では「かすがい連結」は見られませんが、菌糸壁に棘状の構造が観察され、患者の既往歴を参照のもと、本菌の一核菌糸体が疑われました。また「かすがい連結」が観察される菌株もありましたが、子実体を形成しない株が多く、担子菌種とは同定できましたが、種を特定することはできません。

先に述べたようにスエヒロタケの交配型は多数あり、異なる菌株間の交配の可能性は１００％期待できます（この場合「ダイモン交配」の応用は強力な手段となります）。既知の一核菌糸体と二核菌糸体を保有していれば、送られてくる一核菌糸体や、子実体形成の困難な二核菌糸体も同定可能となるのです。

著者らが用いているテスター株は①二核菌糸体の野生スエヒロタケ由来の２株と栽培スエヒロタケ由来の１株、②一核菌糸体としては野生スエヒロタケの単担子胞子由来の３株およびアミノ酸要求３株の６株です。

培地はジャガイモ寒天培地 Difco を用い、それぞれのテスター株と被験株を培地の中心に約１ cm 離して接種し、25℃で１週間培養した後、実験台上に移し天地を逆さまにし、昼間は照明と自然光をあてながら室温で１カ月以上培養します。

天地をひっくり返すのは子実体の笠の裏は重力の方向に向くので、担子胞子の採集、観察に適しているからです。判定は子実体の発生だけでなく、一核菌糸体のテスター株と被験菌（「かすがい連結」が観察されない菌株）の菌糸体から掻き取り標本を作製し、「かすがい連結」が確認されれば、交配は成立したと判断します。

現在まで依頼を受けた検体の内訳は、肺の病巣からの分離株は33株、アレルギー性副鼻腔炎１株の34検体で、そのうち一核菌糸体は27株、二核菌糸体は８株でした。なお送られてきた１検体には１核と二核菌糸体が混在していたので、株数としては35株となります。

1994年現在、海外でのスエヒロタケによる症例は15例報告例されていますが、そのうち一核菌糸体は５株にすぎません。そのうち１株のみが交配試験によって同定され、他の４株は遺伝子解析により同定されています（2001年)。またアレルギー性、非アレルギー性の副鼻腔炎からの分離が12株と多く、肺疾患は脳膿瘍を伴う症例を合わせても２例にすぎず、日本とは対照的です。この理由は海外では日本と異なり一核菌糸体の同定が行なわれていない、いやできないためと考えられます。

空中にはかなりの数の担子胞子が浮遊しています。日本においては浮遊真菌の胞子の分布に関し、かなり報告されていますが、どの程度担子胞子が浮遊しているのかを示すデータはありません。しかしかなりの割合で存在していると推測されます。これら担子菌類の同定が今後重要になってくるでしょう。

IX. カビ毒

―マイコトキシン mycotoxins―

ある種の細菌は強い毒素を産生し、ヒトに致命的な障害を与えます。例を挙げると食中毒の原因となるサルモネラ菌毒素やボツリヌス菌毒素、消化管毒素としてはコレラ菌毒素、赤痢菌毒素、チフス菌毒素、また傷口から侵入する破傷風菌による毒素があり、これらは急性中毒症として発症してきます。真菌においてもキノコ類には急性中毒症はたびたび報告されていますが、同じ微生物の仲間とはいえ、酵母および糸状菌には急性中毒症を起こすものはほとんどありません（実験的には報告されています。そのほとんどがカビ毒産生菌です）。その代わり貯蔵されている穀類などに真菌（糸状菌）が汚染し、発癌性がきわめて高い毒素（カビ毒）を分泌し、その対策は食品衛生上重要な問題となっています。なおカビ毒が細菌毒素と異なる大きな点は後者の分子量が何千、何万という高タンパク質からなっているのに対し、前者の分子量は百の単位の分子量で、そのため宿主に免疫ができず、ワクチン療法が無効であることです。

カビ毒が知られるきっかけは黄変米

人類のカビ毒の記録の始まりは994年にフランスに起った麦角中毒 ergotism です。この事件はライ麦に寄生した麦角菌 *Claviceps purpurea* がエルゴタミン ergotamin を産生し、このエルゴタミンを含むパンを食べた人たちに流産や激しい潰瘍（かいよう）、焼けるような痛みおよび痙攣（けいれん）を引き起こした事件でした。以後、第二次世界大戦中およびその前後に旧ソビエト連邦（現ロシア）のシベリア地方でフサリウム菌 *Fusarium* によるカビ中毒症（トリコテセン系カビ毒）がときたま報告されてきましたが、ローカルな事件のため世の注目を浴びませんでした。

カビ毒が世間の注目を浴び食品衛生行政に衝撃を与えたのは1960年英国で発症した事件でした。当時クリスマス用に飼育されていた十数万羽の七面鳥が大量死し、その原因追及の結果、ブラジルから輸入されたピーナツがアスペルギルス・フラブス *Aspergillus flavus* に汚染されていて、このカビ（糸状菌）が分泌した毒素アフラトキシン aflatoxin による急性中毒症とわかりました。その後多くの研究者によりアフラトキシンは強力な発癌物質であることがわかり、カビ毒の恐ろしさを認識させたのです。現在世界各国（特に先進国）では食品中のアフラトキシンに対し法令で厳しい規制がなされています。

日本では食品中のカビ毒に関する研究とその対策がアフラトキシン中毒事件が起こった6年前より行

なわれていました。それは「黄変米事件」です。1954年、輸入された外国産米がカビ（糸状菌）に汚染され、黄変していたのです。これを危惧した世論の後押しもあり、厚生省（当時）はさっそくカビ毒に関する研究班を組織し、その対策に当たりました。これら汚染米より3種のペニシリウム（ペニシリウム・シトレオニグルム *Penicillium citreonigrum* （= *P. citreoviride*）、ペニシリウム・シトリヌム *Penicillium citrinum*、ペニシリウム・イスランディクム *Penicillium islandicum* が分離され、動物実験の結果ペニシリウム・イスランディクムが産生するカビ毒がマウスに肝硬変を起こすことを報告しています。なお現在でも日本はカビ毒研究に関しては先進国なのです。

かなりの菌種（糸状菌）がさまざまなカビ毒を産生しますが、作物への汚染過程により2つのグループに分けることができます。1つは「圃場（ほじょう）カビ」で作物の栽培中に汚染する菌類です。フサリウム *Fusarium* が最も多く、以下アルテルナリア *Alternaria*、クラドスポリウム *Cladosporium*、クルブラリア *Curvularia* などが続きます。

第2のグループは「貯蔵カビ」と呼ばれ、作物の貯蔵過程で汚染する菌類です。これらは乾燥下でも繁殖する菌類で、アスペルギルス、ペニシリウム、ユウロチウム *Eurotium*、エメリセラ *Emericella*、ユウペニシリウム *Eupenicillium*、ワレミア *Wallemia* などが挙げられます。カビ毒のほとんどがこれら貯蔵カビによって起きています。以下、おもなカビ毒を挙げていきます。

アフラトキシン aflatoxin

おもにアスペルギルス・フラブスにより産生されますが、アスペルギルス・パラシティクス *Aspergillus parasiticus* からも産生されます。急性毒性はフグ毒に匹敵し、慢性毒性として強力な発癌性があります。アフラトキシンは化学構造的にB_1、B_2、G_1、G_2の4種類があります（M_1、M_2も報告されていますが、これは家畜の体内でアフラトキシンB_1が水酸化されたものです）。これら化合物のなかでアフラトキシンB_2が最も毒性（発癌性）が強いのです。興味あることにアフラトキシン産生菌は亜熱帯、熱帯にいくに従いアフラトキシン産生能は高まり、寒冷地から分離される菌株からは毒素の産生が見られなくなります。なお日本では、沖縄を除き、高い濃度でアフラトキシンを産生する糸状菌は見つかっていません。

シトレオビリジン citreoviridin

ペニシリウム・シトレオビリデ *Penicillium citreoviride* より産生される毒素で神経系を侵し、上向性麻痺を起こします。

シトリニン citrinin

ペニシリウム・シトリヌム *Penicillium citrinum* より産生され、腎機能に著しい障害を与えます。

ルテオスカイリン luteoskyrin

ペニシリウム・イスランディクム *Penicillium islandicum* より産生されます。アントラキノン系の化合物で脂肪肝と肝細胞壊死を引き起こします。

シクロクロロチン cyclochlorotine

ペニシリウム・イスランディクム *Penicillium islandicum* より産生され、急性毒性としては肝細胞の壊死、慢性毒性としては肝硬変および肝癌を誘発します。

ステリグマトシスチン sterigmatocystin

アスペルギルス・ベルシコロール *Aspergillus versicolor* より産生され、毒性はアフラトキシンに類似し（ただし弱い)、肝障害を引き起こします。

オクラトキシン ochratoxin

アスペルギルス・オクラセウス *Aspergillus ochraceus* より産生され、肝癌、腎臓癌を誘発します。

トリコテセン類（ニバレノール nivalenol、フザレノン－ X fusarenon X）

フザリウム・ニバーレ *Fusarium nivale* より産生され、この菌は麦赤カビ病を発症させます。本毒素は骨髄系、免疫系臓器をターゲットとし、出血、免疫異常、白血球の減少を引き起こします。なおフザリウム属のカビは女性ホルモン様作用をもつゼアラレノン zearalenone も産生し、またフサリウム・スポロトリキオイデス *Fusarium sporotrichioides* もトリコテセン系化合物であるＴ－２トキシンを産生します。

パツリン patulin

アスペルギルス・クラバーツス *Aspergillus clavatus*、ペニシリウム・ウルチカエ *Penicillium urticae*、などの菌より産生されます。リンパ球の減少作用により血管透過性の亢進作用が知られています。

ロックフォルチン roquefortine

ペニシリウム・ロックフォルティ *Penicillium roqueforti* より産生される痙攣性カビ毒です。本菌はロックホールチーズの生成に利用されていますが、チーズからはカビ毒は検出されていません。

参考文献

1. 池上八郎、他3名著：植物病原菌類解説、養賢堂（東京）、１９９６
2. 今関六也、他2名編：日本のキノコ、山と渓谷社（東京）、１９８９
3. 宇田川俊一、室井哲夫　訳：カビの分離・培養と同定、医歯薬出版（東京）、１９８３
4. 宇田川俊一、松田良夫　監訳：食品菌類ハンドブック、医歯薬出版（東京）、１９８４
5. 宇田川俊一　編：食品のカビ汚染と危害、幸書房（東京）、２００４
6. 国立博物館　編：菌類のふしぎ　形とはたらきの驚異の多様性、東海大学出版会、２００８
7. 高鳥浩介　監修：かび検査マニュアル　カラー図譜、テクノシステム（東京）、
8. 椿　啓介、他7名編：菌学図鑑、講談社サイエンティフィック（東京）、１９７８、２００２
9. 椿　啓介　編著：不完全菌類図説ーその採集から同定までー、アイピーシー（東京）、１９９８
10. 日本医真菌学会　編：医真菌学用語集、メディカルパブリッシャー（東京）、１９９９
11. 春田三佐夫、宇田川俊一　編：生活と衛生微生物、南山堂（東京）、１９８５
12. 細谷　剛、他2名　著：カビの暮らし発見ガイド、全国農村教育協会（東京）、２００８
13. 宮治　誠、他2名　編：真菌症と生体防御機構、協和企画通信（東京）、１９８８
14. 宮治　誠、西村和子　編著：医真菌学事典（第2版）、協和企画通信（東京）、
15. 宮治　誠　著：カビによる病気が増えている、農文教（東京）、２００６、１９９３
16. 宮治　誠　編：病原性真菌ハンドブック、医薬ジャーナル社（大阪）、２００７
17. 山口恵三　編：新興再興感染症、日本医事新報（東京）、１９９７
18. 山口英世　監訳：医真菌図説―同定のための手引き―、医歯薬出版（東京）、１９７７
19. 山口英世、他2名　共著：病原真菌学、南山堂（東京）、１９８７
20. 山口英世　著：病原真菌と真菌症（第4版）、南山堂（東京）、１９８９
21. 渡邉　信、他5名　編：微生物の事典、朝倉書店（東京）、２００８
22. Domschi, K.H., et al.: *Compendium of Soil Fungi* (2nd ed.), IHW-Verlag Eching, 2007
23. Hoog, D.S. de, et al.: *Atlas of Clinical Fungi* (2nd ed.) , Centraalbureau voor Schimmelcultures (The Netherlands), 2000
24. Kwon-Chung, K.J. & Bennett, J.E.: *Medical Mycology*, Lea & Febitger (Philadelphia), 1992
25. Kirk, P.M., et al. : *Dictionary of the Fungi* (10*th ed.*), CAB International (U.K.), 2008
26. Raper, K.B. & Fennell, D.I.: *The Genus Aspergillus*, The Williams & Wilkins Company (Baltimore), 1965

おわりに代えて

これまで、人に病気を起こすさまざまなカビについて紹介してきました。しかしカビは、国の将来を左右する可能性をもつ貴重な生物資源でもあるのです。

１９９２年６月、ブラジルのリオデジャネイロで開催された国連環境開発会議（地球サミット）で生物多様性条約が採択されました。それ以後世界各国でカビをはじめとして（微）生物の囲い込みが激しさを増してきています。遺伝資源としての微生物の保存は今では国家の科学技術戦略の一環としてとらえられているのです。

日本でも１９９９年に「バイオテクノロジー産業の創造に向けた基本戦略」を策定し、人や動植物とともに微生物のゲノム（全遺伝情報）の解析や生物資源の供給体制整備の推進を打ち出しました。この基本戦略に基づいて、微生物十万種の保存を目指して世界最大の微生物保存施設を千葉県木更津市にある「かずさアカデミーパーク」に設立し、２００２年４月に活動を開始しています。ただこの保存事業には問題もあります。それは保存の対象となる微生物は産業的に有用と思われ、人や動物に感染して悪影響を及ぼすことのない「非病原性微生物」に限定されていることです。

このことが病原微生物の研究者のあいだで危機感を呼び起こし、千葉大学真菌医学研究センターが病原微生物保存の国内での中核機関の１つとなることになりました（２００２年）。現在、感染症はふたたび猛威を振るいだし、人類は新たな挑戦を余儀なくされているのです。

感染症を制圧するには過去の経験や現在の状況をきちんと踏まえたうえで、将来現れてくるであろう微生物を予想し、過去に経験した病原微生物を系統立てて保存していかなければなりません。系統保存された微生物は教育や研究になくてはならない菌株であり、感染症の発生状況を知るために不可欠であるのです。それだけではなく、病原性を有するということは生体に対する生物活性が強いことを意味しており、毒にも薬にもなり得るため、産業的にきわめて高い可能性を秘めているのです。近年、あるカビから画期的な高脂血症薬が開発され、市販されています。つまりカビは貴重な遺伝資源なのです。

今後カビ、特に病原真菌は高い可能性を秘めた資源として、ますますその重要さが認識されるようになるでしょう。４０年間カビ研究に携わってきた私達にとって、これまで主張し、研究の原動力ともなってきたカビの重要性を知ってほしいという願いが実を結びつつある現状にうれしさを感じる毎日です。

付表

ここでは、2007年末までに公刊された権威ある医真菌関係書、医真菌関係ジャーナルなどに記載された論文を収集し、各臓器より分離された真菌種を集計し、データとしてまとめました。

1．各臓器から分離された菌種リスト作成の参考文献は以下のとおりです。

1）書籍

① Hoog, G. S. de, et al. : *Atlas of Clinical Fungi* 2nd ed., Centraalbureau voor Schimmelcultures (The Netherlands), 2000

② Kwon-Chung, K. J. & Bennett, J. E. : *Medical Mycology*, Lea & Febiger (Philadelphia), 1992

2）ジャーナル

①日本医真菌学会雑誌（日本医真菌学会出版）

②日本感染症学会雑誌（日本感染症学会出版）

③ *Medical Mycology* (published by the International Society for Human and Animal Mycology)

④ *Mycopathologia* (published by Springer, The Netherlands)

⑤ *Mycoses* (published by Deutschsprachige Mykologische Gesellschaft)

2．各菌名はラテン語表記にカタカナをつけ記載してあります。カタカナ読みは原則として呉茂一著『ラテン語入門』（岩波書店）に準じましたが、一部は英語発音の影響を受けた菌名もあります。

3．皮膚、角膜、口腔粘膜、爪、毛髪等外部と直接接している部位から分離された環境菌の1例報告は原則として略しました。しかし深部組織で複数回同一菌種が分離された菌種は記載してあります。

4．輸入真菌は病原性が強い菌種で、ほとんどの初発病巣は肺ですが、そこから転移し全身性に病巣が発症していくため、複数の臓器が感染部位となる可能性があります。

5．臓器の配列はアイウエオ順です。

I. 外耳道・中耳・内耳から分離された真菌

I-1. 外耳道から分離される真菌

1. *Aspergillus flavus* アスペルギルス・フラブス
2. *Aspergillus fumigatus* アスペルギルス・フミガーツス
3. *Aspergillus niger* アスペルギルス・ニガー
4. *Aspergillus terreus* アスペルギルス・テルレウス
5. *Aspergillus versicolor* アスペルギルス・ベルシコロール
6. *Candida albicans* カンジダ・アルビカンス
7. *Candida ciferrii* カンジダ・シフェルリイ
8. *Gymnoascus dankaliensis* ギムノアスクス・ダンカリエンシス
9. *Malassezia sympodialis* マラッセチア・シムポディアリス
10. *Polypaecilum insolitum* ポリパエシルム・インソリツム
11. *Scedosporium apiospermum* セドスポリウム・アピオスペルムム
（有性型：*Pseudallescheria boydii* シュードアレッシェリア・ボイディイ）
12. *Trichophyton rubrum* トリコフィトン・ルブルム

I-2. 中耳・内耳から分離される真菌

1. *Aspergillus candidus* アスペルギルス・カンジドゥス
2. *Aspergillus clavatus* アスペルギルス・クラバーツス
3. *Aspergillus flavus* アスペルギルス・フラブス
4. *Aspergillus glaucus* アスペルギルス・グラウクス
5. *Aspergillus hollandicus* アスペルギルス・ホランディクス
6. *Aspergillus ustus* アスペルギルス・ウスツス
7. *Aspergillus versicolor* アスペルギルス・ベルシコロール
8. *Fusarium chlamydosporum* フサリウム・クラミドスポルム（蝸牛骨より分離）
9. *Penicillium chrysogenum* ペニシリウム・クリソゲヌム

II. 角膜から分離された真菌種

1. *Absidia corymbifera* アブシジア・コリムビフェラ
2. *Acremonium kiliense* アクレモニウム・キリエンセ
3. *Acremonium potronii* アクレモニウム・ポトロニイ
4. *Acrophialophora fusispora* アクロフィアロフォーラ・フシスポーラ
5. *Alternaria alternata* アルテルナリア・アルテルナータ
6. *Arthrographis kalrae* アルスログラフィス・カルラエ
7. *Aspergillus flavus* アスペルギルス・フラブス
8. *Aspergillus fumigatus* アスペルギルス・フミガーツス

9. *Aspergillus hollandicus* アスペルギルス・ホランディクス

10. *Aspergillus niger* アスペルギルス・ニガー

11. *Aspergillus sydowii* アスペルギルス・シドウイ

12. *Aspergillus terreus* アスペルギルス・テルレウス

13. *Aureobasidium pullulans* アウレオバシジウム・プルランス

14. *Beauveria bassiana* ボーベリア・バッシアーナ

15. *Bipolaris hawaiiensis* ビポラーリス・ハワイイエンシス

16. *Bipolaris spicifera* ビポラーリス・スピシフェラ

17. *Candida albicans* カンジダ・アルビカンス

18. *Candida utilis* カンジダ・ウティリス

19. *Cladorrhinum bulbillosum* クラドリヌム・ブルビロスム

20. *Cladosporium cladosporioides* クラドスポリウム・クラドスポリオイデス

21. *Cladosporium oxysporum* クラドスポリウム・オキシスポルム

22. *Cladosporium sphaerospermum* クラドスポリウム・スファエロスペルムム

23. *Colletotrichum gloeosporioides* コレトトリクム・グロエオスポリオイデス

（有性型：*Glomerella cingulata* グロメレラ・シングラータ）

24. *Curvularia brachyspora* クルブラリア・ブラキスポーラ

25. *Curvularia geniculata* クルブラリア・ゲニクラータ

26. *Curvularia lunata* クルブラリア・ルナータ

27. *Curvularia senegalensis* クルブラリア・セネガレンシス

28. *Curvularia verruculosa* クルブラリア・ベルクローサ

29. *Cylindrocarpon lichenicola* シリンドロカルポン・リヘニコーラ

30. *Engyodontium album* エンギォドンティウム・アルブム

31. *Exophiala dermatitidis* エクソフィアラ・デルマティティディス

32. *Exophiala jeanselmei* エクソフィアラ・ジャンセルメイ

33. *Exserohilum longirostratum* エクセロヒルム・ロンギロストラーツム

34. *Exserohilum rostratum* エクセロヒルム・ロストラーツム

35. *Fonsecaea pedrosoi* フォンセカエア・ペドロソイ

36. *Fusarium dimerum* フサリウム・ディメルム

37. *Fusarium oxysporum* フサリウム・オキシスポルム

38. *Fusarium solani* フサリウム・ソラニ

39. *Fusarium subglutinans* フサリウム・スブグルティナンス

40. *Fusarium verticillioides* フサリウム・ベルティシリオイデス

41. *Lasiodiplodia theobromae* ラシオディプロディア・テオブロマエ

42. *Lecythophora hoffmannii* レシソフォーラ・ホフマニイ

43. *Lecythophora mutabilis* レシソフォーラ・ムタビリス

44. *Metarhizium anisopliae* メタリジウム・アニソプリアエ

45. *Neosartorya fischeri* ネオサルトリア・フィッシェリィ

46. *Paecilomyces lilacinus* パエシロミセス・リラシヌス

47. *Penicillium chrysogenum* ペニシリウム・クリソゲヌム

48. *Penicillium citrinum* ペニシリウム・シトリヌム

49. *Penicillium spinulosum* ペニシリウム・スピヌロスム
50. *Phoma dennissii* フォーマ・デニッシイ
51. *Plectosporium tabacinum* プレクトスポリウム・タバシヌム
52. *Rhodotorula glutinis* ロドトルラ・グルティニス（角膜、涙嚢）
53. *Rhodotorula mucilaginosa* ロドトルラ・ムシラギノーサ（涙嚢炎）
54. *Scedosporium apiospermum* セドスポリウム・アピオスペルムム
（有性型：*Pseudallescheria boydii* シュードアレッシェリア・ボイディ）
55. *Scedosporium aurantiacum* セドスピリウム・アウランティアークム
56. *Scopulariopsis brevicaulis* スコプラリオプシス・ブレビカウリス
57. *Sporothrix schenckii* スポロトリックス・シェンキイ
58. *Tetraploa aristata* テトラプロア・アリスタータ
59. *Tritirachium oryzae* トリティラキウム・オリザエ

III. 肝臓、腎臓および膵臓から分離された真菌

1. *Aspergillus fumigatus* アスペルギルス・フミガーツス
2. *Apophysomyces elegans* アポフィソミセス・エレガンス
3. *Blastomyces dermatitidis* ブラストミセス・デルマティティディス
4. *Candida albicans* カンジダ・アルビカンス
5. *Candida pelliculosa* カンジダ・ペリクローサ
（有性型：*Pichia anomala* ピキア・アノマラ）
6. *Candida tropicalis* カンジダ・トロピカーリス
7. *Candida utilis* カンジダ・ウティリス
8. *Coccidioides immitis* コクシジオイデス・イミチス
（*Coccidioides posadasii* コクシジオイデス・ポサダシイ）
9. *Cryptococcus neoformans* クリプトコックス・ネオフォルマンス
10. *Cunninghamella bertholletiae* カニングハメラ・ベルトレティアエ
11. *Exophiala dermatitidis* エクソフィアラ・デルマティティディス
12. *Histoplasma capsulatum* ヒストプラスマ・カプスラーツム
13. *Paracoccidioides brasiliensis* パラコクシジオイデス・ブラジリエンシス
14. *Penicillium marneffei* ペニシリウム・マルネッフェイ
15. *Trichosporon asahii* トリコスポロン・アサヒイ

IV. 関節から分離された真菌

1. *Anthopsis deltoidea* アンソプシス・デルトイデア
2. *Aspergillus terreus* アスペルギルス・テルレウス
3. *Blastomyces dermatitidis* ブラストミセス・デルマティティディス

4. *Candida parapsilosis* カンジダ・パラプシローシス
5. *Cladophialophora arxii* クラドフィアロフォーラ・アルキシイ
6. *Coccidioides immitis* コクシジオイデス・イミチス
（*Coccidioides posadasii* コクシジオイデス・ポサダシイ）
7. *Exserohilum longirostratum* エクセロヒルム・ロンギロストラーツム
8. *Geotrichum capitatum* ゲオトリクム・カピターツム
9. *Mucor ramosissimus* ムーコル・ラモシッシムス
10. *Neocosmospora vasinfecta* ネオコスモスポラ・バシンフェクタ
11. *Paecilomyces lilacinus* パエシロミセス・リラシヌス
12. *Phaeoacremonium parasiticum* ファエオアクレモニウム・パラシチクム
13. *Scedosporium apiospermum* セドスポリウム・アピオスペルムム
（有性型：*Pseudallescheria boydii* シュードアレッシェリア・ボイディイ）
15. *Scedosporium prolificans* セドスポリウム・プロリフィカンス
16. *Sporothrix schenckii* スポロトリックス・シェンキイ

V. 菌腫から分離された真菌

1. *Acremonium falciforme* アクレモニウム・ファルシフォルメ
2. *Acremonium kiliense* アクレモニウム・キリエンセ
3. *Acremonium potronii* アクレモニウム・ポトロニイ
4. *Acremonium recifei* アクレモニウム・レシフェイ
5. *Aspergillus hollandicus* アスペルギルス・ホランディクス
6. *Curvularia lunata* クルブラリア・ルナータ
7. *Exophiala jeanselmei* エクソフィアラ・ジャンセルメイ
8. *Fusarium solani* フサリウム・ソラニ
9. *Fusarium verticillioides* フサリウム・ベルティシリオイデス
10. *Leptosphaeria senegalensis* レプトスフェリア・セネガレンシス
11. *Leptosphaeria tompkinsii* レプトスフェリア・トンプキンシイ
12. *Madurella grisea* マドゥレラ・グリセア
13. *Madurella mycetomatis* マドゥレラ・ミセトマティス
14. *Microsporum ferrugineum* ミクロスポルム・フェルルギネウム
15. *Neotestudina rosatii* ネオテスツディナ・ロサッティイ
16. *Phaeoacremonium parasiticum* フェオアクレモニウム・パラシティクム
17. *Phialophora verrucosa* フィアロフォーラ・ベルコーサ
18. *Pyrenochaeta romeroi* ピレノケータ・ロメロイ
19. *Rhinocladiella atrovirens* リノクラディエーラ・アトロビレンス

VI. 血液、留置カテーテルから分離された真菌

1. *Acremonium recifei* アクレモニウム・レシフェイ
2. *Aspergillus flavus* アスペルギルス・フラブス
3. *Aspergillus fumigatus* アスペルギルス・フミガーツス
4. *Aspergillus nidulans* アスペルギルス・ニドゥランス
5. *Aspergillus terreus* アスペルギルス・テルレウス
6. *Candida albicans* カンジダ・アルビカンス
7. *Candida catenulata* カンジダ・カテヌラータ
8. *Candida dubliniensis* カンジダ・ドゥブリニエンシス
9. *Candida famata* カンジダ・ファマータ
10. *Candida glabrata* カンジダ・グラブラータ
11. *Candida guilliermondii* カンジダ・ギリエルモンディイ
12. *Candida haemulonii* カンジダ・ハエムロニイ
13. *Candida kefyr* カンジダ・ケフィル
14. *Candida krusei* カンジダ・クルーセイ
15. *Candida lusitaniae* カンジダ・ルシタニアエ
16. *Candida parapsilosis* カンジダ・パラプシローシス
17. *Candida pelliculosa* カンジダ・ペリクローサ
（有性型：*Pichia anomala* ピキア・アノマラ）
18. *Candida pulcherrima* カンジダ・プルケリーマ
19. *Candida rugosa* カンジダ・ルゴーサ
20. *Candida tropicalis* カンジダ・トロピカーリス
21. *Cerinosterus cyanescens* セリノステルス・シアネッセンス
（*Sporothrix cyanescens* スポロトリックス・シアネッセンス）
22. *Cryptococcus albidus* クリプトコックス・アルビドゥス
23. *Cryptococcus curvatus* クリプトコックス・クルバーツス
24. *Cryptococcus neoformans* クリプトコックス・ネオフォルマンス
25. *Exophiala dermatitidis* エクソフィアラ・デルマティティディス
26. *Exophiala spinifera* エクソフィアラ・スピニフェラ
27. *Fonsecaea pedrosoi* フォンセカエア・ペドロソイ
（*Fonsecaea monophora* フォンセカエア・モノフォーラ）
28. *Fusarium chlamydosporum* フサリウム・クラミドスポルム
29. *Fusarium oxysporum* フサリウム・オキシスポルム
30. *Fusarium proliferatum* フサリウム・プロリフェラーツム
31. *Fusarium solani* フサリウム・ソラニ
32. *Geotrichum candidum* ゲオトリクム・カンジドゥム
33. *Hormonema dematioides* ホルモネーマ・デマティオイデス
34. *Kodamaea ohmeri* コダマエア・オーメリ

35. *Lecythophora mutabilis* レシソフォーラ・ムタビリス
36. *Malassezia furfur* マラッセチア・フルフル
37. *Mucor ramosissimus* ムーコル・ラモシッシムス
38. *Paecilomyces lilacinus* パエシロミセス・リラシヌス
39. *Penicillium marneffei* ペニシリウム・マルネッフェイ
40. *Phialemonium curvatum* フィアレモニウム・クルバーツム
41. *Rhodotorula glutinis* ロドトルラ・グルティニス
42. *Rhodotorula minuta* ロドトルラ・ミヌータ
43. *Rhodotorula mucilaginosa* ロドトルラ・ムシラギノーサ
44. *Saccharomyces cerevisiae* サッカロミセス・セレビシアエ
45. *Scedosporium apiospermum* セドスポリウム・アピオスペルムム
（有性型：*Pseudallescheria boydii* シュードアレッシェリア・ボイディイ）
46. *Scedosporium prolificans* セドスポリウム・プロリフィカンス
47. *Trichosporon asahii* トリコスポロン・アサヒイ
48. *Trichosporon inkin* トリコスポロン・インキン
49. *Trichosporon mucoides* トリコスポロン・ムコイデス

VII. 消化管から分離された真菌

1. *Aspergillus fumigatus* アスペルギルス・フミガーツス
2. *Basidiobolus ranarum* バシジオボルス・ラナルム
3. *Blastomyces dermatitidis* ブラストミセス・デルマティティディス
4. *Candida albicans* カンジダ・アルビカンス
5. *Candida glabrata* カンジダ・グラブラータ
6. *Candida krusei* カンジダ・クルーセイ
7. *Candida parapsilosis* カンジダ・パラプシローシス
8. *Candida tropicalis* カンジダ・トロピカーリス
9. *Coccidioides immitis* コクシジオイデス・イミチス
（*Coccidioides posadasii* コクジジオイデス・ポサダシイ）
11. *Cryptococcus neoformans* クリプトコックス・ネオフォルマンス
12. *Geotrichum candidum* ゲオトリクム・カンジドゥム
13. *Histoplasma capsulatum* ヒストプラスマ・カプスラーツム
14. *Mucor indicus* ムーコル・インディクス
15. *Paracoccidioides brasiliensis* パラコクシジオイデス・ブラジリエンシス
16. *Penicillium chrysogenum* ペニシリウム・クリソゲヌム
17. *Penicillium marneffei* ペニシリウム・マルネッフェイ
18. *Rhizopus azygosporus* リゾップス・アザイゴスポルス
19. *Rhizopus microsporus* variety *rhizopodiformis* リゾップス・ミクロスポルス・バライエティ・リゾポディフォルミス

20. *Rhizopus oryzae* リゾップス・オリザエ
21. *Yarrowia lipolytica* ヤロウィア・リポリティカ
（無性型：*Candida lipolytica* カンジダ・リポリティカ）

VIII. 心臓、心嚢、心内膜から分離された真菌

1. *Acremonium kiliense* アクレモニウム・キリエンセ
2. *Aspergillus flavus* アスペルギルス・フラブス
3. *Aspergillus glaucus* アスペルギルス・グラウクス
4. *Aspergillus niger* アスペルギルス・ニガー
5. *Aspergillus restrictus* アスペルギルス・レストリクツス
6. *Bipolaris spicifera* ビポラーリス・スピシフェラ
7. *Candida albicans* カンジダ・アルビカンス
8. *Candida glabrata* カンジダ・グラブラータ
9. *Candida lusitaniae* カンジダ・ルシタニアエ
10. *Candida parapsilosis* カンジダ・パラプシローシス
11. *Candida pelliculosa* カンジダ・ペリクローサ
（有性型：*Pichia anomala* ピキア・アノマラ）
12. *Candida tropicalis* カンジダ・トロピカーリス
13. *Candida zeylanoides* カンジダ・ゼイラノイデス
14. *Coccidioides immitis* コクシジオイデス・イミチス
（*Coccidioides posadasii* コクシジオイデス・ポサダシイ）
15. *Curvularia geniculata* クルブラリア・ゲニクラータ
16. *Engyodontium album* エンギオドンティウム・アルブム
17. *Exophiala dermatitidis* エクソフィアラ・デルマティティディス
18. *Fusarium dimerum* フサリウム・ディメルム
19. *Fusarium incarnatum* フサリウム・インカルナーツム
20. *Geotrichum capitatum* ゲオトリクム・カピターツム
21. *Histoplasma capsulatum* ヒストプラスマ・カプスラーツム
22. *Lecythophora mutabilis* レシソフォーラ・ムタビリス
23. *Microascus cinereus* ミクロアスクス・シネレウス
24. *Neosartorya spinosa* ネオサルトリア・スピノーサ
25. *Ochroconis gallopava* オクロコニス・ガロッパバ
26. *Penicillium chrysogenum* ペニシリウム・クリソゲヌム
27. *Phaeoacremonium parasiticum* ファエオアクレモニウム・パラシティクム
28. *Phialemonium curvatum* フィアレモニウム・クルバーツム
29. *Scedosporium apiospermum* セドスポリウム・アピオスペルムム
（有性型：*Pseudallescheria boydii* シュードアレッシェリア・ボイディイ）
30. *Scedosporium prolificans* セドスポリウム・プロリフィカンス

31. *Scopulariopsis brevicaulis* スコプラシオプシス・ブレビカウリス
32. *Trichosporon asahii* トリコスポロン・アサヒイ
33. *Trichosporon inkin* トリコスポロン・インキン
34. *Trichosporon capitatum* トリコスポロン・カピターツム
35. *Trichosporon cutaneum* トリコスポロン・クタネウム

IX. 爪から分離された真菌

1. *Alternaria alternata* アルテルナリア・アルテルナータ
2. *Alternaria chlamydospora* アルテルナリア・クラミドスポーラ
3. *Arthrinium phaeospermum* アルスリニウム・ファエオスペルムム
4. *Arthrographis kalrae* アルスログラフィス・カルラエ
5. *Aspergillus candidus* アスペルギルス・カンジドゥス
6. *Aspergillus flavus* アスペルギルス・フラブス
7. *Aspergillus fumigatus* アスペルギルス・フミガーツス
8. *Aspergillus glaucus* アスペルギルス・グラウクス
9. *Aspergillus hollandicus* アスペルギルス・ホランディクス
10. *Aspergillus restrictus* アスペルギルス・レストリクツス
11. *Aspergillus sydowii* アスペルギルス・シドウイ
12. *Aspergillus terreus* アスペルギルス・テルレウス
13. *Aspergillus versicolor* アスペルギルス・ベルシコロール
14. *Candida albicans* カンジダ・アルビカンス
15. *Candida ciferrii* カンジダ・シフェルリイ
16. *Candida pulcherrima* カンジダ・プルケリーマ
17. *Chaetomium globosum* ケトミウム・グロボースム
18. *Chrysosporium keratinophilum* クリソスポリウム・ケラティノフィルム
19. *Chrysosporium queenslandicum* クリソスポリウム・クイーンスランディクム
20. *Chrysosporium tropicum* クリソスポリウム・トロピクム
21. *Cladosporium sphaerospermum* クラドスポリウム・スファエロスペルムム
22. *Cryptococcus albidus* クリプトコックス・アルビドゥス
23. *Cryptococcus humicola* クリプトコックス・フミコーラ
24. *Cryptococcus uniguttulatus* クリプトコックス・ウニグッツラツス
25. *Curvularia lunata* クルブラリア・ルナータ
26. *Epidermophyton floccosum* エピデルモフィトン・フロッコースム
27. *Fusarium oxysporum* フサリウム・オキシスポルム
28. *Geotrichum capitatum* ゲオトリクム・カピターツム
29. *Gymnoascus dankaliensis* ギムノアスクス・ ダンカリエンシス
30. *Lasiodiplodea theobromae* ラシオディプロデア・テオブロマエ
31. *Microascus cirrosus* ミクロアスクス・シロースス

32. *Microascus manginii* ミクロアスクス・マンギニイ
33. *Microsporum canis* ミクロスポルム・カニス
34. *Microsporum gypseum* ミクロスポルム・ギプセウム
35. *Nattrassia mangiferae* ナットラッシア・マンギフェラエ
（無性型：*Scytalidium dimidiatum* シタリディウム・ディミディアーツム）
36. *Onychocola canadensis* オニココーラ・カナデンシス
37. *Paecilomyces lilacinus* パエシロミセス・リラシヌス
38. *Paecilomyces variotii* パエシロミセス・バリオッティイ
39. *Plectosporium tabacinum* プレクトスポリウム・タバシヌム
40. *Polypaecilum insolitum* ポリパエシルム・インソリツム
41. *Schizophyllum commune* シゾフィルム・コミューネ（和名スエヒロタケ）
42. *Scopulariopsis brevicaulis* スコプラリオプシス・ブレビカウリス
43. *Trichophyton interdigitale* トリコフィトン・インテルディギターレ
44. *Trichophyton mentagrophytes* トリコフィトン・メンタグロフィテス
45. *Trichophyton rubrum* トリコフィトン・ルブルム
46. *Trichophyton violaceum* トリコフィトン・ビオラセウム
47. *Trichosporon mucoides* トリコスポロン・ムコイデス
48. *Tritirachium oryzae* トリティラキウム・オリザエ

X. 脳・脳脊髄液から分離された真菌

1. *Arthrographis kalrae* アルスログラフィス・カルラエ
2. *Aspergillus fumigatus* アスペルギルス・フミガーツス
3. *Aspergillus glaucus* アスペルギルス・グラウクス
4. *Aspergillus hollandicus* アスペルギルス・ホランディクス
5. *Aspergillus nidulans* アスペルギルス・ニドゥランス
6. *Aspergillus oryzae* アスペルギルス・オリザエ
7. *Bipolaris hawaiiensis* ビポラーリス・ハワイイエンシス
8. *Bipolaris spicifera* ビポラーリス・スピシフェラ
9. *Blastomyces dermatitidis* ブラストミセス・デルマティティディス
10. *Candida albicans* カンジダ・アルビカンス
11. *Candida tropicalis* カンジダ・トロピカーリス
12. *Candida viswanathii* カンジダ・ビスワナティイ
13. *Chaetomium atrobrunneum* ケトミウム・アトロブルンネウム
14. *Cladophialophora bantiana* クラドフィアロフォーラ・バンティアーナ
（*Cladophialophora trichoides* クラドフィアロフォーラ・トリコイデス）
15. *Coccidioides immitis* コクシジオイデス・イミチス
（*Coccidioides posadasii* コクシジオイデス・ポサダシイ）
16. *Cokeromyces recurvatus* コケロミセス・レクルバツス

17. *Cryptococcus albidus* クリプトコックス・アルビドゥス
18. *Cryptococcus curvatus* クリプトコックス・クルバーツス
19. *Cryptococcus laurentii* クリプトコックス・ラウレンティイ
20. *Cryptococcus neoformans* クリプトコックス・ネオフォルマンス
21. *Curvularia geniculata* クルブラリア・ゲニクラータ
22. *Curvularia lunata* クルブラリア・ルナータ
23. *Engyodontium album* エンギオドンティウム・アルブム
24. *Exophiala dermatitidis* エクソフィアラ・デルマティティディス
25. *Fonsecaea pedrosoi* フォンセカエア・ペドロソイ
 (*Fonsecaea monophora* フォンセカエア・モノフォーラ)
26. *Geotrichum capitatum* ゲオトリクム・カピターツム
27. *Histoplasma capsulatum* ヒストプラスマ・カプスラーツム
28. *Microascus cinereus* ミクロアスクス・シネレウス
29. *Mucor ramosissimus* ムーコル・ラモシッシムス
30. *Ochroconis gallopava* オクロコニス・ガロッパバ
31. *Paracoccidioides brasiliensis* パラコクシジオイデス・ブラジリエンシス
32. *Penicillium marneffei* ペニシリウム・マルネッフェイ
33. *Ramichloridium mackenziei* ラミクロリディウム・マッケンジエイ
34. *Rhinocladiella atrovirens* リノクラデイエーラ・アトロビレンス
35. *Rhizopus microsporus* variety *rhizopodiformis* リゾップス・ミクロスポルス・バライエティ・リゾポディフォルミス
36. *Rhizopus oryzae* リゾップス・オリザエ
37. *Rhodotorula mucilaginosa* ロドトルラ・ムシラギノーサ
38. *Saksenaea vasiformis* サクセナエア・バシフォルミス
39. *Scedosporium apiospermum* セドスポリウム・アピオスペルムム
 (有性型：*Pseudallescheria boydii* シュードアレッシェリア・ボイディイ)
40. *Scedosporium prolificans* セドスポリウム・プロリフィカンス
41. *Schizophyllum commune* シゾフィルム・コミューネ（和名スエヒロタケ)
42. *Sporobolomyces salmonicolor* スポロミセス・サルモニコロル
43. *Trichoderma longibrachiatum* トリコデルマ・ロンギブラキアーツム

XI. 肺、気管支から分離された真菌種

（痰、気管支洗浄液、生検組織、手術摘出組織、あるいは剖検組織から分離された真菌種)

1. *Absidia corymbifera* アブシジア・コリムビフェラ
2. *Acremonium strictum* アクレモニウム・ストリクツム
3. *Acrophialophora fusispora* アクロフィアロフォーラ・フシスポーラ
4. *Arthrographis kalrae* アルスログラフィス・カルラエ
5. *Aspergillus candidus* アスペルギルス・カンジドゥス

6. *Aspergillus clavatus* アスペルギルス・クラバーツス
7. *Aspergillus flavus* アスペルギルス・フラブス
8. *Aspergillus fumigatus* アスペルギルス・フミガーツス
9. *Aspergillus holandicus* アスペルギルス・ホランディクス
10. *Aspergillus nidulans* アスペルギルス・ニドゥランス
    (*Emericella nidulans* エメリッセラ　ニドゥランス)
11. *Aspergillus niger* アスペルギルス・ニガー
12. *Aspergillus oryzae* アスペルギルス・オリザエ
13. *Aspergillus restrictus* アスペルギルス・レストリクツス
14. *Aspergillus sydowii* アスペルギルス・シドウイ
15. *Aspergillus terreus* アスペルギルス・テルレウス
16. *Aspergillus ustus* アスペルギルス・ウスツス
17. *Aspergillus versicolor* アスペルギルス・ベルシコロール
18. *Beauveria bassiana* ボーベリア・バッシアーナ
19. *Bipolaris hawaiiensis* ビポラーリス・ハワイイエンシス
20. *Bipolaris spicifera* ビポラーリス・スピシフェラ
21. *Blastomyces dermatitidis* ブラストミセス・デルマティティディス
22. *Candida albicans* カンジダ・アルビカンス
23. *Candida glabrata* カンジダ・グラブラータ
24. *Candida kefyr* カンジダ・ケフィル
25. *Candida tropicalis* カンジダ・トロピカーリス
26. *Cerinosterus cyanescens* セリノステルス・シアネッセンス
    (*Sporothrix cyanescens* スポロトリックス・シアネッセンス)
27. *Chaetomium globosum* ケトミウム・グロボースム
28. *Chrysosporium zonatum* クリソスポリウム・ゾナーツム
29. *Cladophialophora bantiana* クラドフィアロフォーラ・バンティアーナ
30. *Cladosporium herbarum* クラドスポリウム・ヘルバルム
31. *Coccidioides immitis* コクシジオイデス・イミチス
    (*Coccidioides posadasii* コクシジオイデス・ポサダシイ)
32. *Conidiobolus incongruus* コニジオボルス・インコングルース
33. *Cryptococcus albidus* クリプトコックス・アルビドゥス
34. *Cryptococcus laurentii* クリプトコックス・ラウレンティイ
35. *Cryptococcus neoformans* クリプトコックス・ネオフォルマンス
36. *Cunninghamella bertholletiae* カニングハメラ・ベルトレティアエ
37. *Curvularia lunata* クルブラリア・ルナータ
38. *Emmonsia crescens* エモンシア・クレッセンス
39. *Exophiala dermatitidis* エクソフィアラ・デルマティティディス
40. *Fusarium oxysporum* フサリウム・オキシスポルム
41. *Fusarium solani* フサリウム・ソラニ
42. *Geotrichum candidum* ゲオトリクム・カンジドゥム
43. *Histoplasma capsulatum* ヒストプラスマ・カプスラーツム

44. *Mucor circinelloides* ムーコル・シルシネロイデス
45. *Mucor indicus* ムーコル・インディクス
46. *Mucor ramosissimus* ムーコル・ラモシッシムス
47. *Neosartorya fischeri* ネオサルトリア・フィッシェリィ
48. *Neosartorya spinosa* ネオサルトリア・スピノーサ
49. *Ochroconis gallopava* オクロコニス・ガロッパバ
50. *Paecilomyces lilacinus* パエシロミセス・リラシヌス
51. *Paecilomyces variotii* パエシロミセス・バリオッティイ
52. *Paracoccidioides brasiliensis* パラコクシジオイデス・ブラジリエンシス
53. *Penicillium chrysogenum* ペニシリウム・クリソゲヌム
54. *Penicillium decumbens* ペニシリウム・デクムベンス
55. *Penicillium marneffei* ペニシリウム・マルネッフェイ
56. *Penicillium spinulosum* ペニシリウム・スピヌロースム
57. *Pneumosystis jiroveci* ニューモシスティス・イロベチィ
58. *Polypaecilium insolitum* ポリパエシリウム・インソリツム
59. *Rhizomucor pusillus* リゾムーコル・プシルス
60. *Rhizopus microsporus* variety *rhizopodiformis* リゾップス・ミクロスポルス・バライエティ・リゾポディフォルミス
61. *Rhizopus oryzae* リゾップス・オリザエ
62. *Rhizopus schipperae* リゾップス・シッペラエ
63. *Saksenaea vasiformis* サクセナエア・バシフォルミス
64. *Scedosporium apiospermum* セドスポリウム・アピオスペルムム
（有性型：*Pseudallescheria boydii* シュードアレッシェリア・ボイディイ）
65. *Scedosporium aurantiacum* セドスポリウム・アウランティアクム
66. *Schizophyllum commune* シゾフィルム・コミューネ（和名スエヒロタケ）
67. *Scopulariopsis brumptii* スコプラリオプシス・ブルムプティイ
68. *Sporothrix schenckii* スポロトリックス・シェンキイ

XII. 皮膚・皮下組織から分離された真菌

1. *Absidia corymbifera* アブシジア・コリムビフェラ
2. *Acremonium kiliense* アクレモニウム・キリエンセ
3. *Acremonium potronii* アクレモニウム・ポトロニイ
4. *Acremonium recifei* アクレモニウム・レシフェイ
5. *Alternaria alternata* アルテルナリア・アルテルナータ
6. *Alternaria tenuissima* アルテルナリア・テヌイッシマ
7. *Alternaria chlamydospora* アルテルナリア・クラミドスポーラ
8. *Anthopsis deltoidea* アンソプシス・デルトイデア
9. *Aphanoascus fulvescens* アファノアスクス・フルベッセンス

10. *Apophysomyces elegans* アポフィソミセス・エレガンス
11. *Arthrinium phaeospermum* アルスリニウム・ファエオスペルムム
12. *Aspergillus flavus* アスペルギルス・フラブス
13. *Aspergillus fumigatus* アスペルギルス・フミガーツス
14. *Aspergillus hollandicus* アスペルギルス・ホランディクス
15. *Aspergillus nidulans* アスペルギルス・ニドゥランス
16. *Aspergillus niger* アスペルギルス・ニガー
17. *Aspergillus terreus* アスペルギルス・テルレウス
18. *Aspergillus ustus* アスペルギルス・ウスツス
19. *Aspergillus versicolor* アスペルギルス・ベルシコロール
20. *Aureobasidium pullulans* アウレオバシジウム・プルランス
21. *Basidiobolus ranarum* バシジオボルス・ラナルム
22. *Bipolaris australiensis* ビポラーリス・オーストラリエンシス
23. *Bipolaris spicifera* ビポラーリス・スピシフェラ
24. *Blastomyces dermatitidis* ブラストミセス・デルマティティディス
25. *Candida albicans* カンジダ・アルビカンス
26. *Candida guilliermondii* カンジダ・ギリエルモンディイ
27. *Candida kefyr* カンジダ・ケフィル
28. *Candida parapsilosis* カンジダ・パラプシローシス
29. *Candida rugosa* カンジダ・ルゴーサ
30. *Cerinosterus cyanescens* セリノステルス・シアネッセンス
(*Sporothrix cyanescens* スポロトリックス・シアネッセンス)
31. *Chaetomium globosum* ケトミウム・グロボースム
32. *Chrysosporium keratinophilum* クリソスポリウム・ケラティノフィルム
33. *Chrysosporium pannicola* クリソスポリウム・パンニコーラ
34. *Chrysosporium queenslandicum* クリソスポリウム・クイーンスランディクム
35. *Chrysosporium tropicum* クリソスポリウム・トロピクム
36. *Cladophialophora bantiana* クラドフィアロフォーラ・バンティアーナ
37. *Cladophialophora carrionii* クラドフィアロフォーラ・カリオニイ
38. *Cladosporium cladosporioides* クラドスポリウム・クラドスポリオイデス
39. *Cladosporium herbarum* クラドスポリウム・ヘルバルム
40. *Cladosporium oxysporum* クラドスポリウム・オキシスポルム
41. *Cladosporium sphaerospermum* クラドスポリウム・スファエロスペルムム
42. *Coccidioides immitis* コクシジオイデス・イミチス
(*Coccidioides posadasii* コクシジオイデス・ポサダシイ)
43. *Colletotrichum gloeosporioides* コレトトリクム・グロエオスポリオイデス
44. *Conidiobolus coronatus* コニジオボルス・コロナーツス
45. *Conidiobolus incongruus* コニジオボルス・インコングルース
46. *Cryptococcus neoformans* クリプトコックス・ネオフォルマンス
47. *Cunninghamella bertholletiae* カニングハメラ・ベルトレティアエ
48. *Curvularia brachyspora* クルブラリア・ブラキスポーラ

49. *Curvularia clavata* クルブラリア・クラバータ
50. *Curvularia lunata* クルブラリア・ルナータ
51. *Curvularia pallescens* クルブラリア・パレッセンス
52. *Cylindrocarpon lichenicola* シリンドロカルポン・リヘニコーラ
53. *Epidermophyton floccosum* エピデルモフィトン・フロッコースム
54. *Exophiala dermatitidis* エクソフィアラ・デルマティティディス
55. *Exophiala jeanselmei* エクソフィアラ・ジャンセルメイ
56. *Exophiala moniliae* エクソフィアラ・モニリアエ
57. *Exophiala spinifera* エクソフィアラ・スピニフェラ
58. *Exserohilum longirostratum* エクセロヒルム・ロンギロストラーツム
59. *Exserohilum rostratum* エクセロヒルム・ロストラーツム
60. *Fonsecaea compacta* フォンセカエア・コムパクタ
61. *Fonsecaea pedrosoi* フォンセカエア・ペドロソイ
(*Fonsecaea monophora* フォンセカエア・モノフォーラ)
62. *Fusarium incarnatum* フサリウム・インカルナーツム
63. *Fusarium oxysporum* フサリウム・オキシスポルム
64. *Fusarium solani* フサリウム・ソラニ
65. *Fusarium verticillioides* フサリウム・ベルティシリオイデス
66. *Gymnoascus dankaliensis* ギムノアスクス・ダンカリエンシス
67. *Histoplasma capsulatum* ヒストプラスマ・カプスラーツム
68. *Histoplasma farciminosum* ヒストプラスマ・ファルシミノースム
69. *Hormonema dematioides* ホルモネーマ・デマティオイデス
70. *Hortaea werneckii* ホルタエア・ウェルネッキイ
71. *Lasiodiplodia theobromae* ラシオディプロディア・テオブロマエ
72. *Lecythophora hoffmannii* レシソフォーラ・ホフマニイ
73. *Malassezia furfur* マラッセチア・フルフル
74. *Malassezia globosa* マラッセチア・グロボーサ
75. *Malassezia pachydermatis* マラッセチア・パキデルマティス
76. *Malassezia restricta* マラッセチア・レストリクタ
77. *Malassezia sympodialis* マラッセチア・シムポディアリス
78. *Microascus cinereus* ミクロアスクス・シネレウス
79. *Microsporum audouinii* ミクロスポルム・オードウイニイ
80. *Microsporum canis* ミクロスポルム・カニス
81. *Microsporum cookei* ミクロスポルム・クーケイ
82. *Microsporum ferrugineum* ミクロスポルム・フェルルギネウム
83. *Microsporum fulvum* ミクロスポルム・フルブム
84. *Microsporum gallinae* ミクロスポルム・ガリナエ
85. *Microsporum gypseum* ミクロスポルム・ギプセウム
86. *Microsporum nanum* ミクロスポルム・ナヌム
87. *Microsporum persicolor* ミクロスポルム・ペルシコロール
88. *Microsporum praecox* ミクロスポルム・プラエコックス

89. *Mucor circinelloides* ムーコル・シルシネロイデス
90. *Mucor hiemalis* ムーコル・ヒエマーリス
91. *Nattrassia mangiferae* ナットラッシア・マンギフェラエ
（無性型：*Scytalidium dimidiatum* シタリディウム・ディミディアーツム）
92. *Ochroconis gallopava* オクロコニス・ガロッパバ
93. *Onychocola canadensis* オニココーラ・カナデンシス
94. *Paecilomyces lilacinus* パエシロミセス・リラシヌス
95. *Paecilomyces variotii* パエシロミセス・バリオッティイ
96. *Paracoccidioides brasiliensis* パラコクシジオイデス・ブラシリエンシス
97. *Penicillium chrysogenum* ペニシリウム・クリソゲヌム
98. *Penicillium marneffei* ペニシリウム・マルネッフェイ
99. *Phaeoacremonium inflatipes* ファエオアクレモニウム・インフラティペス
100. *Phaeoacremonium parasiticum* ファエオアクレモニウム・パラシティクム
101. *Phaeoacremonium rubrigenum* ファエオアクレモニウム・ルブリゲヌム
102. *Phialemonium obovatum* フィアレモニウム・オボバーツム
103. *Phialophora verrucosa* フィアロフォーラ・ベルコーサ
104. *Phoma cruris-hominis* フォーマ・クルリス-ホミニス
105. *Phoma minutella* フォーマ・ミヌテラ
106. *Pleurophomopsis lignicola* プレウロフォモプシス・リグニコーラ
107. *Pleurostomophora repens* プレウロストモフォーラ・レペンス
（*Phialophora repens* フィアロフォーラ・レペンス）
108. *Pleurostomophora richardsiae* プレウロストモフォーラ・リチャルドシアエ
（*Phialophora richardsiae* フィアロフォーラ・リチャルドシアエ）
109. *Rhinocladiella aquaspersa* リノクラディエーラ・アクアスペルサ
110. *Rhinocladiella atrovirens* リノクラディエーラ・アトロビレンス
111. *Rhizomucor pusillus* リゾムーコル・プシルス
112. *Rhizopus microsporus* variety *rhizopodiformis* リゾップス・ミクロスポルス・バライエティ・リゾポディフォルミス
113. *Rhizopus oryzae* リゾップス・オリザエ
114. *Saccharomyces cerevisiae* サッカロミセス・セレビシアエ
115. *Saksenaea vasiformis* サクセナエア・バシフォルミス
116. *Sarcinomyces phaeomuriformis* サルシノミセス・ファエオムリフォルミス
117. *Scedosporium apiospermum* セドスポリウム・アピオスペルムム
（有性型：*Pseudallescheria boydii* シュードアレッシェリア・ボイディイ）
118 *Scedosporium aurantiacum* セドスポリウム・アウランティアクム
119. *Scedosporium prolificans* セドスポリウム・プロリフィカンス
120. *Scopulariopsis brevicaulis* スコプラリオプシス・ブレビカウリス
121. *Sporobolomyces salmonicolor* スポロボロミセス・サルモニコロール
122. *Sporothrix schenckii* スポロトリックス・シェンキイ
123. *Stenella araguata* ステネルラ・アラグアータ
124. *Tetraploa aristata* テトラプロア・アリスタータ

125. *Trichoderma longibrachatum* トリドデルマ・ロンギブラキアーツム
126. *Trichophyton ajelloi* トリコフィトン・アジェロイ
127. *Trichophyton concentricum* トリコフィトン・コンセントリクム
128. *Trichophyton erinacei* トリコフィトン・エリナセイ
129. *Trichophyton interdigitale* トリコフィトン・インテルディギターレ
130. *Trichophyton mentagrophytes* トリコフィトン・メンタグロフィテス
131. *Trichophyton rubrum* トリコフィトン・ルブルム
132. *Trichophyton schoenleinii* トリコフィトン・シェーンライニイ
133. *Trichophyton simii* トリコフィトン・シミイ
134. *Trichophyton tonsurans* トリコフィトン・トンスランス
135. *Trichophyton vanbreuseghemii* トリコフィトン・バンブルーセゲミイ
136. *Trichophyton verrucosum* トリコフィトン・ベルコースム
137. *Trichophyton violaceum* トリコフィトン・ビオラセウム
138. *Trichosporon asahii* トリコスポロン・アサヒイ
139. *Trichosporon asteroides* トリコスポロン・アステロイデス
140. *Trichosporon cutaneum* トリコスポロン・クタネウム
141. *Trichosporon mucoides* トリコスポロン・ムコイデス
142. *Trichosporon inkin* トリコスポロン・インキン
143. *Trichosporon ovoides* トリコスポロン・オボイデス
144. *Ulocladium chartarum* ウロクラジウム・チャルタルム
145. *Veronaea botryosa* ベロナエア・ボトリオーサ

XIII. 腹膜還流液から分離された真菌

1. *Acremonium kiliense* アクレモニウム・キリエンセ
2. *Acremonium strictum* アクレモニウム・ストリクツム
3. *Aspergillus niger* アスペルギルス・ニガー
4. *Aspergillus sydowii* アスペルギルス・シドウイ
5. *Aureobasidium pullulans* アウレオバシジウム・プルランス
6. *Bipolaris australiensis* ビポラーリス・オーストラリエンシス
7. *Bipolaris hawaiiensis* ビポラーリス・ハワイイエンシス
8. *Candida albicans* カンジダ・アルビカンス
9. *Candida chiropterorum* カンジダ・キロプテロルム
10. *Candida haemulonii* カンジダ・ハエムロニイ
11. *Candida lusitaniae* カンジダ・ルシタニアエ
12. *Candida norvegensis* カンジダ・ノルベゲンシス
13. *Chaetomium globosum* ケトミウム・グロボースム
14. *Coccidioides immitis* コクシジオイデス・イミチス
(*Coccidioides posadasii* コクシジオイデス・ポサダシイ)

15. *Cokeromyces recurvatus* コケロミセス・レクルバツス
16. *Cryptococcus laurentii* クリプトコックス・ラウレンティイ
17. *Curvularia lunata* クルブラリア・ルナータ
18. *Cylindrocarpon lichenicola* シリンドロカルポン・リヘニコーラ
19. *Fusarium oxysporum* フサリウム・オキシスポルム
20. *Fusarium verticillioides* フサリウム・ベルティシリオイデス
21. *Histoplasma capsulatum* ヒストプラスマ・カプスラーツム
22. *Hormonema dematioides* ホルモネーマ・デマティオイデス
23. *Lecythophora mutabilis* レチソフォーラ・ムタビリス
24. *Neurospora sitophila* ノイロスポーラ・シトフィラ
25. *Paecilomyces crustaceus* パエシロミセス・クルスタセウス
26. *Phialemonium obovatum* フィアレモニウム・オボバーツム
27. *Rhizopus microsporus* variety *rhizopodiformis* リゾップス・ミクロスポルス・バライエティ・リゾポディフォルミス
29. *Trichoderma harzianum* トリコデルマ・ハルジアヌム
30. *Trichoderma koningii* トリコデルマ・コニンギイ
31. *Trichoderma longibrachatum* トリコデルマ・ロンギブラキアーツム
32. *Trichosporon inkin* トリコスポロン・インキン

XIV. 副鼻腔、眼窩から分離された真菌

1. *Arthrographis kalrae* アルスログラフィス・カルラエ
2. *Aspergillus flavus* アスペルギルス・フラブス
3. *Aspergillus fumigatus* アスペルギルス・フミガーツス
4. *Aspergillus nidulans* アスペルギルス・ニドゥランス
5. *Aspergillus oryzae* アスペルギルス・オリザエ
6. *Bipolaris australiensis* ビポラーリス・オーストラリエンシス
7. *Bipolaris hawaiiensis* ビポラーリス・ハワイイエンシス
8. *Bipolaris spicifera* ビポラーリス・スピシフェラ
9. *Candida albicans* カンジダ・アルビカンス
10. *Chaetomium globosum* ケトミウム・グロボースム
11. *Cladosporium cladosporioides* クラドスポリウム・クラドスポリオイデス
12. *Conidiobolus coronatus* コニジオボルス・コロナーツス
13. *Conidiobolus incongruus* コニジオボルス・インコングルース
14. *Curvularia clavata* クルブラリア・クラバータ
15. *Curvularia geniculata* クルブラリア・ゲニクラータ
16. *Curvularia lunata* クルブラリア・ルナータ
17. *Exophiala spinifera* エクソフィアラ・スピニフェラ
18. *Exserohilum rostratum* エクセロヒルム・ロストラーツム

19. *Fonsecaea pedrosoi* フォンセカエア・ペドロソイ
20. *Fusarium solani* フサリウム・ソラニ
21. *Lecythophora hoffmannii* レチソフォーラ・ホフマニイ
22. *Metarhizium anisopliae* メタリジウム・アニソプリアエ
23. *Paecilomyces lilacinus* パエシロミセス・リラシヌス
24. *Paecilomyces variotii* パエシロミセス・バリオッティイ
25. *Pleurophomopsis lignicola* プレウロフォモプシス・リグニコーラ
26. *Scedosporium apiospermum* セドスポリウム・アピオスペルムム
（有性型：*Pseudallescheria boydii* シュードアレッシェリア・ボイディ）
27. *Schizophyllum commune* シゾフィルム・コミューネ（和名スエヒロタケ）
28. *Trichoderma longibrachiatum* トリコデルマ・ロンギブラキアーツム

XV. 毛髪から分離された真菌

1. *Microsporum audouinii* ミクロスポルム・オードウイニイ
2. *Microsporum canis* ミクロスポルム・カニス
3. *Microsporum ferrugineum* ミクロスポルム・フェルルギネウム
4. *Microsporum gallinae* ミクロスポルム・ガリナエ
5. *Microsporum gypseum* ミクロスポルム・ギプセウム
6. *Piedraia hortae* ピードライア・ホルタエ
7. *Trichophyton interdigitale* トリコフィトン・インテルディギターレ
8. *Trichophyton mentagrophytes* トリコフィトン・メンタグロフィテス
9. *Trichophyton rubrum* トリコフィトン・ルブルム
10. *Trichophyton schoenleinii* トリコフィトン・シェーンライニイ
11. *Trichophyton simii* トリコフィトン・シミイ
13. *Trichophyton tonsurans* トリコフィトン・トンスランス
14. *Trichophyton vanbreuseghemii* トリコフィトン・バンブルーセゲミイ
15. *Trichophyton verrucosum* トリコフィトン・ベルコースム
16. *Trichophyton violaceum* トリコフィトン・ビオラセウム
17. *Trichosporon asahii* トリコスポロン・アサヒイ
18. *Trichosporon cutaneum* トリコスポロン・クタネウム
19. *Trichosporon inkin* トリコスポロン・インキン
20. *Trichosporon ovoides* トリコスポロン・オボイデス

用語解説

アスペルギラ aspergilla (singl. -llum) : アスペルギルス属 *Aspergillus* 菌種において分生子を発生する装置をいい、頂嚢 vesicle、メツラ metula、フィアライド phialide（あるいはフィアライドのみ）の構造を指す。

アナモルフ anamorph : 無性生殖 asexual reproduction と同義。無性生殖の過程とその結果もたらされた形態を含めてアマモルフという。無性型あるいは無性世代ともいう。

アネライド、アネリド annellide : 一定の部位で次々に分生子を生ずる分生子形成細胞 conidiogenous cell の１つで、分生子を１つ生むたびに分生子形成部位が少しずつ伸びて小さな突起を形成する。この突起の側壁には分生子が離れた跡が輪状の瘢痕や小さいフリル状に環紋 annellation として残り、何段か重なる。

アネロ型分生子 annelloconidium (pl., -dia) : アネライドから産生される分生子。

アフラトキシン aflatoxin : おもにアスペルギルス・フラブス *Aspergillus flavus*、アスペルギルス・パラシティクス *Aspergillus parasiticus* により産生される猛毒性のカビ毒。

アレウリオ型分生子 aleurioconidium (pl., -dia) : 菌糸の先端あるいは側枝が分化あるいは肥大して生ずる分生子で、葉状型分生子 thalloconidium である。

一次菌糸 primary hypha (pl., -hae) : 担子菌門 Basidiomycota において担子胞子から生じた一倍体 haploid の核をもつ菌糸をいう。

栄養菌糸 vegetative hypha (pl., -ae) : 栄養を吸収し、輸送している菌糸。成長して菌糸体を大きくするが、生殖には関与しない。

横隔壁、隔壁 septum (pl., -ta) : 菌糸の内部に生ずる、横断する壁、あるいは仕切り。

解離細胞 disjunctor cell : 分節型分生子 arthroconidium の間に介在したり、アレウリオ型分生子 aleurioconidium の基部にある細胞細胞をいい、分生子が成熟するとともに枯渇あるいは融解して分生子を遊離する。前者の例としてコクシジオイデス・イミチス *Coccidioides immitis*、後者として皮膚糸状菌類がこれにあたる。

隔壁孔キャップ septal pore cap : かっこ体と同義。同項参照。

仮根 rhizoid : 菌糸や子実体 fruiting body から基質上や基質内部に生じた根のような構造。菌体の付着、支持、栄養吸収などを行なう。

かすがい連結 clamp connection : 担子菌門 Basidiomycota の二次菌糸の隔壁部に見られる菌糸の小突起構造。隣接した菌糸細胞間に打ち込まれた「かすがい」のように見える。

仮性菌糸 pseudohypha (pl., -ae) : 長楕円形、ソーセージ形の出芽胞子が鎖状に連なり菌糸のようにみえるもの。カンジダ属 *Candida* によく見られる。

かっこ体 parenthesome ：担子菌門 Basidiomycota に特徴的でドーナツ形、樽形に肥厚している隔壁の中心孔とそれを囲む隔壁肥厚部を被うように発達している二重の膜様構造をいう。

カラー collar : ムーコル *Mucor* などにおいて胞子嚢 sporangium が胞子嚢胞子を放出した後、胞子嚢柄の先端の柱軸基部にえり状に残った胞子嚢膜の一部。

カラレット collarette : 小さな「えり」の意。フィアライド phialide の開口部のえり状に広がった部分を指す（例：フィアロフォーラ属 *Phialophora*）

環紋 annellation : アネライド annellide の分生子形成部分に見られる環状の瘢痕あるいは短いフリル状の構造。

気生菌糸 aerial hypha (pl., -ae) : 培地または基質の表面から立ち上がり、空気中に生育している菌糸。生殖活動に関係する。

求基的分生子連鎖 basipetal conidial chain : 分生子形成細胞 conidiogenous cell が次々に分生子を産生するとき、菌種によって分生子が互いに連なり、鎖状となる状態をいう。連鎖の先端の分生子がいちばん古い。

球状体 spherule : コクシジオイデス・イミチス *Coccidioides immitis* の感染組織内に見られる球状の菌要素で生育段階により、種々の内部構造を示す。

求頂的分生子連鎖 acropetal conidial chain : 分生子形成細胞から産生された出芽型分生子 blastoconidium が次の分生子を出芽し、以後次々と出芽を繰り返し鎖状となる。この場合、先端部が最も若い分生子である。

莢膜 capsule : 細胞を囲む多糖体よりなるゼラチン様の鞘状構造をさす。真菌ではクリプトコックス・ネオフォルマンス *Cryptococcus neoformans* に特徴的に見られる。

菌核 sclerotium (pl.,-ia) : 菌糸体に形成される、多くは球形の固い小顆粒、色はさまざまである（例：アスペルギルス・オクラケウス *Aspergillus ochraceus* の菌核は白色）。

菌球 fungal ball : 結核菌などの感染により、組織内に形成された空洞にアスペルギルス・フミガーツス *Aspergillus fumigatus* などが感染しボール状に発育している状態。

菌糸束状の funiculose : 菌糸がロープ状に束になっている状態。

菌糸体 mycelium : 菌糸の集合、あるいは菌糸からなる葉状体 thallus。

空中真菌 air-borne fungus (pl., -gi) : 空中に浮遊している真菌胞子。

原核生物 prokaryote (procaryote) : 染色体が裸の状態で細胞中に漂っている細胞（原核細胞 prokaryocyte）からなる生物。細菌類がこれにあたる。

剛毛 seta (pl., -ae) : 担子器果 basidiocarp の子実層 hymenium あるいは子嚢殻 perithecium の周囲に生ずる棘状あるいは栗のいが状の構造。多くは有色の厚い壁を有する。

GC 含量 : 核 DNA の核酸塩基中にしめるプリン塩基［グアニン（G）とシトシン（C）］の割合、通常 mol% で表示される。真菌、特に酵母類の系統分類に重要な指標と考えられており、子嚢菌系酵母 ascomycetous yeast では 50% 以下、担子菌系酵母 basidiomycetous yeast では50%以上という傾向がある。

子実体 fruit body : 有性あるいは無性胞子を形成する器官の総称。

支持柄 suspensor : 接合胞子 zygospore の形成において配偶子嚢 gametangium を保有、支持する菌糸。

子嚢 ascus : 子嚢菌門 Ascomycota において有性生殖 sexual reproduction によって形成される袋状構造物で内部で減数分裂 meiosis の結果、子嚢胞子 ascospore を産生する。

子嚢果 ascoma, ascocarp ：子嚢、子嚢胞子を作る有性生殖器官の総称。子嚢殻 perithecium、閉子嚢殻 cleistothecium、裸子嚢殻 gymnothecium などがある。

子嚢殻 perithecium (pl., -ia) : 球形、フラスコ形、あるいは洋梨形で孔口 ostiole があり、内部で棍棒形、円筒形の子嚢が内腔の基底部から並列して生じたり、束ねた稲穂状に生じている。本体に煙突状の筒をつけている菌種もあり、この筒を通じて子嚢胞子は放出される。

子嚢菌門 Ascomycota : 有性生殖により子嚢と呼ばれる袋状構造物が発達し、内部で減数分裂の結果、子嚢胞子を産生する菌群である。

子嚢胞子 ascospore : 子嚢内部で核融合 karyogamy、減数分裂の結果、産生される胞子。

雌雄異体性 heterothallic : ヘテロタリックともいう。ヘテロタリズム heterothallism の形容詞。なおヘテロタリズムは有性生殖が交配型 mating type の対応した２つの個体間（動物でいえばメスとオス）で行なわれること。

雌雄同体性 homothallic : ホモタリックともいう。ホモタリズム homothallism の形容詞。有性生殖が同一体内でなされること。

出芽 budding : 酵母の増殖法、および糸状菌の無性生殖 asexual reproduction の一種でもある。母細胞から芽のような小突起が生じ、次第に腫大し、これが母細胞から分裂した核の一方および細胞内小器官の一部が移動し娘細胞となる。この過程をいう。

出芽型分生子 blastoconidium (pl., -dia) : 菌糸、分生子柄、分生子形成細胞から芽が出て、それが次第に膨らみ、その結果形成された分生子。

出芽胞子 blastospore : 出芽型分生子と同義。

小歯 denticle : 小歯状突起ともいう。胞子、特に分生子を１つ着生する小突起。

小柄 pedicel, sterigma (pl., -mata) : 小さい柄。担子菌門 Basidiomycota において、担子器表面に小さな柄（sterigma という）

が通常 4 本生じて、その先端に担子胞子を着生する。

小房 locule : ストローマ内部に生じた小室で固有の壁はない。内部では子嚢胞子（小房子嚢菌類）が生じる。

真核生物 eukaryote, eucaryote : 真核細胞 eukaryocyte をもつ生物をいう。真核細胞とは二重の膜に包まれた染色体を内臓する核をもつ細胞をいう。

深在性真菌症 deep mycosis : 皮膚ではなく身体の内部に発生した真菌症。

真性菌糸 true hypha (pl., -ae) : 普通の菌糸、仮性菌糸に対応するため使用される。

シンポジアル sympodial : 「仮軸状の」ともいう。分生子柄 conidiophore や分生子形成細胞 conidiogenous cell の先端部で分生子を生じた後、その直下の一部が肥大、伸長し次の分生子を生じるような過程を形容する言葉。親細胞の伸びた部分の主軸の方向が分生子を生じるごとに変わるので、多少ジクザクする。

シンポジオ型分生子 sympodioconidium (pl., dia) : シンポジオ型分生子は菌糸先端や側壁から生じたシンポジュラ sympodula と呼ばれる分生子形成細胞から出芽型分生子と同じく出芽 budding によって産生される。通常、小歯 denticle と呼ばれる小突起上に形成される。シンポジュラは分生子を産出するごとに関節のように折れ曲がりながら伸長していくためジグザグ状になる。

シンポジュラ sympodula : シンポジオ型分生子を産生する分生子形成細胞の 1 つ。

ストローマ stroma (pl.,-mata) : 子座ともいう。菌糸細胞が集まって上下左右につながり、実質組織となった状態。

生殖菌糸 reproductive hypha : 有性あるいは無性の生殖器官を発生し、それらを保持する菌糸。普通、気生菌糸として発生する。

接合胞子 zygospore : 接合菌綱 Zygomycetes を特徴づける有性胞子 sexual spore。ヘテロタリックな菌種においては性的に適合する 2 つの菌株から同形、同大の配偶子嚢 gametangium が生じて接合し、ホモタリックな菌種においては同一菌糸体の内部に多少とも大きさと形の異る 2 種類の配偶子嚢が生じて接合し、接合部が合体して 1 個の接合胞子が形成される。

足細胞 foot cell : アスペルギルス *Aspergillus* の分生子柄の基部で栄養菌糸に組み込まれた部分をさす。L字あるいは逆T字型をしている。

大分生子 macroconidium (pl., ia) : 菌種により同じ様式で大小の分生子を産生する。大きい分生子を大分生子と呼んでいる（例：皮膚糸状菌、フサリウム属 *Fusarium*）。

ダイモン交配 di-mon mating : 二核菌糸体 - 一菌糸体交配の省略形。担子菌類においては、二核菌糸体の 2 核、あるいはどちらか一方の交配型が異る場合は一核菌糸体に（受精させる）二核化し、子実体（キノコ）を着生させることができる。

耐冷菌 : 中温菌の中には 1 0℃以下でもよく生えるカビがあり、これらの菌をさす。

多核菌糸 coenocytic hypha (pl., -ae) : 菌糸に隔壁 septum がみられず、菌糸全体が多核性の 1 細胞とみなされる。接合菌門の多くの菌種に見られる。

多極性出芽 multiple budding : 母細胞の表面のいたるところから娘細胞を生じる出芽。

樽形孔隔壁 dolipore septum : 担子菌門 Basidiomycota に特徴的な隔壁構造で、隔壁の中心孔 centroa pore を形成する部分がドーナツ形、樽形に肥厚しているため樽形孔隔壁と呼ばれている。

単極性出芽 single budding : 母細胞の一端において娘細胞が生じる出芽。

担子器 basidium (pl., dia) : 担子菌門 Basidiomycota において有性胞子を産生する器官。二次菌糸の先端が膨らんで生じ表面に 4 本の小柄出す。内部で核融合 karyogomy、減数分裂を経て小柄先端から外生的に担子胞子を生じる。

担子器果 basidioma, basidiocarp ：担子菌門において担子器を形成するための有性生殖器官．いわゆるキノコ．

担子胞子 basidiospore : 担子器 basidium より産生される胞子。担子菌門に特徴的である。

単列性 uniseriate : アスペルギルス *Aspergillus* などにおいて頂嚢 vesicle の表面に生じた分生子形成細胞がフィアライド phialide のみからなること。

地衣門 Division Mycophycophyta : 地衣類がこの門に含まれる。

柱軸、中軸 columella : 胞子嚢 sporangium の内部に突出した胞子嚢柄 sporangiophore の先端部をいう。

頂嚢 vesicle : 分生子柄や胞子嚢柄の頂端の膨大部。通常その表面に分生子、フィアライド、胞子嚢などを生ずる。アスペルス、カニングハメラ *Cunninghamella* がその例となる。

ツボカビ chytrid : チトリジオミセス門 Chytridiomycota に属する菌類の一般名称。一部陸上に生息しているが、ほとんどは水生動植物の病原菌か、水棲の腐生菌。

テレオモルフ teleomorph : 有性生殖 sexual reproduction と同義。有性生殖の過程、その結果もたらされた形態を含めてテレオモルフという。有性型あるいは有性世代ともいう。

内生胞子 endospore : 親細胞の内部に生じる胞子。子嚢胞子 ascospore、胞子嚢胞子 apophysis、球状体 spherule の内部で産生される胞子をさす。しかし医真菌の分野では通常コクシジオイデス・イミチス *Coccidioides immitis* の球状体内に産生される胞子をさす。

二極性 bipolar : 真菌類の有性生殖において、交配行動が 1 つの遺伝子座によって支配されているため F_1 の交配型は 2 種類となる。

二形性（成） dimorphism : 栄養状態、温度あるいは組織内という環境条件によって菌糸形発育あるいは酵母形発育をする菌種があり、この現象を二形性と呼んでいる。

二形性菌 dimorphic fungus (pl., -gi) : 二形性をとりうる菌種。

二次菌糸 secondary hypha : 性的に対の関係のある 2 核を含む異核体 heterokaryon である菌糸。二核菌糸ともいう。

配偶子嚢 gametangium : 内部に配偶子 gamete を形成する配偶子の母細胞、あるいは特に配偶子を形成せず配偶子として機能する核を内蔵する有性生殖器官をいう。

発芽管 gern tube : 菌糸、酵母細胞、分生子その他の菌要素から生じてくる菌糸の始まり。隔壁が形成される前までをさすことが多い。

フィアライド phialide : 頂端が開口している分生子形成細胞で、その開口部から外に押し出すように次々と分生子を生み出していく。

フィアロ型分生子 phialoconidium (Pl., -dia) : フィアライドから産生される分生子。

不完全菌門 Division Deuteromycota : 有性生殖が見出されていない菌種がこの門に集められている。

複列性 biseriate : ある菌要素が整然と 2 列に並んでいる状態をいう。アスペルギルス *Aspergillus* でメツラ metula とフィアライド phialide をもつ菌種に見られる。

付属糸 appendage : 接合胞子、分生子などに見られる毛状の構造。アブシジア *Absidia* の接合胞子、ペスタロチオプシス *Pestalotiopsis* などの分生子に見られる。

付着器 appressorium(pl., -ria) : 植物病原菌類において，菌糸先端が植物体に付着するために腫大する事がある．コレトトリクム *Colletotrichum* では褐色に着色し，種を特徴づける．

ブラー現象 Buller phenomenon : Buller はダイモン交配を発見した菌学者、同項参　照。

分生子 conidium (pl., -dia) : 菌糸や分生子柄から直接あるいはそれから生じた分生子形成細胞から出芽により産生された細胞。また菌糸自体が分化して生じた細胞、組織化された細胞の小集団をいう。無性胞子の 1 つである。

分生子果 conidioma (pl., -mata), conidiocarp : 分生子を形成する器官、分生子殻 picnidium、分生子盤 acerculus、分生子子座 sporodochium、分生子柄束 synnema がある。

分生子殻 picnidium (pl., -ia) : 無性的に形成される子実体 fruiting body。分生子を形成する器官で、内部で分生子（多くはフィアロ型、アネロ型）を形成する（例：*Phoma*）。球形、亜球形、フラスコ形で開口している。

分生子形成細胞 conidiogenous cell : 分生子を形成する細胞。アネライド annellide、シンポデユラ sympodula、フィアライド phialide などがこの例となる。

分生子子座 sporodochium (pl., -ia) : クッション様の菌糸組織上に分生子柄が密生したものを指す。

分生子盤・分生子層 acerculus (pl., -li) : 菌糸体上に円板状のストローマを形成し、ストローマ表面で分生子を着生する層（例：ペスタロティオプシス *Pestalotiopsis*）。

分生子頭 conidial head : 分生子柄の先端に分生子が多数生じて頭のようになった構造で、アスペルギルス *Aspergillus*、 ペニシリウム *Penicillium* などに見られる。頭の形はそれぞれ特徴がある。

分生子柄 conidiophore : 分生子あるいは分生子形成細胞を形成する菌要素。通常、空中に柄状に立ち上がる。

分生子柄束 synnema (pl,. -mata) : 分生子柄が集まって 1 つの束になった状態、多くは空中に立ち上がり頂端に分生子の集塊をのせる（例：セドスポリウム・アピオスペルムム *Scedosporium apiospermum*）。

分節型分生子 arthroconidium (pl., -dia) : 全分節型 holoarthric と内分節型 enteroarthric がある。菌糸に多数の横隔壁が生じ、

そこで分節し、個々の分節型分生子になる。

分節胞子嚢 merosporangium：円筒形の胞子嚢 sporangium でいくつかの胞子嚢胞子 sporangiospore を縦1列に内蔵している。シンセファラストルム *Syncephalastrum* に見られる。

閉子嚢殻 cleistothecium：閉子器ともいう。球形の閉鎖性の子嚢果 ascocarp で内部に球形の子嚢が特別の配列を示さず多数散在して生じている。壁は扁平な細胞が密着し数層かさなった厚い層からなる。

へそ（臍） hilum (pl., -la)：分生子が分生子柄についていた部分が臍の様に突き出ていることがある。多くは色調が濃い（例：*Cladosporium* など）。

ペニシルス penicillus (pl., -lli)：箒状体ともいう。ペニシリウム属 *Penicillium* に特徴的な形態である。分生子柄の先端に円筒形の細胞が1～数段にわたり、分枝しながら連なっている。この部分はブラシのようにみえるのでペニシルスと呼ばれる。ペニシルスを形成する細胞を枝 ramus あるいは小枝 ramulus といい、特に末端部をメツラ metula と呼び区別している。メツラの上にフィアライド phialide が着生し、フィアライドの先端から分生子鎖が生じる。

鞭毛 flagellum (pl., -lla)：いわゆる水カビの遊走子 zoospore に見られる尾状の付属物。

胞子 spore：有性あるいは無性生殖によって産生される、1ないし少数の細胞からなる菌要素の総称．親細胞、親菌糸から遊離して発芽増殖して新しい個体を形成する．

胞子嚢 sporangium (pl., -ia)：接合菌類 Zygomycota に見られる無性胞子を形成する袋状構造。通常胞子嚢柄と呼ばれる稔性菌糸 fertile hypha が空中に立ち上がり、その先端に形成される。

胞子嚢下嚢 apophysis：アポフィシスともいう。胞子嚢柄 sporangiophore 先端の胞子嚢への移項部が漏斗状に肥大した部分をいう。

胞子嚢胞子 sporangiospore：接合菌門に見られる無性胞子。胞子嚢 sporangium の内部に産生される。

ほふく枝 stolon：つるともいう。ムーコル目菌 Mucorales などに見られる特殊な気生菌糸 aerial hypha で基質表面に平行して伸び、ところどころで基質に付着して仮根 rhizoid をおろし、アーチあるいは苺のつるのようになる。

ポロ型分生子 poroconidium (pl., -dia)：トレト型分生子 tretoconidium ともいう。分生子柄あるいは菌糸の一部である分生子形成細胞にまず小孔が生じ、その孔から内出芽的 enteroblastic に産生される分生子をいう。

マイコトキシン muycotoxin：真菌の産生する低分子の毒性物質の総称。肝障害や肝癌発生に関係するアフラトキシン aflatoxin が有名である。

マクロネマタス macronematous：分生子柄が栄養菌糸 vegetative hypha と色、幅、細胞壁の厚さあるいは表面構造などにより明らかに区別できる状態をいう。

無隔菌糸 aseptate hypha (pl., -ae)：多核性の1個の細胞が細長く伸び、糸状になっているもの。隔壁はない。分枝を繰り返し樹枝状、網状の菌糸体となるが、1個の細胞とみなしうる。多核菌糸 coenocytic hypha ともいう。

無性生殖 asexual reproduction：有性生殖によらず有糸分裂 mitosis あるいは既存の菌要素の分化による胞子形成。

無性胞子 asexual spore：有性生殖によらず有糸分裂あるいは既存の菌要素の分化によって形成される胞子。

メツラ metula (pl., -ae)：アスペルギルス *Aspergillus*、ペニシリウム *Penicillium* などの分生子柄先端部に直接あるいはその枝の先端部に生じ、フィアライドを形成する円筒形細胞。

有隔菌糸 septate hypha (pl., -ae)：隔壁を有する菌糸。

有性胞子 sexual spore：有性生殖によって形成される胞子。

遊走子 zoospore：水カビに見られる。鞭毛 flagellum をもち、運動性を有する、無性的に産生される胞子。

ユビキノン ubiquinon：coenzyme Q（補酵素Q）と同義。側鎖を形成しているイソプレン isoprene 単位の数により補酵素 Qn あるいはユビキノン-n と呼ばれている。ユビキノンは広く動植物、真核微生物のミトコンドリアに存在し、呼吸鎖の電子運搬に重要な役割をはたしている。イソプレン単位数は菌類の化学分類に重要である。

四極性 tetrapolar：担子菌門 Bsidiomycota の有性生殖において、交配行動が2つの染色体にある遺伝子座によって支配されているため F_1 の交配型は両親型と組替え型の4種類となる。

裸子嚢殻 gymnothecium：皮膚糸状菌類において、交配により生じる壁が緩い菌糸ネットなる有性生殖器官。

ラキス rachis：シンポジオ型分生子形成細胞のジグザグした軸。

らせん体 spiral body：巻いたつるあるいはスプリング様にみえる菌糸。皮膚糸状菌類によく見られる。

菌名索引

太字はカラー写真のページを示す

【ア　行】

【マ　行】

【ヤ　行】

【ラ行・ワ行】

事項索引

【ア　行】

【カ　行】

【サ　行】

【ダ　行】

【ナ　行】

【ハ　行】

【マ行・ラ行】

著者略歴

宮治　誠（みやじ・まこと）

1937年神奈川県川崎市生まれ。1968年千葉大学大学院医学研究科修了。医学博士。1973年千葉大学生物活性研究所助教授、1977年同研究所教授。1979-80年 Centers of Disease Control（米国）に出張。1987年千葉大学真核微生物研究センター長、千葉大学評議員。1997年千葉大学真菌医学研究センター長、千葉大学評議員。2003年同大学退官。千葉大学名誉教授。2005年、千葉大学ベンチャー企業（株）ファーストラボラトリーズ設立、代表取締役に就任、現在に至る。

この間、日本菌学会会長、日本医真菌学会理事、アジア国際菌学連盟副会長、北京医科大学（現北京大学医学部）客員教授を歴任。第22回日本医真菌学会賞、第46回日本菌学会教育文化賞、第33回講談社出版文化賞科学出版賞を受賞。

【主な著書】『カビと病気』（自然の友社 1986）、『真菌症と生体防御機構』（協和企画通信 1988）、『医真菌学辞典』（共著、協和企画通信 1991）、『病原真菌学』（広川書店 1992）、『Animal Models in Medical Mycology』、『人に棲みつくカビの話』（草思社 1995）、『カビ博士奮闘記』（講談社 2001）、『コロンビアの憂愁―カビと共に40年（二）』（ファーストラボラトリーズ 2006）、『病原性真菌ハンドブック』（医薬ジャーナル社 2007）、ほか多数。

西村　和子（にしむら・かずこ）

1940年東京都豊島区生まれ。1970年千葉大学大学院医学研究科修了。医学博士。1972-76年の国立習志野病院皮膚科勤務を経て、1977年千葉大学生物活性研究所助教授、1984-85年米国エモリー大学リサーチフェロウ、1988-2006年千葉大学真菌医学研究センター教授、1999-2005年同センター長、千葉大学評議員。2006年同大学を退官。千葉大学名誉教授。2005年千葉大学ベンチャー企業（株）ファーストラボラトリーズ専務取締役、現在に至る。

この間、日本菌学会理事、日本医真菌学会理事、日本微生物資源学会会長、理事を歴任。2000-02年文部科学省科学技術振興調整費「病原真菌・放線菌の遺伝子資源と国際ネットワーク整備」および2001-2004年同省ナショナルバイオソースプロジェクト「病原微生物」の代表。1997年日本医真菌学会賞、1998年国際医真菌学会発行誌のベスト論文賞、2003年千葉大学長賞などを受賞。2009年国際医真菌学会名誉会員。

【主な編・著書】『医真菌学辞典』（共著、協和企画通信 1991）、『病原真菌学』（広川書店 1992）、『病原真菌―同定法と感受性試験―』、『病原真菌カラーアトラス』、『IFM List of Pathogenic Fungi and Actinomycetes with Photomicrographs, 2nd ed.』、『微生物の事典』（共編著、朝倉書店 2008）、ほか多数。

住まいとカビと病原性 ―カビはどの程度危険か―

2009年7月25日　初版第1刷発行

著　者　宮　治　　誠
　　　　西　村　和　子
発行者　八　坂　立　人
印刷・製本　モリモト印刷（株）

発行所　（株）八　坂　書　房
〒101-0064 東京都千代田区猿楽町1-4-11
TEL.03-3293-7975　FAX.03-3293-7977
http://www.yasakashobo.co.jp

ISBN978-4-89694-935-3